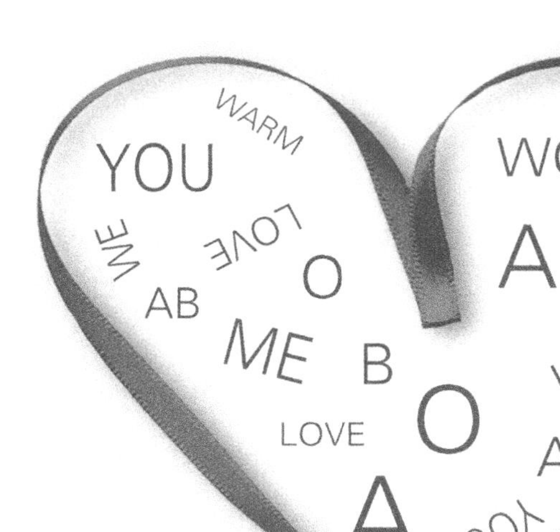

血站质量管理体系文件示范文本
及百例优秀案例

主　审／张　春　丁文艺

主　编／傅　强　周静宇

副主编／贾　璐　李　丽　朱红芹　叶小凡
许守广　谈　庆　俞　彦

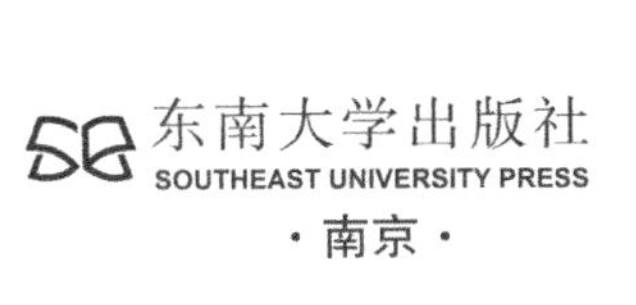

·南京·

图书在版编目(CIP)数据

血站质量管理体系文件示范文本及百例优秀案例 / 傅强，周静宇主编. — 南京 ：东南大学出版社，2023.12（2024.3 重印）

ISBN 978-7-5766-0867-0

Ⅰ.①血… Ⅱ.①傅… ②周… Ⅲ.①输血站-质量管理体系-中国 Ⅳ.①R457.1

中国国家版本馆 CIP 数据核字(2023)第 166641 号

责任编辑:陈潇潇　**责任校对**:子雪莲　**封面设计**:余武莉　**责任印制**:周荣虎

血站质量管理体系文件示范文本及百例优秀案例

Xuezhan Zhiliang Guanli Tixi Wenjian Shifan Wenben Ji Baili Youxiu Anli

主　　编　傅　强　周静宇

责编邮箱　380542208@qq.com

出版发行　东南大学出版社

出 版 人　白云飞

社　　址　南京四牌楼 2 号　邮编:210096

网　　址　http://www.seupress.com

电子邮件　press@seupress.com

经　　销　全国各地新华书店

印　　刷　广东虎彩云印刷有限公司

开　　本　700 mm×1 000 mm　1/16

印　　张　18

字　　数　300 千字

版 印 次　2024 年 3 月第 1 版第 2 次印刷

书　　号　ISBN 978-7-5766-0867-0

定　　价　68.00 元

血站质量管理体系文件示范文本及

百例优秀案例

编委会

主　编／傅　强　周静宇

副主编／贾　璐　李　丽　朱红芹　叶小凡
许守广　谈　庆　俞　彦

主　审／张　春　丁文艺

编　者／（按姓氏笔画排序）

王　丽　镇江市中心血站
王　婷　南京红十字血液中心
王照军　徐州市红十字中心血站
艾　俊　南京红十字血液中心
叶小凡　江苏省血液中心
朱红芹　江苏省血液中心
华敏玉　无锡市中心血站
刘晋辉　浙江省血液中心
许守广　扬州市中心血站
李　丽　淮安市中心血站
张立波　南京红十字血液中心
陈　云　南京红十字血液中心
周静宇　江苏省血液中心

俞　彦　苏州市中心血站
袁海涛　连云港市红十字中心血站
贾　璐　南京红十字血液中心
徐卫卫　南通市中心血站
谈　庆　淮安市中心血站
梁启忠　盐城市中心血站
蒋国新　常州市中心血站
傅　强　南京红十字血液中心
蔡晓波　泰州市中心血站

序
PREFACE

2005年11月至2006年5月，卫生部相继发布了《血站管理办法》《血站质量管理规范》《血站实验室质量管理规范》（以下简称“一法两规”），是我国输血事业发展史上具有里程碑意义的时间，标志着我国血液管理的法规体系日趋完善。各地采供血机构依据“一法两规”建立了质量管理体系，极大地提高了我国采供血工作质量，为保障血液安全起到了关键性的作用。自此，我国采供血机构逐步走上了科学、规范的管理轨道。

质量体系文件是描述质量体系活动的一整套文件，是建立并保持企事业单位开展质量管理和质量保证的重要基础，是质量体系审核和质量体系认证的主要依据。建立并完善质量体系文件是为了进一步理顺关系，明确职责与权限，协调各部门之间的关系，使各项质量活动能够顺利、有效地实施，使质量体系经济、高效地运行，以满足顾客和消费者的需要，并使企事业单位取得明显的效益。采供血机构的质量管理就是通过对采供血各种过程进行管理来实现的，而采供血机构质量管理体系文件规范了血液采集、加工、储存、运输及质量控制等每一环节的工作管理和操作规范，是制定和实施采供血机构质量管理体系的基础和核心内容。

PREFACE • • •

质量体系文件是一个金字塔的形式。作为塔尖的第一层次文件是质量手册，质量手册是质量管理工作的大纲。第二层次文件是程序文件，程序文件是对质量手册的继续和详细化。第三层次文件是作业指导文件即作业指导书，实际上第三层次文件是指导操作人员进行具体操作的指南。第四层文件为质量记录，质量记录实际上是一些表格，属于实证性的文件。

本书是《血站质量管理体系内部审核与百例不合格项案例解析》的姊妹篇。本书前三章主要介绍了血站质量管理体系文件的目录、框架及江苏省血站质量管理体系文件范本；第四章是编者从江苏省、浙江省15家血站征集的质量管理优秀案例100例。在100个案例中，编者特别列明了每个案例所对应"一法两规"中条款的情况，给本书的读者带来一定的参考与启示。本书附录特别列明了采供血相关法律法规及其他可参考的法律法规目录，读者在编制或改进血站质量管理体系文件时，亦可以附录中的相关法律法规为依据。

本书的主编是南京红十字血液中心质量负责人傅强及江苏省血液中心质量管理科周静宇主任，其他编者主要是来自江苏省、浙江省采供血机构的质量负责人或质量管理科科长。在编撰本书的三年时间里，他们不断发现、编制、整理、补充各家采供血机构的质量管理优秀案例，以严谨务实的态度，完成了本书的撰写。希望本书的出版可以给全国采供血机构提供参考，读者可以从中借鉴优秀经验，并深入思考，不断提升采供血机构质量管理水平，为临床提供安全、有效、充足的血液制品。

南京红十字血液中心主任　张　春

2023年10月

目录
CONTENTS

第一章

血站质量管理体系文件目录

《血站质量管理规范》对血站质量管理体系的建立、实施、监控和改进提出了一系列要求，血站应依据《血站管理办法》《血站质量管理规范》《血站实验室质量管理规范》等相关法律法规建立质量管理体系，并将其文件化。以下为依据《血站质量管理规范》条款建立的体系文件目录。

表 1-1 体系文件目录

序号	血站质量管理规范	条款号	文件名称	备注
1	2 质量管理职责	2.1～2.2	质量手册	包含 13.1 及 15.1 要求
2		2.3	质量方针、质量目标、岗位职责	
3		2.4	管理评审程序	包含 12.10 要求
4	3 组织与人员	3.1	组织结构图	
5		3.2～3.4	人力资源管理程序	
6		3.5	质量负责人、业务负责人授权书	
7		3.6～3.7	人员培训控制程序	
8		3.8	签名管理制度	
9	4 质量体系文件	4.1-4.3	文件控制程序	
10	5 建筑、设施与环境	5	污水处理系统管理制度、消防管理系统管理制度	
11	6 设备	6.1～6.3	设备管理制度及各部门具体设备使用、维护等制度	
12		6.4	各部门制定关键设备发生故障时的应急预案	
13	7 物料	7.1～7.6	关键物料管理制度、关键物料清单	

续表

序号	血站质量管理规范	条款号	文件名称	备注
14	8 安全与卫生	8.1、8.5、8.7	安全与卫生管理制度	
15		8.2	安全与卫生负责人授权书	
16		8.3	职业暴露的预防与控制程序	
17		8.4	职工健康管理制度	
18		8.6	消毒与清洁程序	
19		8.8	医疗废物管理制度	
20		8.9	水电管理制度	
21			消防安全管理制度	
22			危险化学品管理制度	
23			血液辐照安全管理制度	
24			突发事件应急预案	
25	9 计算机信息管理系统	9.1～9.3、9.6	管理信息系统控制程序	
26		9.4	管理信息系统应急预案程序	
27		9.5	管理信息系统电子签名及用户授权管理制度	
28	10 血液的标识及可追溯性	10.1～10.5	血液标识和可追溯性控制程序	
29		10.6	贴签管理程序	
30	11 记录	11.1～11.3	记录控制程序、档案管理程序	
31		11.4	电子签名和数据电文管理程序	
32		11.5	保密制度	
33	12 监控和持续改进	12.1	监控和持续改进程序	
34		12.2	采供血过程控制程序、质量控制及常规抽检程序	包含 15.10 要求
35		12.3	确认程序	
36		12.4	不合格品控制程序	
37		12.5	不合格项控制程序	
38		12.6～12.9	内部质量审核程序	

续表

序号	血站质量管理规范	条款号	文件名称	备注
39	13 献血服务	13.2	献血场所管理程序	
40		13.3	献血者招募指南	
41		13.4	献血者健康征询、体检及适宜性评估操作程序	
42				
43		13.5	回告受理和保密性弃血处理程序	
44		13.6～13.11	血液采集管理程序	
45		13.12	血液标本留取程序	
46		13.13	献血者接待和护理程序	
47		13.14	献血不良反应的预防和处理程序	
48		13.15	献血者跟踪和回访服务制度	
49		13.1、13.16	包含在 13.2～13.15 的文件中	
		13.17～13.19	血液成分单采工作参照 13.1～13.16	
50	14 血液检测	参考《血站实验室质量管理规范》条款	职业道德规范	升级为全员要求
51			会议制度	升级为全员要求
52			标本采集程序、标本送检程序、标本运送程序、标本接收和处理程序、标本保存管理程序、标本的销毁程序	
53			室内质量控制程序	
54			初次反应性标本进一步复检程序	
55			检测报告签发的管理程序	
56			检测报告收回、更改和重新签发的管理程序	
57			临床咨询的管理程序	
58			疫情报告程序	
59			实验室室间质量考评程序	
60			核酸检测实验室的设置和管理	
61			核酸阳性标本的追踪和处理	
62			反应性献血者屏蔽、保留与归队程序	

续表

序号	血站质量管理规范	条款号	文件名称	备注
63	15 血液制备	15.2～15.9、15.11～15.12	血液制备、贴签、包装、入库程序	
64	16 血液隔离与放行	16.1	血液的隔离程序	
65		16.2	合格血液的放行程序	
66	17 血液保存、发放与运输	17.1	血液保存管理程序	
67		17.2	血液发放程序	
68		17.3～17.4	血液运输管理程序	
69	18 血液库存管理	18.1	血液库存管理程序	
70		18.2	血液应急预案	
71	19 血液收回	19	血液收回程序	
72	20 投诉与输血不良反应报告	20	血液质量投诉与输血不良反应处理程序	

第二章

血站质量管理体系文件框架

按照《血站质量管理规范》要求，体系文件可分成四个层次。血站在实际编制文件时，可参照第一章体系文件目录，结合血站实际流程和管理情况进行分解和整合。

本书在参阅江苏省大部分血站体系文件框架的基础上，依据规范要求，建立如下文件框架，包括1个质量手册、14个程序文件、59个操作性和管理性文件。

第一层次

质量手册

第二层次

1. 管理评审程序
2. 文件控制程序
3. 记录控制程序
4. 血液标识和可追溯性控制程序
5. 监控和持续改进程序
6. 采供血过程控制程序
7. 质量控制及常规抽检程序
8. 确认程序
9. 不合格品控制程序
10. 不合格项控制程序
11. 内部质量审核程序
12. 标本控制程序
13. 回告受理和保密性弃血处理程序
14. 血液质量投诉与输血不良反应处理程序

第三层次

1. 职业道德规范
2. 会议制度
3. 质量方针、质量目标、岗位职责
4. 组织结构图
5. 人力资源管理程序
6. 质量负责人、业务负责人授权书
7. 人员培训控制程序
8. 签名管理制度
9. 污水处理系统管理制度、消防管理系统管理制度
10. 设备管理制度及各部门具体设备使用、维护等制度
11. 各部门制定关键设备发生故障时的应急预案
12. 关键物料管理制度、关键物料清单
13. 安全与卫生管理制度
14. 安全与卫生负责人授权书
15. 职业暴露的预防与控制程序
16. 职工健康管理制度
17. 消毒与清洁程序
18. 医疗废物管理制度
19. 水电管理制度
20. 消防安全管理制度
21. 危险化学品管理制度
22. 血液辐照安全管理制度
23. 突发事件应急预案
24. 管理信息系统控制程序
25. 管理信息系统应急预案程序
26. 管理信息系统电子签名及用户授权管理制度
27. 贴签管理程序
28. 档案管理程序
29. 电子签名和数据电文管理程序
30. 保密制度
31. 献血场所管理程序
32. 献血者招募指南
33. 献血者健康征询、体检及适宜性评估操作程序

34. 血液采集管理程序
35. 血液标本留取程序
36. 献血者接待和护理程序
37. 献血不良反应的预防和处理程序
38. 献血者跟踪和回访服务制度
39. 血液成分单采工作程序
40. 标本采集程序、标本送检程序、标本运送程序、标本接收和处理程序、标本保存管理程序、标本的销毁程序(明确要求的标本管理文件)
41. 室内质量控制程序
42. 初次反应性标本进一步复检程序
43. 检测报告签发的管理程序
44. 检测报告收回、更改和重新签发的管理程序
45. 临床咨询的管理程序
46. 疫情报告程序
47. 实验室室间质量考评程序
48. 核酸检测实验室的设置和管理
49. 核酸阳性标本的追踪和处理
50. 反应性献血者屏蔽、保留与归队程序
51. 血液制备、贴签、包装、入库程序
52. 血液的隔离程序
53. 合格血液的放行程序
54. 血液保存管理程序
55. 血液发放程序
56. 血液运输管理程序
57. 血液库存管理程序
58. 血液应急预案
59. 血液收回程序

第四层次

相关表单(由血站自行制定)

第三章

血站质量管理体系文件范本

本体系文件范本依据《血站管理办法》《血站质量管理规范》《血站实验室质量管理规范》《江苏省采供血机构技术审查和执业验收标准》等法律法规及血站采供血工作流程编制，包含了血站质量管理的主要文件。

文件范本中提到的部门包括：办公室、人力资源管理部门、血液采集部门、成分制备部门、检测部门、供应部门、文件管理部门、记录管理部门、设备管理部门、物料管理部门、信息管理部门、质量管理部门、批放行部门、标签设计部门、业务协调部门、质量目标考核部门、采购小组、采购部门、质量管理委员会、安全与卫生负责部门、档案管理部门、输血研究部门、献血服务部门等。

第一节　质量手册

质量手册封面

××血站

质量手册

血站名称(英文或中文缩写)/QXYY-版本号-修改次数

编　　制:

审　　核:

批　　准:

受控状态:

发放编号:

质量手册正文

发布令

依据《血站管理办法》《血站质量管理规范》《血站实验室质量管理规范》《血站技术操作规程》等国家相关规范、标准及血站各部门职能、实际采供血工作流程,制定××版《质量手册》,经讨论通过,现予发布实施。

《质量手册》是血站质量管理体系的纲领性文件,是指导血站建立并实施质量管理体系的行动准则,血站全体员工必须认真学习,严格按照《质量手册》中所阐述的质量管理体系的要求和内容执行,确保质量管理体系有效运行。

《质量手册》由文件管理部门负责解释。

法定代表人(签字):

日　期:

目 录

1. 范围

1.1 总则

本手册按《血站管理办法》《血站质量管理规范》《血站实验室质量管理规范》等相关法律法规，规定血站质量管理体系的具体要求，以证实血站具有持续提供满足医疗机构适用法律法规要求的血液制剂及为献血者提供优质服务的能力。

本手册适用于血站采供血及其相关服务所有过程的质量管理，也适用于行业内各种检查，以证实血站质量管理体系符合《血站管理办法》《血站质量管理规范》《血站实验室质量管理规范》等要求。

《质量手册》由文件管理部门组织编写，经质量负责人审核，法定代表人批准，解释权归文件管理部门，本手册对质量管理体系的管理职责、资源管理、采供血运作和持续改进的主要过程及过程之间的相互作用予以描述，作为指导和控制血站内部各项质量活动的依据。

1.2 应用

本手册适用于全血及成分血招募、采集、制备、检测、储存、供应和服务的全过程。

2. 引用文件

本手册引用但不限于下列文件，以下所有文件的最新版本适用于本手册。

《中华人民共和国献血法》

《中华人民共和国传染病防治法》

《血站基本标准》

《血站管理办法》

《血站质量管理规范》

《血站实验室质量管理规范》

《血站技术操作规程》

《输血医学术语》

《献血者健康检查要求》

《全血及成分血质量要求》

《医疗机构临床用血管理办法》

《血液储存要求》

《血液运输要求》

《献血场所配置要求》

《临床输血技术规范》

《全国临床检验操作规程》

《医疗机构消毒技术规范》

《相关法律、法规、标准》

3. 术语

血站:不以营利为目的的采集、制备、储存血液,并向临床提供血液的公益性卫生机构。

血液:用于临床的全血、成分血。

供方:指向血站提供可能对血液质量有影响的关键物料和关键设备的供应商及生产厂家,或给血站提供外包服务的组织或个人。

4. 质量管理体系

4.1 质量管理职责

4.1.1 血站按照《血站管理办法》《血站质量管理规范》《血站实验室质量管理规范》等法律法规、标准要求建立质量管理体系,体系覆盖采供血和相关服务的所有过程。

4.1.2 所有员工对其职责范围内的质量负责。法定代表人是血站质量第一责任人,负责质量管理体系的建立、实施、监控和改进,包括制定和颁布血站质量方针,建立血站和各相关部门质量目标,确保体系所覆盖的血液采集、制备、检验、发放等过程符合所需受控条件,确保资源合理有效配置,采取有效措施对质量管理体系及其执行效果实施监控、测量、分析和改进。

4.1.2.1 质量方针

4.1.2.1.1 血站质量方针

根据血站情况自行制定,内容应能满足质量管理体系要求。

4.1.2.1.2 实验室质量方针

根据血站实验室情况自行制定,内容应能满足质量管理体系要求。

4.1.2.2 血站质量目标

见附件:血站质量总目标。

血站质量目标分解到各相关部门。分解后的质量目标与血站质量目标一致,并具有可操作性、可测量性。各部门根据规定频率对本部门质量目标进行统计、分析,关注其发展趋势。

质量目标考核部门按照规定频率对质量目标完成情况进行考核。各部门质量目标参照附录:部门质量分目标。

4.1.3 法定代表人每年至少组织实施一次管理评审,间隔期不超过12个月±1个月,延期要有可行性说明。监督质量管理体系改进,确保其适宜性、充分性和有效性，质量管理部门记录评审情况并保留相关资料。

4.2 组织与人员

血站组织结构图见附件。

血站质量管理体系组织结构图见附件。

4.2.1 血站设置人力资源管理部门、血液采集部门、成分制备部门、检测部门、供应部门、文件管理部门、记录管理部门、设备管理部门、物料管理部门、信息管理部门、质量管理部门等满足献血宣传和献血者招募、献血服务、血液采集、制备、检测、储存和供应、质量管理等功能需求。体系明确规定各部门、各岗位职责与权限、相互关系的安排和沟通，参见岗位职责相关文件和附件组织结构图。法定代表人任命质量负责人和业务负责人，质量负责人依据授权，全面负责质量管理体系的建立和运行，对采供血质量工作负责。业务负责人依据授权，全面负责采供血业务的运行，对采供血业务工作负责。部门负责人是部门质量、业务负责人，依据职责权限分工，对本部门工作负责。各岗位工作人员，依据岗位职责，对本岗位工作负责。

血站规定报告自下而上逐级上报(紧急情况下可越级上报)，指令自上而下逐级传达。单位内部沟通主要通过办公会、业务协调会、质量管理委员会会议、部门会议、通报、培训、全体员工会议等形式进行。

4.2.2 在人员配置方面，血站应尽量保证所有管理和技术等人员满足岗位要求，保证各业务部门高、中、初级卫生专业技术人员比例与其功能和任务相适应。人力资源管理部门确保各岗位新增人员满足《血站质量管理规范》附件《血站关键岗位工作人员资质要求》的要求。

4.2.3 人力资源管理部门负责人力资源的识别、配置、教育和管理，保证各岗位员工在教育、培训、技能和经验各方面能胜任本职工作。

4.2.3.1 人力资源管理部门负责编制岗位职责相关文件，确定各部门职责及各岗位能力要求。在分配岗位时，要考虑受教育、培训、技能、经历方面能力，确保从事影响采供血及血液检测等工作的人员能够胜任。

4.2.3.2 人力资源管理部门为员工培训的归口管理部门，确保员工得到持续有效的教育和培训，每位员工每年继续教育不少于75学时，培训分为单位集中培训、部门培训、自学、外派培训等。

4.2.3.3 人力资源管理部门的授权人员负责组织对培训评估者的评估能力进行评估，表明能够胜任后，授予承担培训评估的职责。评估者对培训者的培训能力进行评估，授予承担培训的职责。对培训效果进行评估，不断改进培训有效性。

4.2.3.4 每年组织各部门按人员任职要求、岗位工作能力要求及在岗人员的实际工作能力，进行综合评价。各部门根据评估结果提出本部门培训计划及部门人员学习进修意向报人力资源管理或相关部门。

4.2.3.5 人力资源管理部门根据各部门学习进修及培训意向需求，结合本单位工作需要，制定下一年度的年度培训计划，报分管领导批准后实施。年度培训计划包括：新进员工上岗前培训、员工转岗培训、员工外派培训和岗位培训等。

4.3 质量管理体系文件

4.3.1 文件要求

4.3.1.1 总则

质量管理体系文件是血站质量管理体系运行的依据，起到沟通和统一行动的作用。文件包括：

a) 质量手册(含质量方针和质量目标)；

b) 程序文件；

c) 操作规程和管理制度；

d) 质量记录表格；

e) 外来文件含法律法规、关键设备和关键物料说明书等。

文件采用的媒介有文字、磁盘、图片和以上形式或类型的组合。

4.3.1.2 质量手册

质量手册由文件管理部门组织编写、评审和归口管理。每次评审后，文件管理部门将草稿发放至各部门征求意见，经质量管理委员会讨论通过，质量负责人审核，法定代表人批准后发布实施。

质量手册是血站质量管理的指令性文件，全体员工必须遵照执行。

a) 质量手册描述了血站质量管理体系覆盖范围；

b) 质量手册描述了质量管理体系过程之间的相互作用。

所有员工发现本手册与相关法律法规、国家行业标准不符合或对本手册有异议时，可向文件管理部门提出，由文件管理部门组织相关人员讨论，按文件控制程序审批后实施。当发现本手册与其他受控文件不符合时，按本手册执行。

4.3.2 血站所有受控有效版本文件均可理解为含有程序或管理要求的文件，是对某一过程的控制要求或具体的管理要求。一个文件可包含对一个或多个程序的要求，一个形成文件的程序的要求可以被包含在多个文件中。

4.3.3 血站质量管理体系文件覆盖了所开展的采供血业务的所有过程及支持过程，并且根据过程及其相互作用的复杂程度、活动的规模和类型、从事此项活动的人员能力制定相关文件。质量管理体系文件按《文件控制程序》《记录控制程序》管理。

4.3.4 血站对质量管理体系文件实施有效控制，确保所有需要使用文件的场合，都获得适用文件有效版本。

4.3.4.1 质量手册和程序文件由文件管理部门组织编写，经质量负责人审核，法定代表人批准。

4.3.4.2 各部门负责编写本部门操作规程或管理制度，经部门负责人审核。操作规程由质量负责人批准，管理制度由分管领导批准。

4.3.4.3 文件管理部门负责制定文件发放范围，并按规定发放文件。各部门在文件实施前对员工进行培训，并评估培训效果。

4.3.4.4 文件管理部门每年至少组织一次对质量管理体系文件进行评审，间隔期不超过12个月。

4.3.4.5 各部门保管和使用文件，不得复制受控文件和在受控文件上涂画等，确保文件清晰、易于识别。

4.3.4.6 文件书面版本的正本，由文件管理部门收集、整理并附上文件目录装订成册，按档案管理规定交档案室保存。

4.3.4.7 文件管理部门负责及时收回失效或作废文件，并进行销毁。

4.3.4.8 文件管理部门或相关部门负责法律法规等外来文件的更新和发放，各部门负责识别和更新本部门关键设备和关键物料说明书等相关外来文件。

4.4 建筑、设施与环境

4.4.1 采供血业务、生活、管理、后勤和辅助区域的总体布局合理。各业务部门对作业场所实施管理，确保采供血作业场所整洁、卫生和安全。

4.4.2 各部门确保采供血作业场所流程合理有序，布局满足业务需求，采取有效措施防止人员和血液受到污染。

4.4.2.1 血液采集部门负责设置献血者征询区、体检区，对献血者进行保密性征询和正确体检，以正确判定献血者资格。

4.4.2.2 血液采集部门负责设置合适的采血区和献血后休息区，并按工作程序的指定区域安全放置和弃置所有一次性采血耗材，避免复用、污染和差错。保证献血者得到适当休息。

4.4.2.3 血液存放区分别设置待检测血液隔离存放区（简称待检区）、合格血液存放区（简称合格区）和报废血液隔离存放区（简称报废隔离区）。

4.4.3 设备管理部门或相关部门负责水、电，特别是应急供电设施的管理，确保其安全、有效。

4.4.4 设备管理部门或相关部门负责消防安全管理，消防设施的配备、维护，保证正常使用。

4.4.5 设备管理部门或相关部门负责对污水设备的使用管理，按照相关规定对污水进行处理和常规检测。

4.4.6　安全与卫生负责部门或相关部门负责对医疗废物处理进行管理，保证医疗废物处置符合要求。

4.5　设备

4.5.1　设备管理部门归口负责设备管理，制定设备确认、维护、校准和持续监控等管理程序，指导设备使用部门维护保养设备，保证设备符合预期使用要求。各部门负责设备确认、使用、维护、监控等。

4.5.2　各部门提出设备购置需求，经采购小组或相关人员讨论通过后（大型关键设备的购置按相关要求报批），采购部门或相关人员根据审批情况制定和实施设备采购计划，设备的配置应能满足血站业务工作需要。

4.5.3　大型和关键设备均以唯一性标签宜采用资产编号进行标识，确保唯一性。正常使用的设备贴“正常运行”标识，有故障或者停用的设备贴“暂停使用”或“停用”标识，经检定合格的计量设备和器具均贴明显的检定合格标识。

4.5.4　各设备使用部门在使用前对设备进行检查，确保设备的有效使用。仪器设备使用部门记录使用、维护情况，设备管理部门记录设备检定、校准情况并保存检定、校准报告。设备使用部门在日常维护保养或使用中发现设备出现故障，及时向设备管理部门提出维修需求，由设备管理部门组织人员维修。

4.5.5　设备管理部门建立血站设备台账和计量器具检定计划，明确维护和校准周期，并按期实施。

4.5.5.1　采供血过程中关键设备包括（不限于此）：采血计量仪、全自动血细胞分析仪、储血（试剂、速冻）冰箱、血小板保存箱、百级净化（台）室、全自动酶免系统（酶标仪）、核酸检测系统、全自动生化仪、全自动血型分析仪、大容量低温离心机、血细胞分离机、血液辐照仪、病毒灭活柜、血凝仪、全自动细菌培养仪、计算机服务器等。设备管理部门或相关部门定期巡检设备，并记录巡检情况。有关键设备的部门制定本部门关键设备应急预案，明确应急措施相互关联的部门及人员职责，保证有效沟通并定期演练。制定的应急措施不得影响单位的正常工作和血液质量。

4.5.5.2　各部门确保所有应急备用关键设备的管理要求与常规设备相同。

4.5.6　设备管理部门制定大型、关键设备清单，收集资料，不断完善设备档案。设备档案包括确认报告、校验记录及证书、维保和使用记录等。大型、关键设备建档后，由设备管理部门或档案管理部门负责保存设备档案。

4.6 物料

物料管理部门对物料的采购、发放、储存等实施管理，确保购入的物料符合国家相关标准，不对献血者健康和血液质量产生不良影响。物料使用部门在使用前对物料进行外观检查。

4.6.1 物料管理部门负责建立关键物料清单，制定一次性耗材、检测试剂、包装材料、标签、献血证等的采购、储存、发放、使用等管理制度，对关键物料进行规范管理。

4.6.2 物料管理部门按照要求组织对供方能力进行评价、重新评价和选择供方，确定合格供方名单，记录评价结果及评价所引起的任何必要措施。

物料管理部门每年至少组织一次对合格供方的复评审，间隔期不超过12个月。评审内容可包括供货及时性、质量检查情况、使用部门意见、资质等，确保提供关键物料的生产商和供应商具有国家法律法规所规定的相应资质，从具有合法资质的供应商购进物料。

4.6.3 物料管理部门及采购部门对采购物料按照采购信息中产品种类、规格、型号、数量、价格（发票）、包装、运输等验收。质量管理部门及相关部门参与关键物料的进货验收。

4.6.3.1 关键物料验收符合要求后，填写关键物料进货验收与放行单送质量管理部门或相关部门，进行验收或检测，授权人进行审批。

4.6.3.2 血液检测部门负责血液检测试剂的测试，血液检测部门负责人审核测试结果，授权人对采购验收和质量抽检的过程和结果进行审批。

4.6.3.3 物料管理部门根据放行单放行，将物料由“待检”更换为“合格”或“不合格”标识或转移至相应区域，只有合格的物料才能入库。

4.6.3.4 其余非关键物料在验收合格后直接入合格库。

4.6.3.5 按照《不合格品控制程序》对不合格物料及时进行处置。

4.6.4 库存区存放同类关键物料，有明显和易于识别状态类别的标识。

4.6.5 对温度、湿度或其他条件有特殊要求的物料，按规定条件储存，有效持续监控并记录。

4.6.6 物料按规定的使用期限存放，遵循先进先出的原则，保证物料在有效期内使用。未规定使用期限的，物料管理部门制定其储存期限，有效期自入库之日起，一般为一年，最多不超过三年，并贴上标识。

4.6.7 各部门遵循先进先出的原则使用关键物料，在使用前对物料进行外观检查，检查不合格的物料在现场做好标识或分区存放，并按《不合格品控制程序》对不合格物料进行处置。记录物料的领用、使用、报废、退库、销毁等情况。

4.7 安全与卫生

4.7.1 法定代表人任命安全与卫生负责人，安全与卫生负责人至少每季度组织检查血站安全与卫生情况。所有员工对其职责范围内的安全与卫生负责。

4.7.2 安全与卫生负责部门负责内部治安保卫和消防安全管理，制定相应制度，保证安全。

4.7.3 安全与卫生负责部门负责组织制定并实施消毒管理制度，规定需消毒与清洁的区域、设备和物品及其消毒、清洁方法和频次。

4.7.4 安全与卫生负责部门根据《医疗废物管理条例》等法律法规规定，制定并实施医疗废物管理制度，对医疗废物进行收集和管理。医疗废物处置外包给具备资质的医疗废物处置单位，该外包过程由安全与卫生负责部门负责管理。

4.7.5 安全与卫生负责部门负责制定职业暴露的防护和报告制度，规定职业暴露的预防和处理、职业暴露的登记、监控和报告。

4.7.6 安全与卫生负责部门负责制定血液辐照相关程序，制定危险品等安全管理制度，制定水、电等安全管理制度，制定新冠病毒感染疫情常态化防控工作要求。各部门严格执行安全管理制度，保证用电、化学、放射、危险品、疫情防控等的安全。

4.7.7 安全与卫生负责部门制定并实施对所有员工的安全与卫生培训计划，保证每位员工都能接受安全与卫生方面的培训。安全与卫生负责部门为每位员工建立健康档案并定期归档。安全与卫生负责部门每年至少组织一次血站安全卫生突发事件演练。

4.7.8 安全与卫生负责部门按照人力资源管理部门提供的单位职工名单，每年组织一次对采血、血液成分制备、供血等业务工作人员进行经血传播病原体感染情况检测，检测由检测部门负责。新进人员在签合同之前，由人力资源管理部门委托有资质医疗机构和/或通知安全与卫生负责部门组织进行经血传播病原体感染情况检测，确保符合岗位任职要求。检测的资料由安全与卫生负责部门整理保存。安全与卫生负责部门负责征求乙型肝炎表面抗体阴性的员工意见后，对愿意接种者免费接种乙型肝炎病毒疫苗。

4.7.9 各相关部门采取有效措施对献血者、员工、血液、血液标本、环境进行防护，避免在血液采集、检验、制备、储存、包装和运输过程中血液、血液标本、环境和人员受到污染。

4.7.10 质量管理部门制定质量控制及常规抽检程序，对工作环境和手卫生等进行监视和测量。各部门按规定对工作环境和手卫生进行清洁、消毒。安全与卫生负责部门协助相关部门确保工作环境中物理条件符合要求。

4.8 计算机管理信息系统

血站须采用计算机管理信息系统对采供血和相关服务过程进行管理，计算机管理信息系统覆盖采供血和相关服务的所有过程。

4.8.1 信息管理部门负责血站计算机信息系统的管理，包括计算机及软件使用前的确认、培训、维护。

4.8.1.1 负责对计算机管理信息系统的维护，维护包括系统中的所有组成部分，如硬件、软件、文件和人员培训等。

4.8.1.2 制定和实施有效措施保证数据安全。每月检查并清除计算机病毒，每周备份血站血液管理信息系统和血液检测部门信息系统数据。确保备份库存点与主体数据库有效安全分隔。

4.8.1.3 信息管理部门根据计算机管理信息系统特点和各部门岗位设置情况，设置权限角色并提供清单给各部门负责人，部门负责人按照各岗位实际需要对各角色的权限进行申请，信息管理部门按照各部门意见草拟权限分配表，经质量管理委员会讨论通过或质量负责人批准后，信息管理部门实施权限分配。权限分配表批准原件保存在信息管理部门。

4.8.1.4 设置计算机管理信息系统中各岗位工作人员进入系统的电子口令，并采取有效措施保证电子口令安全。

4.8.1.5 制定计算机管理信息系统应急预案和恢复程序。配备不间断电源（UPS），保证采供血工作有序进行。

4.8.1.6 确保血站计算机管理信息系统能详细记录操作者所有登录和操作活动的日期、时间和内容。

4.8.2 信息管理部门负责单位通信线路的申请、安装、维护等。

4.8.3 各部门需修改计算机信息系统中血液相关信息时，应先填写计算机管理信息系统数据修改记录，经质量负责人审核，法定代表人批准后，信息管理部门按照审批意见进行修改并保存相关记录。

4.9 血液的标识及可追溯性

4.9.1 血液的唯一性标识是以条形码形式的献血码，采用 ISBT-128 条码体系标准，能保证同一献血码在 100 年内不重复，所有血液通过唯一的条形码可以追溯到献血者、医疗机构以及血液采集、检测、储存、发放等全过程记录。

4.9.2 血液标签分为预分配献血序列号标签和成品标签。

4.9.3 物料管理部门或相关部门负责血液标签的采购、库存管理。购入的标签底色为白色，能与血袋牢固粘贴，防水、耐磨损，背面粘合胶不影响血液的质量。

4.9.4　供应部门依据法律法规等要求，结合计算机管理信息系统及采供血过程的实际需要，组织相关部门设计预分配献血序列号标签和成品标签样式（包括标识内容），提交质量负责人审批，通过审批的标签方可投入使用。标签设计部门负责标签存档，可存复制标签、扫描标签等。信息管理部门负责在计算机管理信息系统中进行标识的修改、维护，以确保信息流与实物流的一致性。

4.9.4.1　标签内容至少包含献血序列号、品种标识、血型标识和有效期标识，确保：

a）每一袋血液具有唯一性条形码标识以及可追溯性。

b）条形码能够对不同种类、不同过程状态的血液及血型进行标识。

c）一个献血序列号对应一名献血者一次献血，一袋全血分成多种成分时用产品码予以区分，并可追溯到献血者。

d）标签上无献血者姓名。

4.9.4.2　当法律法规对标签要求发生变化或计算机管理信息系统更换时，由供应部门直接按法定要求组织相关部门设计标签；其他原因如使用不便等需要修改标签时，各部门向供应部门提交申请；按《血液标识和可追溯性控制程序》要求执行。

4.9.5　血液制剂状态标识分为三种：待放行血液、合格血液、报废血液，按血液状态将其储存在规定区域。

4.9.6　血液采集部门负责血袋上献血序列号条码、产品码、工号码以及献血登记表和血液标本上献血序列号条码的粘贴；成分制备部门负责对进一步分离制备的血袋上产品码和工号码的粘贴，血液放行部门负责打印血液成品标签，完成血液成品签的粘贴工作；需要复制成品标签，应由被授权者确认原先印制的血液标签已被销毁、处理，再进行更换。应组织对贴签人员进行培训和考核，保证一次只对一袋血液和同源标本管贴签。相关使用部门记录献血序列号和成品标签的使用情况，物料管理部门负责记录标签出入库情况。标签使用情况包括预分配、领取、使用、报废、退库、销毁等。报废标签由相关部门及时销毁。

4.10　记录

4.10.1　记录管理部门负责记录表格的控制管理，规定记录表格的标识方法。各部门根据规定的标识方法对记录表格进行编号。

4.10.2　各部门记录并保存采供血过程及相关服务所产生的结果和数

据，使其具有可追溯性，以证实质量管理体系有效运行并满足标准要求，各部门应保证记录内容完整、真实、及时、规范、字迹清晰。在记录内容需要更改时，应将原更改内容用单杠划去，注明更改内容、原因和日期，并在更改处签名，禁用橡皮或涂改液等涂改，保证被更改内容清晰可辨。

4.10.3 献血、检测和供血的相关原始记录至少保存十年，保存在血站档案室，档案室所有记录按档案管理规定执行。各部门按规定负责对其他质量记录进行整理、装订、归档、保管、销毁等。

4.10.4 各部门负责质量记录的安全保管和保存，防止篡改、丢失、老化、损坏、非授权接触、非法复制等。档案管理部门对血站档案进行统一管理，建立档案检索系统。

4.10.5 信息管理部门负责电子签名和数据电文管理，确保数据电文和电子口令在生成、维护、保存、传输和使用过程中可靠、完整、有效以及机密，负责使用数据电文和电子签名的培训。

4.10.6 全体员工对献血者的个人资料、献血信息、血液检测结果以及相应的血液使用信息等进行保密，检测部门负责设置血液检测信息系统访问权限，防止未授权接触和对外泄露。

4.10.7 在多个部门之间传递的记录，确认记录主责部门，该部门对记录的完整性等负责。

4.11 监控和持续改进

4.11.1 建立质量管理体系的监控和持续改进控制程序，以保证质量管理体系有效运行和持续改进。各部门通过利用质量方针、质量目标考核，内、外部审核，动态检查、顾客满意度调查，预防和纠正措施实施，管理评审等结果进行分析，积极寻找体系持续改进的契机，确定需要改进的过程，组织本部门改进策划，制定改进计划，质量负责人审核，法定代表人批准后实施。

4.11.2 建立和实施采供血过程和血液质量控制程序，确保采供血和相关服务过程以及血液质量符合预期要求。

4.11.2.1 献血宣传招募、献血服务、血液采集、成分制备、检测、储存和供应等部门制定部门血液采集、制备、检测、保存和发放、运送操作规程，确保本部门流程正确、合理。

4.11.2.2 质量管理部门负责血液抽检，监控血液质量。

4.11.3 各部门及时组织对新的或者有变化的过程、程序、设备、软件、试剂或者其他关键物料进行确认，以保证在正式使用前符合预期的使用要求。确认完成后应形成确认报告。确认报告应包括确认计划、确认的数据和确认的结论。

4.11.4　对不合格品实施严格管理，确保及时发现、标识、隔离、评价和处置不符合要求的血液和物料，防止不合格品的非预期使用。

4.11.4.1　不合格血液管理

a）血液采集部门、成分制备部门、供应部门发现、评价、标识和隔离在血液采集、制备、包装、发放等过程中产生的不合格血液。

b）质量抽检发现的不合格血液、献血者回告受理或血液质量投诉、因工作差错影响到血液质量等不符合项，由质量管理部门组织调查、分析原因，对相关产品做出评价。

c）血液放行部门负责血液采集、制备、包装等过程中不合格血液的报废，供应部门负责成品血液储存和供应过程中发现的不合格血液报废。所有不合格血液及血液标本消毒处理后交付于具备资质的医疗废物处置单位处理。

4.11.4.2　不合格关键物料管理

a）物料管理部门及相关部门在关键物料入库前对关键物料检验报告、外观、包装完整性、有效期、运输要求等进行验收，不合格关键物料按《不合格品控制程序》处理，并记录不合格情况。

b）质量管理部门、物料管理部门负责对关键物料实施使用前质量检查，血液检测部门负责血液检测试剂使用前质量测试。

c）使用人员在使用过程中发现的不合格关键物料，现场做好标识、隔离，并退回物料管理部门。

d）不合格物料的报废由物料管理部门负责，销毁由医疗废物收集部门交付给有资质的医疗废物处置单位处理。

4.11.4.3　严格控制不合格血液外流。报废的不合格血液需经法定代表人批准后仅可用于输血研究，并做好相应的审批和取血记录。

4.11.4.4　血站不得向医疗机构提供不符合质量要求的血液制剂。

4.11.5　血站需规定不合格项的识别、报告、调查和处理流程，确保及时发现、识别不合格项，分析产生偏差的原因，采取措施消除产生不合格的原因，防止类似不合格再次发生。

4.11.5.1　各部门针对采供血过程中存在的不合格原因，进行分析并采取必要的纠正措施，以防止不合格再次发生，采取的纠正措施应与不合格影响程度相适应。

a）人力资源管理部门或相关部门负责处理献血者服务投诉，分析原因，组织制定相应纠正措施。

b）质量管理部门负责处理血液质量投诉，分析原因，组织制定相应纠正措施。

c）各部门负责对本部门采供血过程中发现的不合格进行全面调查分析并记录调查结果，制定消除不合格原因的纠正措施，报质量负责人，获得审批后确保贯彻实施。

d）质量负责人对各相关部门制定的纠正措施的有效性进行评价，对于改进效果显著的，做出永久更改，对于效果不明显的建议采取进一步分析和改进。

e）质量管理部门对各相关部门实施的纠正措施进行跟踪验证，并记录纠正措施验证结果。

4.11.5.2　各部门可利用质量管理委员会例会或其他信息来源，如影响血液质量的采血、检测、血液成分制备、保存和发放的过程、质量审核结果、动态检查、质量记录、不合格报告、以往纠正和预防措施报告以及献血者和医疗机构投诉等，发现、分析并消除不合格潜在原因，在权衡风险、利益和成本基础上，研究和确定需采取的预防措施并落实有关责任人及部门。

a）各相关部门对本部门潜在不合格制定并实施预防措施。

b）质量管理部门对各有关部门实施的预防措施进行跟踪并记录结果。

c）质量负责人对各有关部门实施的预防措施的有效性进行评价，并做出永久更改或进一步采取措施的决定。

4.11.6　血站每年至少组织一次对质量管理体系和执行状况的全过程内部审核，间隔期不超过12个月。

4.11.6.1　内部审核由经过培训的内审员进行，内审员具备相应的资质和审核能力，与受审核方无直接责任关系。

4.11.6.2　法定代表人授权内审员，并任命内审组组长，内部审核由内审组组长负责。

4.11.6.3　内审组组长在内部审核完成后形成审核报告，内容包括审核情况和评价、不合格项及其纠正措施和预防措施。对纠正措施和预防措施的实施及其效果进行追踪、验证和记录。

4.11.7　法定代表人每年至少组织一次管理评审，间隔期不超过12个月±1个月。以确保质量管理体系持续运行的适宜性、有效性和充分性。质量管理部门记录管理评审的结果及其相应措施，法定代表人就所涉及的内容作出总结，探讨持续改进的契机，指示今后质量管理工作的方向和改进目标。质量负责人编写管理评审报告，经法定代表人批准后发放至相关部门，确保有关措施在规定的时限内落实。质量管理部门负责管理评审报告中提出的预防或纠正措施落实情况的验证。

4.12　献血服务

4.12.1　血站质量管理体系覆盖献血服务所有过程，确保为献血者提供安全优质的服务，从低危人群中采集血液，确保血液质量。

4.12.2　血液采集部门及相关部门负责无偿献血宣传和血源招募，制定并实施献血者招募指南。血液采集部门负责全血、成分血采集及献血者宣传、招募、跟踪与回访。招募时以自愿无偿的低危人群作为征募对象，确保献血者教育、动员和招募工作的实效性，宣传和鼓励自愿定期无偿献血。

4.12.3　血液采集部门对献血场所实施管理，献血前的征询和健康检查应对献血者的隐私和相关信息进行保密。配备处理献血不良反应的设施和药品，每个采血工作位有独立的采血、留样、记录、贴标签操作设施和缜密流程，消除导致献血者记录或标识差错的潜在因素，确保满足献血者、员工的健康和安全要求及血液质量要求。

4.12.4　由接受过相关培训的医护人员对献血者实施健康征询和健康检查。医护人员依据《献血者健康检查要求》等对献血者进行健康征询和评估，健康征询完成后，请献血者阅读献血者知情同意书，并请其签名确认。献血前检测人员对献血者进行血红蛋白、单采血小板献血者检测红细胞比容、血小板计数，另根据情况增加血型、谷氨酸氨基转移酶（ALT）等项目的检查。制定并实施献血者关爱策略，只有健康征询、健康检查、献血前检测符合要求的献血者才能参加献血。

4.12.5　血液采集部门负责血液采集，确保献血者安全和血液质量。

4.12.5.1　血液采集人员采血前核查献血者资料，检查血袋和血液保存液外观，对献血登记表、血袋（包括所有转移袋）、血液标本进行正确贴签，确保同一献血者的血袋、血液标本、献血登记表一一对应，贴签无误。

4.12.5.2　血液采集时严格执行无菌操作技术，采集过程中将血液与抗凝剂充分混匀。血液采集量采用称量方法加以控制，确保符合规定范围。

4.12.5.3　血液检测标本在献血时同步留取，并且再次核查献血登记表、血袋、血液标本，确保贴签、留样等准确无误，保证标本和血液相对应。

4.12.6　工作人员遵循献血知情同意原则，在献血者献血前告知献血注意事项，对献血者献血前、献血中和献血后进行全程护理和情感交流。

4.12.7　血液采集部门应采取措施预防献血不良反应。在献血中和献血后休息时观察献血者有无献血不良反应，有献血不良反应时，按献血不良反应的严重程度采取措施及时处理，记录献血不良反应及处理情况。发生重度献血不良反应时，报告分管领导，必要时报告法定代表人。对发生献血不良反应的献血者进行随访。部门负责人或由部门负责人指定有资质的医护人员评价献血不良反应处理的正确性和有效性。

4.12.8　献血服务部门或相关部门负责回访血液检测不合格及确认血

型与献血前血型不一致的献血者，回访时向献血者做好解释工作。质量管理部门或相关部门按照规定频次组织献血者满意度调查，对调查情况进行统计和分析，并将结果反馈给相关部门，由相关部门做出改进。各部门接到献血者投诉时，第一时间通知人力资源管理部门或相关部门，人力资源管理部门或相关部门及时妥善处理献血者投诉。遇有投诉涉及血液质量时，人力资源管理部门或相关部门在处理好投诉后，填写记录交质量管理部门，质量管理部门组织相关部门组织调查并采取措施进行改进。

4.12.9　血站建立和实施高危献血者献血后的报告工作程序、献血屏蔽和淘汰制度，在健康征询时告知回告事项，在采血现场明示回告电话。

血站工作人员接到献血者回告，记录回告信息，及时通知质量管理部门调查、分析回告信息，评价该献血者所献血液。血液批放行部门、供应部门按照质量管理部门的处理意见，及时隔离、召回、报废血液。高危献血者经质量负责人审批后，质量管理部门在血液管理信息系统中按照审批结果作暂时或永久屏蔽该献血者的处理。

4.12.10　血液检测部门发布血液检验信息，信息管理部门或相关部门负责通过短信、电话、面谈等方式告知献血者，血液检测有反应性结果不宜采用短信方式告知。

4.12.10.1　血站应确保管理信息系统自动屏蔽乙型肝炎病毒（HBV）标志物、丙型肝炎（HCV）病毒标志物、人类免疫缺陷病毒（HIV-1 和 HIV-2）标志物、梅毒螺旋体标志物检测有反应性及感染性标志物病毒核酸检测阳性的献血者。

4.12.10.2　血液采集部门确保在健康征询、健康检查、信息查询等献血前检查环节不符合要求者不得献血。

4.12.11　献血者的献血记录包括献血者的个人资料、健康征询结果及献血者和征询者签名、健康体检结果及检查者签名、献血日期、献血量、献血反应及其处理和员工签名等。

4.12.12　血液成分献血者应满足《献血者健康检查要求》以及相关的特定要求才能参加献血。单采成分血由接受过培训的医学专业技术人员负责采集，采集过程中由接受过培训的医护人员负责监护。

4.12.12.1　单采成分血采集工作人员负责对血细胞分离机实施维护和监控。

4.12.12.2　使用符合国家食品药品监督管理局批准注册的一次性血液成分分离管路，使用前检查耗材质量。按血站医疗废物相关规定处理所有用过的一次性成分分离管路。

4.12.12.3　血液成分单采工作人员记录血液成分献血者的健康检查结果以及采集过程的关键指标，包括采集时间、品种、体外循环的血量、抗凝剂使用量、交换溶液量、血液成分的质量以及献血者状态等。

4.12.12.4　血站宜为献血者提供物品寄存柜。献血者可将物品寄存在寄存柜中，保管好寄存柜钥匙。在献血者寄存物品时，工作人员提醒献血者贵重物品随身携带，寄存的物品不得危及他人，如发现献血者寄存危险物品时，应及时阻止献血者寄存，并将该物品妥善放置。当献血者物品发生丢失或损坏时，及时记录并向部门负责人报告，必要时报告办公室，妥善处理。

4.13　血液检测

4.13.1　血站实验室包含血液检测、质控等实验室。血液检测部门负责血液标本的检测，质量管理部门负责血液抽样检测，输血研究部门或相关部门负责疑难血型确认和临床疑难配血。血站质量管理体系覆盖血液检测所有过程。

4.13.2　法定代表人为血液检测质量的第一责任人，任命实验室负责人。实验室负责人为血液检测质量的具体责任人，对血液检测全过程负责。实验室负责人缺席时，实验室部门负责人指定人员代行其职责并备案。

4.13.3　检测部门的所有员工资质符合《血站实验室质量管理规范》要求。经专业技术培训和岗位考核及职业道德规范、血液检测岗位职责相关文件、实践技能、签名的工作程序以及法律责任培训，经过评估表明能够胜任血液检测工作，经法定代表人核准后上岗。

4.13.4　检测部门指定专人负责职业健康、卫生与安全。

4.13.5　检测部门制定实验室全员会议制度，定期就质量和技术问题进行沟通、协调和落实。

4.13.6　质量管理体系覆盖血液检测部门检测前、检测中和检测后整个过程，满足《血站实验室质量管理规范》和血站的相关要求。记录检测和运行情况。

4.13.7　检测部门会同相关部门确保建筑与设施符合《实验室生物安全通用要求》和《微生物和生物医学实验室生物安全通用准则》中的规定要求。根据检测流程和检测项目分设各检测作业区，包括样本接收、处理和储存区，试剂储存区以及检测区。采取措施防止不同类型检测项目作业区交叉污染。员工休息区与作业区相对独立。

4.13.8　检测部门会同相关部门确保仪器、设备的配置满足血液检测业务工作的需要。按照设备要求对设备进行维护，记录使用、维护和校验情况，保证设备正常使用。

4.13.9 检测部门制定试剂保管、领用制度，监控试剂储存条件和库存量，确保试剂在有效期内使用。

4.13.10 检测部门限制非授权人员进入，非授权人员进入检测区应经血液检测部门负责人批准同意。

4.13.11 检测部门使用实验室计算机信息管理系统对从标本接收到检测报告发出整个血液检测过程实行管理。

4.13.12 检测部门记录包括标本登记、处理、保存、销毁记录，试剂管理及使用记录，检测过程和结果的原始记录与分析记录，质量控制记录，设备运行、维护和校验记录，实验室安全记录，医疗废物交接记录等。

4.13.13 检测部门建立并实施血液检测标识管理程序，血液标本的采集、运送、接收和处理程序等，确保血液标本质量及全程受控。检测部门负责培训血液标本采集人员。

4.13.14 检测部门负责血液标本检测，包括 ABO 和 RhD 血型、乙型肝炎病毒（HBV）标志物、丙型肝炎（HCV）病毒标志物、人类免疫缺陷病毒（HIV-1 和 HIV-2）标志物、梅毒螺旋体标志物、丙氨酸氨基转移酶及感染性标志物病毒核酸检测。

4.13.15 检测部门应建立并实施室内质量控制程序，在检测前、检测中、检测后对试剂质量、检测质量等进行控制，以保证检验结果达到质量标准。

4.13.16 检测部门将人类免疫缺陷病毒（HIV-1 和 HIV-2）标志物检测呈反应性的血液标本送机构（当地疾病预防控制中心）做进一步确证，关注确证结果，保证每份送检标本均经过确证。

4.13.17 检测部门应建立并实施血液检测报告签发和检测报告收回、更改和重新签发程序，规定检测报告的责任人及其职责、检测结果分析、检测结论判定标准和检测报告的时间、方式和内容，明确收回、更改和重新签发的检测报告和责任人，确保检测报告被准确、及时签发。

4.13.18 检测部门负责对血液检测结果的临床咨询和解释，安排部门或人员负责对献血者血液检测结果的咨询，负责咨询人员由血液检测部门对其进行检测知识培训，经授权后为献血者提供咨询服务。

4.13.19 检测部门负责检测后标本的保存，检测部门或相关部门负责留样标本的保存，保存时间均应符合国家要求。

4.13.20 检测部门参加国家临床检验中心组织的室间质评，质量管理部门参加国家级或省级等相关血液检测能力室间评价，各实验室常规检测考评物，准确反映实验室检测水平。

4.13.21 质量控制等实验室参考《血站实验室质量管理规范》的相关要求，建立和实施相关程序，持续改进以保持和提高实验室检测能力，保证检测结果准确、可靠，及时签发报告。

4.13.22 安全与卫生负责部门归口负责危险品管理。各实验室对于易燃、易爆、剧毒和有腐蚀性的危险品，应设立安全可靠的存放场所，并对储存危险化学品编制化学品安全数据简表(MSDS)。

4.14 血液制备

4.14.1 血站的质量管理体系覆盖血液制备的全过程。

4.14.2 质量管理部门负责全血及成分血质量抽样检测。

4.14.2.1 按规定对血站制备的各种血液制剂，采供血过程中使用的关键物料、关键设备，工作人员及环境卫生等进行质量检查。

4.14.2.2 质量管理部门对抽检结果进行统计分析和偏差调查，组织相关部门制定和实施纠正措施和预防措施。

4.14.3 成分制备部门建立并实施血液成分制备操作规程，血液放行部门建立并实施血液放行、包装、入库等操作规程，供应部门建立和实施成品化入库等操作规程，并对员工进行培训，使各项操作标准化，有效控制血液制备、隔离放行、贴签、包装、入库过程。

4.14.4 成分制备部门保持血液制备记录完整，包括:血液交接、成分制备、耗材使用、仪器使用与维护校准、清洁与消毒、医疗废物交接等记录，确保对血液制备过程的人员、设备、血液来源和关键物料、方法步骤、环境条件等相关信息的可追溯。

4.15 血液隔离与放行

4.15.1 血站实行血液批放行制度，各相关部门遵守血站规定，履行职责，完成血液批放行，并保持相关记录，确保将待检测、包括可能存在质量问题但尚未最后判定的血液及不合格血液进行物理隔离和管理，防止不合格血液的误发放。

4.15.2 批的定义

4.15.2.1 可以某一采血点某一时间段采集血液为一批，也可以某一采血点采集的血液为一批或某一血型为一批。

4.15.2.2 血液采集、成分制备、隔离与放行、储存与供应、血液检测各部门确保血液放行信息及记录的完整、准确、及时。不合格血液处置按本手册 4.11.4.1“不合格血液管理”执行。

4.15.3 血液放行人员必须经过培训且考核合格，经授权承担血液放行工作。

4.15.4 血液批放行记录由血液放行部门负责保存、装订、归档。

4.15.5 质量管理人员监控血液的放行过程。

4.16 血液保存、发放与运输

4.16.1 供应部门负责对血液供应要求的评审，记录评审结果和评审所要求采取的措施。

为证实血站已正确理解医疗机构服务要求，确保血站有能力满足要求，血液订单应在接受之前得到确认。

a）形式：医疗机构电话的录音，填写记录。

b）确认和评审方式：电话形式——在电话中对医疗机构的要求予以核对确认（品种、血型、数量、规格、交付时间等），并做好电话记录，在发血之前确保每项要求已知并且无误解。医疗机构用血申领单由工作人员签字确认和评审，保证血站具有满足合同或订单要求的能力。

c）更改：当血站不能满足要求时，或医疗机构要求发生变更时，通过与医疗机构沟通，在双方协商一致的原则下，由工作人员重新确认和评审，及时、正确地通知有关部门，并按修订后的要求执行。

4.16.2　供应部门对血液保存进行管理。

4.16.2.1　应确保血液保存地点具有防火、防盗和防鼠等措施，有未经授权人员不得进入的措施。

4.16.2.2　血液的保存设备运行可靠，温度均衡，保证温度记录装置和报警装置正常使用。

4.16.2.3　持续监控并记录血液保存情况，确保血液始终在要求的条件下保存。

4.16.2.4　不同状态、不同品种、不同血型的血液分开存放，标识明显。

4.16.3　供应部门负责血液发放，遵循先进先出原则，在发放前实施最终检验，最终检验不合格的血液不得发放，保存血液发放记录。

4.16.4　供应部门负责血液运送至医疗机构的过程管理，确保血液在完整的冷链中运输。不同保存条件以及发往不同目的地的血液应分别装箱，并附装箱清单。送血人员记录血液运输温度。

4.17　血液库存管理

4.17.1　供应部门负责血液库存管理，根据临床需求确定不同种类血液的最低库存量和最高库存量，处于制备过程中的血液纳入库存管理。既要保证血液供应，又能最大限度控制血液的过期报废。

4.17.1.1　按规定时间对血液库存进行盘点，确保账物相符，记录盘点情况。

4.17.1.2　当血液库存低于最低库存量或高于最高库存量时，供应部门及时发布通知给业务协调部门，由业务协调部门统一调配。

4.17.2　业务协调部门制定采供血应急预案、突发事件应急预案，并负责预案实施的总协调，各相关部门切实履行各自的职责，保证血液供应。

4.18　血液收回

4.18.1　血站建立并实施血液收回程序，收回错发的合格血液、发出后发现有可能存在某些质量缺陷的血液及医疗机构反馈有质量缺陷的血液。供应部门负责收集医疗机构对血液质量或缺陷的反馈信息，质量管理部门负责对血液质量投诉调查、处理和对相关血液进行评价，相关部门负责纠正、预防措施的制定和实施，供应部门负责收回已发出的问题血液或追踪血液去向。

4.18.2 在收回具有严重质量缺陷的血液时，质量管理部门全面调查，记录血液收回及处理情况，记录包括缺陷血液的收回、追踪、分析、评审和处置，以及采取的纠正和预防措施。

4.19 投诉与输血不良反应报告

4.19.1 血站建立并实施血液质量投诉/输血不良反应报告及处理的管理制度，质量管理部门负责血液质量投诉的处理，各相关部门负责纠正预防措施的实施。

4.19.2 血站接到的不相关联的血液质量个案投诉，由质量管理部门负责协调解决，并及时向血站领导汇报。

4.19.3 血站接到的非个案的重大血液质量投诉，应及时向法定代表人汇报，必要时由办公室向卫生行政管理部门报告。

附件一～附件五

附件一（示例；可由各血站根据实际情况自行编制）

附件一（1）

质量负责人任命书

为了贯彻执行《血站管理办法》《血站质量管理规范》和《血站实验室质量管理规范》等相关规定，参照 GB/T19001—2016《质量管理体系—要求》，特任命×××为血站质量负责人。其职责为：

1. 确保质量管理体系过程得到建立、实施和保持。
2. 向血站主任报告质量管理体系绩效和改进需求。
3. 确保在整个组织内提高满足顾客要求的意识。
4. 就质量管理体系有关事宜对外联络。
5. 承担采供血质量管理职责，正确判断采供血质量管理中出现的问题。

当质量负责人缺席时，由×××同志代行其职责。

血站主任（签名）：
××××年××月××日

附件一(2)

业务负责人任命书

为贯彻实施《血站质量管理规范》等相关规定,特任命×××为血站业务负责人,其职责为:承担采供血业务管理的职责,正确判断和处理采供血业务管理中出现的问题。

业务负责人缺席时指定×××为代理人。代理人保持与业务负责人保持沟通,以便正确行使代理职责。

血站主任(签名):
××××年××月××日

附件一(3)

实验室负责人任命书

为了贯彻执行《血站管理办法》《血站质量管理规范》和《血站实验室质量管理规范》等相关规定,参照GB/T19001—2016《质量管理体系—要求》,特任命×××为血站实验室负责人。其职责为:

1. 血液检测工作质量直接负责人;
2. 具体负责实验室质量体系的建立、实施、监控和持续改进;
3. 对血液样本检测质量的全过程和结论承担全面的责任;

当实验室负责人缺席时,由×××代行其职责。

血站主任(签名):
××××年××月××日

附件一(4)

安全与卫生负责人任命书

为了贯彻执行《血站质量管理规范》和《血站实验室质量管理规范》,参照GB/T19001—2016《质量管理体系要求》,加强血站安全与卫生,特任命×××为血站安全与卫生负责人。并授予其下列职权:

1. 全面负责血站安全与卫生管理工作,直接对血站主任负责;
2. 制定并贯彻落实安全与卫生管理程序;明确组织和员工职责,督查工作场所安全与卫生;
3. 对所有员工进行安全与卫生培训;
4. 督促各科室制定安全与卫生管理规程,定期检查安全与卫生工作的落实情况;
5. 向血站主任报告安全与卫生管理落实情况,提出改进建议;
6. 对生物、化学、易燃易爆物和安全标识按相关标准和要求进行监督;

7. 负责协同总务科与物业管理公司间的工作沟通，对防火、防电、防危险品的安全工作，进行监督和检查。

当安全与卫生负责人缺席时，由×××代行其职责。

血站主任(签名)：
××××年××月××日

附件一(5)

内审员任命书

根据《血站质量管理规范》质量管理体系对内部审核员的要求，以下人员通过培训，已具备内审员相应资质和审核能力，现聘任以下人员为血站质量管理体系内部质量审核员：

×××	×××	×××	×××	×××
……				

血站主任(签名)：
××××年××月××日

附件二　程序文件目录

1. 管理评审程序
2. 文件控制程序
3. 记录控制程序
4. 血液标识和可追溯性控制程序
5. 质量管理体系的监控和持续改进程序
6. 采供血过程控制程序
7. 质量控制及常规抽检程序
8. 确认程序
9. 不合格品控制程序

10. 不合格项控制程序
11. 内部质量审核程序
12. 血液标本管理程序
13. 献血后回告受理和保密性弃血处理程序
14. 血液质量投诉与输血不良反应处理程序

附件三　××血站组织结构图和质量管理体系组织结构图及岗位职责（示例；可由各血站根据实际情况自行编制）

（一）组织结构图

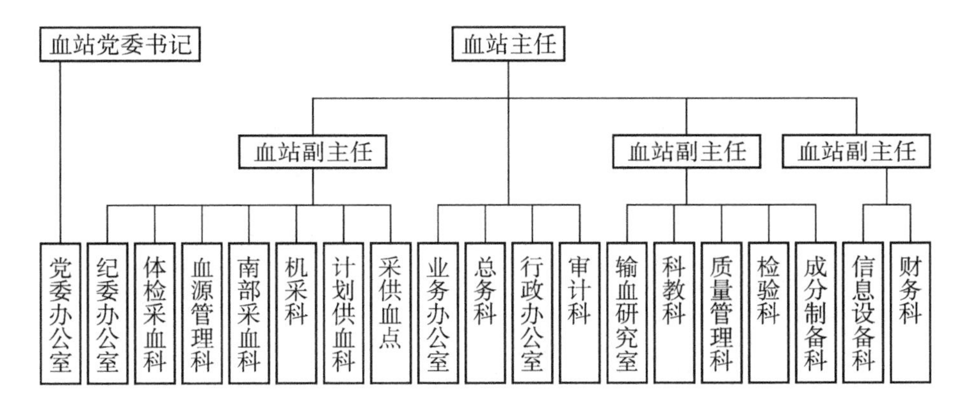

（二）质量管理体系组织结构图

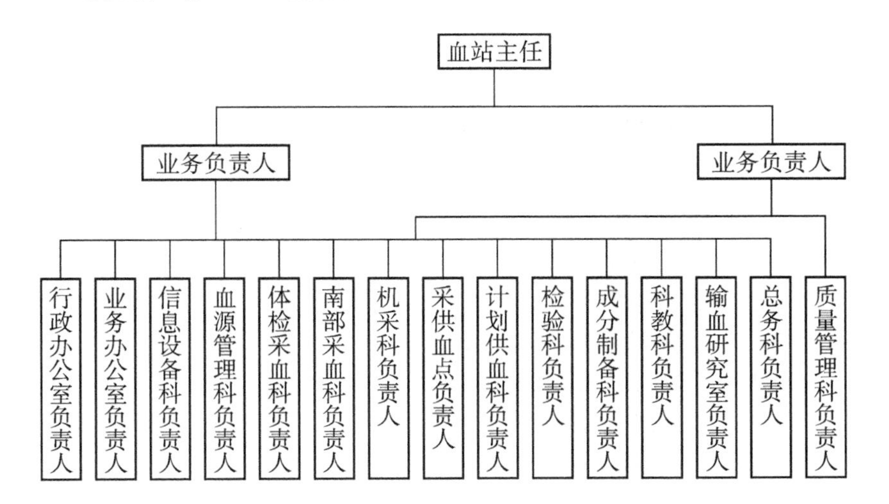

附件四　采供血及相关服务过程图（示例；可由各血站根据实际情况自行编制）

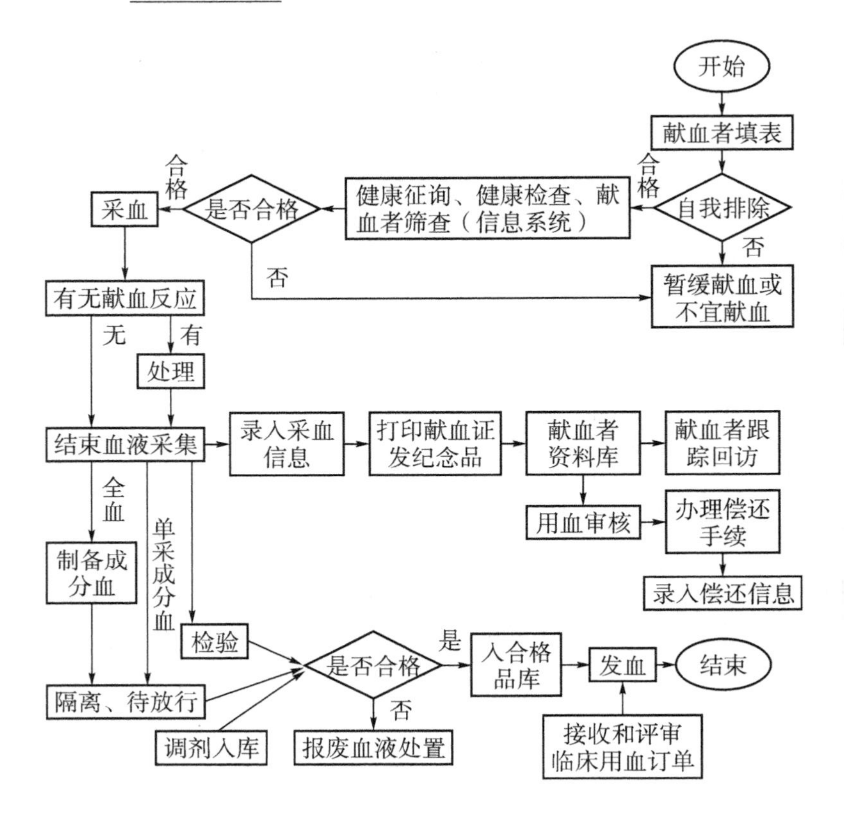

附件五　血站质量总目标及各科室质量分目标（示例；可由各血站根据实际情况自行编制）

1. 血站质量目标：

1.1　全年重大血液质量投诉为零*；

1.2　献血者服务满意率96%以上；

1.3　用血医院服务满意率95%以上；

1.4　血液产品非正常报废率低于0.4%；

1.5　实验室对有反应性标本漏检率为零；

1.6　全血及成分血质检的频次符合《血站技术操作规程》。

*注：重大血液质量投诉是指：a. 确因血液导致用血者感染输血传播传染病的情况；b. 供应到临床的血液血型错误并造成病人发生抢救或伤亡的情况

2. 各部门质量目标：

略

第二节　管理评审程序

1. 目的

对质量管理体系进行评审，以确定现行质量管理体系的适宜性、充分性和有效性，确保血站质量管理体系不断改进和完善。

2. 范围

适用于对血站质量管理体系的管理评审活动。

3. 职责

依据文件内容编制。

4. 程序

4.1　管理评审安排

4.1.1　每年至少进行一次，间隔期不超过12个月±1个月。可安排在内部审核结束后进行，也可根据实际工作需要安排管理评审，延期要有可行性说明（分站管理评审安排在中心血站评审前进行。）。

4.1.2　发生以下情况时，可适时安排评审：

a）血站组织结构、产品结构、资源配置发生重大变化时。

b）质量管理体系发生重大变化时。

c）法律、法规、标准及其他要求发生重大变化时。

d）出现重大质量事故或连续被献血者或医疗机构投诉时。

e）即将进行第三方审核时。

f）质量审核中发现严重不合格时。

g）其他认为有评审需要时。

4.2　管理评审实施

4.2.1　编制管理评审计划，内容应包括：

a）目的。

b）主持人、参加者。

c）时间、地点。

d）明确各部门管理评审输入内容。

4.2.2　管理评审输入内容应包括：

4.2.2.1　体系内部监控结果：内部审核、差错管理、环境和物料控制。

4.2.2.2　体系外部监控结果：认证审核、上级卫生行政管理部门检查、执业验收、室间质评。

4.2.2.3 顾客反馈:包括献血者、医疗机构要求、满意程度及投诉、抱怨等。

4.2.2.4 过程业绩(过程实现增值或间接增值而达到预期的结果的能力和效果)。

4.2.2.5 血液的质量汇总(包括血液和过程监控、产品的符合性)。

4.2.2.6 预防和纠正措施的实施情况。

4.2.2.7 以往管理评审所采取的措施情况。

4.2.2.8 可能影响质量管理体系的变更,包括顾客要求的变更,法律法规的变化,质量方针、质量目标的变化,组织结构的变化,资源(人、机、料、法、环、信、测)的变化,产品的变化等。

4.2.2.9 质量管理体系运行的状况(包括质量方针、质量目标的适宜性和有效性)。

4.2.2.10 各部门提出的改进意见。

4.2.3 批准后的管理评审计划提前一周下发给部门和参会人员,各部门准备部门管理评审输入材料,并在评审前三天将输入材料交至质量管理部门,汇总后分发至参会者。

4.2.4 召开管理评审会议

4.2.4.1 法定代表人主持管理评审会议。

4.2.4.2 各部门负责人及相关人员汇报评审输入材料,对于存在的或潜在的不合格项提出纠正和预防措施,确定责任人和整改时间。

4.2.4.3 法定代表人对所涉及的内容做出结论,并对今后质量工作的方向提出要求。

4.2.5 管理评审时间一般在一个工作日内完成。

4.3 管理评审记录和报告

质量管理部门整理管理评审会议记录,质量负责人编写管理评审报告,报告内容通常包括:

4.3.1 评审的目的、内容、方法、主持人、与会人员、日期、地点等。

4.3.2 评审的综述

4.3.2.1 包括评审过程概述、质量体系运行态势及评价结论、质量管理体系及其过程的改进决定和措施,有关资源需求的决定与措施、其他改进方向;综合评价质量管理体系运行情况及效果。

4.3.2.2 针对面临的新形势、新问题、新情况和质量管理体系存在的不足,提出采取的措施。

4.3.2.3 制定纠正措施或预防措施实施计划,确定负责人和负责部门、完成期限、验收人员。

4.3.3　管理评审的结论应包括：

4.3.3.1　对质量管理体系适宜性、充分性、有效性的总体评价。

4.3.3.2　对上次管理评审后采取措施效果的评价。

4.3.3.3　质量管理体系及其有效性改进的决定和措施，包括对质量方针、质量目标。

4.3.3.4　对质量管理体系其他方面，如组织结构、职责、权限、文件、产品具体实现过程有效改进的决定和措施。

4.3.3.5　医疗机构要求有关血液制剂和服务的质量改进，对现有血液制剂和服务符合要求的评价。

4.3.3.6　与献血服务有关的质量改进，对现有献血服务符合要求的评价。

4.3.3.7　有关资源需求的决定和措施。

4.3.4　管理评审报告审批后分发到各相关部门。管理评审报告由质量管理部门按文书档案归档。

4.4　评审结果的跟踪验证

4.4.1　质量管理部门根据管理评审会议的分析、讨论结果，填写改进计划表，发至责任部门。

4.4.2　责任部门完成整改措施后，质量管理部门组织有关人员对整改措施实施情况及有效性进行验证，填写改进计划表，并将执行情况向法定代表人报告。记录由质量管理部门保存。

5. 相关表格或产生的记录

由血站自行编制

第三节　文件控制程序

1. 目的

对质量管理体系文件实施有效控制和管理，确保各相关场所使用的文件为有效版本。

2. 范围

适用于文件的分类、标识、创建、审核、批准、发放、更改、使用、存档、作废、销毁、培训、评审等管理。

3. 职责

依据文件内容编制。

4. 管理要求

4.1 分类

质量管理体系文件分为两大类。

4.1.1 内部文件，包括：

a）质量手册。

b）程序文件。

c）操作规程和管理制度。

d）质量记录表格（管理要求见《记录控制程序》）。

4.1.2 外来文件，包括：《献血法》《血站管理办法》《血站质量管理规范》《血站实验室质量管理规范》等法律法规、标准及关键设备、关键物料使用说明书等。

4.2 文件标识

文件管理部门制定质量管理体系文件的标识，用来识别文件，应力求简洁、普通员工易懂。

4.2.1 内部文件标识

① 文件名	② 文件编号-版本号-修改次数	页眉
④ 发放编号	③ 第 页共 页	

文件正文内容

⑤ 批准日期：	⑦受控	⑥ 实施日期：	页脚

① 为质量管理体系文件的名称（一般为：血站名称 质量管理文件）。

② 文件编号-版本号-修改次数格式见表 3-1。

表 3-1 文件编号-版本号-修改次数格式

文件类别	文件编号	版本号	修改次数
质量手册	血站名称英文或中文缩写/QXYY； QXYY(X=1、YY=分站编号 01～05)	血站自定	n
程序文件	血站名称英文或中文缩写/QXYY； X=2、YY=01～99	血站自定	n
操作规程和管理制度	血站名称英文或中文缩写/QXBMYY； X=3、BM=部门代码、YY=01～99	血站自定	n
外来文件	血站名称英文或中文缩写/QXBMYY； X=4、BM=部门代码、YY=01～99	/	/

或使用表3-2中质量管理体系文件缩写供参考：

表3-2 质量管理体系文件缩写

质量体系文件类别	代码
质量手册	QM
程序文件	QP
操作规程	SOP
管理制度	RR
质量记录	QR
外来文件	ED

说明：Q为质量Quality的首字母；BM为部门代码；YY代表为文件序号01～99；*n*代表文件的修改次数。

③ 质量管理体系文件的总页数及本页所处的页码；

④ 发放编号：纸质文件，在每份文件的第一页页眉处文件管理部门加盖红色的发放编号印章。发放编号规则按本程序执行；

⑤ 批准日期：为该文件的批准日期；

⑥ 实施日期：为该文件执行日期，即生效日期；

⑦ 受控：在每份文件的第一页页脚处文件管理部门加盖红色的受控印章。

4.2.2 外来文件的标识（血站宜使用电子版进行控制）

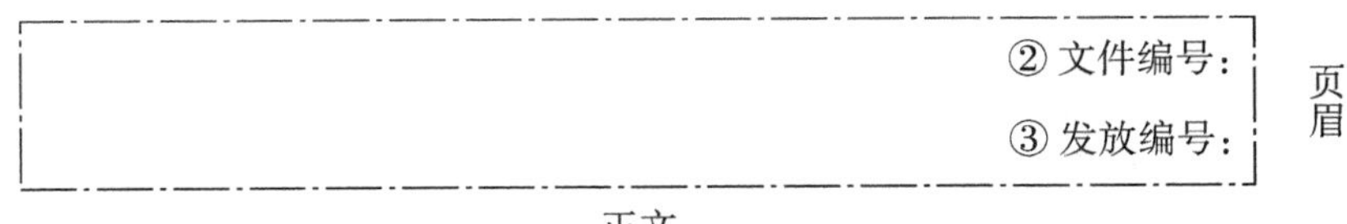

注：① 文件编号格式见4.2.1；② 发放编号见7。

4.2.3 部门代码表，具体部门代码表。

4.3 内部文件使用Word文档排版要求

4.3.1 一般文件格式设定：①页面设置：A4纸，纵向，上边距2.4 cm，下边距2.4 cm，左边距2.4 cm，右边距2.4 cm；② 字体：宋体；正文标题：中文字体宋体、字形黑体、字号四号，行间距1.5倍；页眉与页脚采用中文宋体，字形常规，字号五号，行间距1.5倍。

4.3.2 在表示数值的范围时，可采用浪纹式连接号"～"或一字线连接号"—"。前后两个数值的附加符号或计量单位相同时，在不造成歧义的情况下，前一个数值的附加符号或计量单位可省略。如果省略数值的附加符号或计量单位会造成歧义，则不应省略。

示例：$-36\sim-38$ ℃　400～429 页　　12 500～20 000 元

9 亿～16 亿(不写成 9～16 亿)　　15%～30%(不写成 15～30%)

$4.3\times10^6\sim5.7\times10^6$(不写为 $4.3\sim5.7\times10^6$)

5. 创建

5.1　文件编写要求

为保证文件的适宜性、充分性、有效性，文件编写时应运用过程方法编写，使质量管理体系文件覆盖所开展的采供血业务的所有过程，并明确职责分配，避免接口重复或真空；语言流畅，简明准确，统一协调。各部门在编写文件时，按本程序规定的文件排版及格式要求进行编写。

5.2　文件格式

5.2.1　质量手册正文按《血站质量管理规范》的条款作为文件框架进行编写，将《血站实验室质量管理规范》等相关的法律法规及血站要求细化在各条款中。

5.2.2　程序文件正文格式：1. 目的；2. 范围；3. 职责；4. 控制要求；5. 相关表格或产生的记录。

5.2.3　操作规程和管理制度正文格式可包括以下几项：1. 目的；2. 范围；3. 职责；4. 术语；5. 原理；6. 所需设备、材料或试剂和检测环境条件；7. 具体工作内容；8. 相关表格或产生的记录。

6. 文件更新程序

6.1　新增、撤销、更改

质量管理体系文件应视需要及时更新。

6.1.1　质量手册的更改由文件管理部门组织，并填写文件变更申请，说明原因，附上更改后文件，经质量负责人审核，法定代表人批准后更改。

6.1.2　程序文件新增、更改、撤销由文件管理部门组织，并填写文件变更申请，说明原因，附上新增、更改的文件，经质量负责人审核，法定代表人批准后更改。

6.1.3　各部门需要新增、更改、撤销操作规程和管理制度时，填写文件变更申请，说明原因，并附上新增、更改的文件，部门负责人审核，更新管理制度的申请由分管领导批准，更新操作规程的申请由质量负责人批准。

6.2　文件审核、批准

6.2.1　审核文件时应注意，如果文件内容涉及其他部门职责，应与相关部门负责人进行沟通、确认后，再进行审批。

6.2.2 文件的新增、更改申请批准后，由文件编写或组织部门实施更新，打印一份纸质版，核对无误，起草人在规定的位置签名，交审批人审批后将电子版和纸质版交文件管理部门。

6.2.3 若已实现审核人、批准人电子签名，并将签名显现在电子版文件相应位置上，可无纸质文件，按设定的计算机流程审批。

7. 发放

7.1 确定文件发放范围

文件发放以“按需发放”为原则，文件管理部门填写发放范围审批表，经质量负责人审批后按照范围和数量发放。文件发放以纸质版或电子版形式发放。

7.2 纸质文件发放

7.2.1 文件管理部门保管和存档质量管理体系文件正本，并按发放范围及编号规则发放正本复印件。

7.2.2 每份文件具有唯一的发放编号，便于追溯。发放编号由血站自定。所有受控文件必须在文件的规定区域由文件管理部门加盖红色“受控”印章并注明红色的发放编号。印章位置见本节 4.2 条款“文件标识”。

7.2.3 文件领用人在文件发放记录表上签名后，领取注有发放编号和受控印章的文件。

7.2.4 当领用部门的文件破损严重，影响正常使用时，文件领用部门应到文件管理部门办理文件更换手续，交回破损文件，补领新文件，新文件的发放编号仍沿用原文件的发放编号。

7.2.5 当领用部门发现文件丢失后，领用部门应填写文件重新发放记录表，提出领用申请交文件管理部门，领用申请中应对丢失原因做出说明。经质量负责人审批后，按上文 7.1 的内容办理领用手续。文件管理部门在补发文件时给予新的发放编号，并在文件发放记录表上注明丢失文件的发放编号及声明该文件作废；必要时，将作废文件的发放编号通知各部门，防止误用。

7.2.6 增领文件，现有文件不能满足部门需要，需要扩大发放范围和增加发放数量，按本文件规定重新制定发放范围，经审批后，按本文件规定发放文件。

7.3 电子版文件发放

7.3.1 未实现电子签名的文件，将纸质版文件扫描，全部转换为只读文件后放到办公软件，供血站各部门员工查看相应文件，培训、学习、使用，记录电子文件上传日期、上传人。

7.3.2 已实现起草人、审核人、批准人电子签名，并将签名显现在电子版文件相应位置上，且电子版文件不可更改，可直接放到办公软件，供血站各部门员工查看相应文件，培训、学习、使用。

7.3.3　建立电子文件目录，以“只读”方式进行受控。

8. 培训

8.1　新增、更改文件培训

各部门负责人在文件正式实施前组织相关工作人员对文件进行培训和评估，以保证员工能正确地使用文件，填写培训的相关记录。

8.2　撤销文件的告知

文件管理部门在文件撤销前需告知员工文件撤销时间，并记录告知时间及内容。

9. 文件作废和销毁

9.1　文件的实施时间

应在文件批准时间后，但不超过 15 天。若涉及到法律法规变更内容，相关部门需提前做好文件评审，并在申请文件更新时予以说明，以确保文件的实施日期与法律法规实施日期相同。在新版文件实施之日，旧版文件同时作废；撤销文件的撤销之日即为文件作废之日。

9.2　纸质文件收回

9.2.1　各部门确保失效和作废文件及时从所有场所撤出，并在作废后 5 天内交文件管理部门，填写文件收回记录表。

9.2.2　文件管理部门销毁作废文件的复印件前，填写文件销毁记录，经文件管理部门审批后，集中统一销毁。文件销毁时现场至少有两人，一名为监督人员，一名为执行销毁的人员。

9.3　电子版文件收回

文件管理部门及时删除办公软件上作废电子文件。记录电子文件删除日期、删除人。

10. 保管

10.1　保存

10.1.1　质量管理体系纸质文件存放在干燥、通风、安全的地方。

10.1.2　发放至各部门的文件由该部门负责保管。各部门编制本部门的文件清单，文件管理部门编制血站质量管理体系文件的文件清单。

10.1.3　任何人不得在受控文件上涂写划改，确保文件的清晰、易于识别和检索。

10.2 存档

10.2.1 纸质版本正本，在复印件发放后，由文件管理部门收集、整理、附上文件目录并装订成册按档案管理规定交档案室保存。保存期限为永久。

10.3 借阅和复制

10.3.1 需借阅和复制暂存于部门的质量管理体系文件时，借阅和复制人须填写借阅和复制记录，经文件保存部门负责人批准后方可借阅，经质量负责人审批后方可复制。借阅人应在指定日期内归还借阅的文件。为了防止正本文件的丢失或损坏，正本文件一律不外借。需借阅和复制暂存于档案室的质量管理体系文件时，按《档案管理制度》执行。

10.3.2 未经许可，任何人不得复制受控文件。

11. 文件评审

11.1 实时评审

各部门负责人应密切关注文件的适宜性、充分性、有效性，当适宜性、充分性、有效性不足时，应及时对文件实施更新。

11.2 集中评审

文件管理部门每年至少组织一次对质量管理体系文件的评审，确保文件的适宜性、充分性和有效性。各部门评审本部门编写的文件（包括质量记录表格）及外来文件，填写文件评审记录，记录评审情况，将评审结果汇总至文件管理部门。

11.3 文件管理部门跟踪文件评审全过程，协调各部门文件评审工作。

12. 外来文件的控制

12.1 各部门应积极主动、及时了解国家血液管理、血站建设等相关法律法规，以确保所执行的外来文件为有效版本。外来文件分为：a类—国家、地方相关的法律法规和标准；b类—关键设备、关键物料等使用说明书。

12.2 各部门收到a类外来文件，识别其适用性，经过评价与质量管理体系有关的外来文件应及时送文件管理部门；文件管理部门主动获知相关国家、行业、国际标准的变更信息，收集最新适用版本；b类外来文件由关键设备、关键物料使用部门进行收集及适用性评价。

12.3 a类外来文件由文件管理部门填写文件发放申请表，经质量负责人审批后，文件管理部门购买或复印，统一编号，加盖蓝色的外来文件编号印章，按使用范围发放。填写文件发放记录表，需回收时，填写文件回收记录表。

12.4 b类外来文件，由使用部门收集，文件管理部门按外来文件编号规则编号，加盖蓝色的外来文件编号印章，由使用部门自行保管。

12.5 各部门需编制外来文件清单，对外来文件实施监控。

12.6 宜使用办公软件实现外来文件的发放和回收。文件管理部门或关键设备、关键物料使用部门将在国家官网下载或扫描的电子版外来文件放在办公软件上，并建立电子文件目录。

13. 质量记录的控制

按《记录控制程序》执行。

14. 相关表格或产生的记录

由血站自行编制。

第四节 记录控制程序

1. 目的

确保质量记录完整、准确、清晰，以证明血液及服务质量满足规定要求，并为实现可追溯性、证实作用以及采取改进措施提供依据。

2. 范围

适用于本血站采供血过程和质量管理体系运行过程中记录的管理。

3. 职责

依据文件内容编制。

4. 术语

4.1 表格

用于记录质量管理体系所要求的数据的文件。

注：当在表格中填写内容之后，表格就成为记录。

4.2 记录

阐明所取得的结果或提供所完成活动的证据的文件。

注1：记录可用于正式的可追溯性活动，并为验证、预防措施和纠正措施提供证据。

注2：通常，记录不需要控制版本。

4.3 电子签名

电子签名是指数据电文中以电子形式所含、所附用于识别签名人身份并表明签名人认可其中内容的数据。

4.4 数据电文

数据电文是指以电子、光学、磁或者类似手段生成、发送、接收或者储存的信息。

5. 表格的控制要求

5.1 标识

5.1.1 固定表格

由记录管理部门制定表格式样。

① 表格标题　　② 编号（QRXXYY-Year-*n*）　　页眉

表格正文内容

说明：

①表格标题：设计的表格标题必须完整简练，正确清楚；

②记录管理部门制定统一的表格编号格式：编号 QRXXYY；版本号 Year；修改次数 *n*，XX 代表部门缩写；YY 代表质量记录表格的两位连续编号 01～99，*n* 为修改的次数。

具体部门代码表：

部门	编号
科室	BG
办公室	TC
体采科	CF
成分科	XX
XXXXX	XX

③ 表格正文内容，根据质量管理体系要求进行设计、编制，具体编制要求如下：

a) 质量记录作为质量管理体系运行的证据，必须具有系统性，质量记录应贯穿于采供血全过程，能完整地反映质量管理体系的运行情况和血液质量状况。为了方便实施，表格应尽可能简化。

b) 质量记录必须真实地反映质量体系运行状况，严格表格的审核与批准手续。

c) 质量记录必须具有可追溯性，必要时规定质量记录的传递流程，归档要求，保证每份记录易查找，具有可检索性。同时，应尽量避免重复设计表格，同一表格可被各有关场所共享。

5.1.2 非固定表格 临时使用的表格无须编号，当表格固化后，如需长期使用，应编号。

5.2 表格编号不应重复，保证唯一性

记录管理部门从质量管理体系的整体性出发，在各表格之间的相关性上审查系统性、统一性和内容的完整性，表格需要新增、修改、撤销时，按本程序规定执行。

5.3 新增、更改或撤销

5.3.1 各部门需要新增、更改或撤销表格时，填写记录表格变更申请，说明原因及根据本程序的规定制定表格使用后的拟保存期限，并附上需变更的表格及变更后表格（撤销时需附上要撤销的表格），各部门负责人审核，质量负责人批准。

5.3.2 各部门在新增、更改或撤销质量记录表格时，应及时对使用表格的相关工作人员实施培训和评估，撤销需告知撤销时间及内容，以保证员工能正确地使用表格，填写培训的相关记录，及时更新记录表格清单。记录管理部门及时更新全站的记录表格清单。

5.4 表格的收集存档

按《文件控制程序》要求执行。

5.5 表格的使用

5.5.1 变更申请批准后，记录管理部门通知相关使用部门按具体的实施日期全面改用新版表格，旧版表格即作废，不得再使用。

5.5.2 纸质表格

5.5.2.1 一般使用A4纸张印刷或打印，特殊情况下也可使用其他规格纸张，表格使用部门将表格分发到各使用场所。表格作废时，原使用部门销毁所有作废的表格，确保工作人员使用现行有效的表格。

5.5.2.2 填写要求使用黑色或蓝黑墨水钢笔、签字笔认真填写，不使用圆珠笔、铅笔、纯蓝墨水、红墨水、复写纸、热敏纸等不牢固的书写材料。应确保内容真实准确、填写及时、项目完整、字迹清晰、用词准确、签名齐全，不得随意涂改，能有效真实地反映质量管理体系运行情况。原始观察记录和数据应包含足够的信息，以便能在接近原条件的情况下重复结果。无法填写的项目，用单斜杠划去或注明原因，各相关栏目签名和日期不允许空白。

5.5.2.3 仅是利用计算机编辑内容的表格，不是电子签名，打印后，需在相应栏目上手写签名及日期，否则记录无效。

5.5.2.4　纸质表格的传递：每位员工应清楚表格的流向。在部门内部不同岗位或不同人员之间传递，由部门内部规定传递顺序。需要多个部门填写的表格，需确定主责部门，接口部门应在规定的时间内做好交接工作，认真核对后双方签字，按预定的途径及时填写相应内容，及时传递至下一部门，直至与该表格有关的活动全部在受控条件下完成，主责部门负责表格填写后形成记录的保管与归档。

5.5.3　电子表格

电子表格指使用电子口令登录管理信息系统、办公软件及各种信息化软件中使用的表格。

5.5.3.1　表格使用部门将经批准使用的表格通知信息管理部门，在表格实施之日更新系统中表格。

5.5.3.2　填写应及时，确保内容真实准确、项目完整，能有效真实地反映质量管理体系运行情况。无法填写的项目，默认为无内容。此类表格打印后，无需再手写签名。

5.5.3.3　电子表格传递，管理信息系统、办公软件及各种信息化软件已将表格流程固化，工作人员使用电子口令登录，及时处理相关工作。如有紧急工作需要处理，流程发起者及时与处理人联系。

6. 记录的控制要求

6.1　记录的形式

表格、图表、报告、磁带、磁盘、照片等均可作为记录。

6.1.1　书面记录

指用纸张手写或打印并签名的记录，如表格、图表、报告等。

6.1.2　电子记录

管理信息系统、办公软件及各种信息化软件中的记录。血站依据国家相应的法律法规，对采供血过程所产生的结果和数据实施数据电文和电子签名管理。对于生成或使用数据电文和电子签名相关的人员进行培训，明确规定电子签名的使用范围、形式，以及电子签名制作数据的生成方式、接收和认可方式，保证电子签名的可靠性。严格控制在签发后对数据电文的改动，确保数据电文和电子签名在生成、维护、保存、运输和使用过程中的可靠性、完整性、有效性和机密性。

6.1.3　其他形式记录

磁带、磁盘、照片等。

6.2 记录更改

6.2.1 纸质记录更改

需要更改时，应将原更改内容用单横杠(例:单杠)划去，注明更改内容、原因和日期，并在更改处签名，禁用橡皮或涂改液等涂改，保证被更改内容清晰可辨。各部门负责人监督各类记录表格的填写。

6.2.2 电子记录更改

各类信息化软件应能详细记录操作者所有登录和操作活动的日期、时间和内容。按职责、权限对用户进行授权，控制不同用户对数据的查询、录入、更改等权限，确保系统信息的准确性。严格控制在签发后对数据的改动，签发后的数据如需更改，相关部门应提出申请，经审批后，由相应部门实施更改，并在信息系统中注明更改原因，更改申请由更改的主责部门存档。

6.2.3 其他形式：

磁带、磁盘、照片等，不能更改的记录，不得更改。

6.3 收集和存放

6.3.1 为防止质量记录的损坏和丢失，记录进行分类管理，妥善保管，各部门负责人应指定适宜场所存放本部门的质量记录，存放处应有明显标识，易于识别，存放于通风干燥的地方，防止篡改、丢失、老化、损坏、非授权接触、非法复制等，且便于存取和检索。

6.3.2 各部门应确保质量记录储存媒介的保存条件，如防霉、防尘、防火、防鼠、防蚊蝇等符合要求。

6.3.3 电子记录备份

计算机管理信息系统、办公软件及各种用于采供血业务的信息化软件数据由信息管理部门备份，备份库存点与主体数据库有效安全分隔。打印出的电子记录，按纸质记录进行收集和存放。

6.3.4 纸质、照片、磁盘、硬盘等按档案管理要求加工整理，储存在规定场所。每年第一季度内将上一年度产生的质量记录编目，并录入数字档案管理系统。送交档案室保存的记录，按档案管理制度要求，于每年第一季度内与档案室工作人员完成交接。

6.4 记录保存期限和归档

6.4.1 质量记录的保存按照档案管理制度执行。保存期限依据相关法律法规的规定及记录内容的保存价值制定。

6.4.2 《血站质量管理规范》规定“献血、检测和供血的原始记录应至少保存十年。”

6.4.3 《医疗废物管理条例》第十二条 规定“医疗卫生机构和医疗废

物集中处置单位，应当对医疗废物进行登记，登记内容应当包括医疗废物的来源、种类、重量或者数量、交接时间、处置方法、最终去向以及经办人签名等项目。登记资料至少保存 3 年。”

6.4.4　大型和关键仪器设备的使用、校验等记录按设备档案的要求保存。

6.4.5　法律法规等另有规定的，依照有关规定执行。法规中没有明确规定保存期限的记录，由血站自行制定。

6.5　借阅和复制

6.5.1　归入档案室的记录按档案管理规定执行，本文件规定仅针对部门保存的记录。在各种审核或监督检查时，各部门应及时、完整地按要求出具相应的质量记录。

6.5.2　书面记录

各部门不得擅自复印质量记录。

a）本部门人员借阅、复制本部门记录时，须经本部门负责人同意。

b）需借阅、复制其他部门记录时，须经该部门负责人审核同意。

c）外单位借阅、复制记录时，需填写借阅、复制记录，经质量负责人审核同意，方能借阅、复制相关记录。

d）在司法取证或其他特殊情况下，填写借阅、复制记录，经法定代表人批准后，质量记录方可提供。

6.5.3　磁带、磁盘、照片、电子记录等

6.5.3.1　各部门不得擅自打印电子记录。如需内部查阅，可通过权限设置查阅范围。

6.5.3.2　计算机管理信息系统及各种信息化软件备份盘不复制、不外借，如特殊需要复制或外借时，须经法定代表人批准。

6.5.3.3　作为记录保存的照片，不应外泄。

6.6　处理

6.6.1　延长保存期限

已过保存期限，仍有保存价值的质量记录可延长保存期限，由部门继续保存或交档案室保存。

6.6.2　销毁

6.6.2.1　各部门负责人核对待销毁的质量记录，填写销毁记录，经质量管理部门负责人批准后，进行销毁。

6.6.2.2　销毁质量记录时现场至少有两人，一名为各部门指定的执行人员，另一名为档案管理部门的监督人员，质量记录销毁后应在销毁记录上签名。

6.6.2.3　可使用如下销毁方式进行销毁：

a）焚化；

b）消磁；

c）化为粉末；

d）化为碎纸或溶为纸浆；

e）击碎至档案内容无法辨识；

f）消除电子文件或重新格式化；

g）其他足以完全消除或毁灭档案内容之方法；

h）前项方法，必要时可并用之。

7. 相关表格或产生的记录

由血站自行编制。

第五节　血液标识和可追溯性控制程序

1. 目的

对血液进行适当标识，确保所有血液可以追溯到相应的献血者及采集、制备、检测、储存、发放、医疗机构等的全过程记录。

2. 范围

适用于血液制剂实现过程中的标识和可追溯性控制。

3. 职责

依据文件内容编制。

4. 术语

4.1　条形码

由一组规则排列的条、空及其对应字符组成的标记，用以表示一定的信息。

4.2　血液标识

指识别血液制剂特定特性或状态的标志或标记。使用血液标签可标识每一袋血液从采集、制备、检测到发放使用的全过程。

5. 程序

5.1　标识的设计

5.1.1　编码

5.1.1.1　本站采用ISBT—128码，此编码程序保证献血码的唯一性，同一献血码(又称为献血序列号)在100年内不重复,确保每一袋血液具有唯一性标识以及可追溯性。

5.1.1.2 献血码

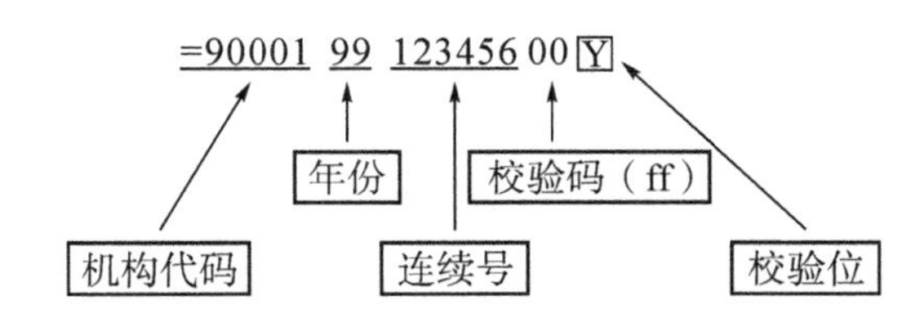

由机构代码90001(5位)+年份(2位)+连续号(6位)+校验码(2位)共15位构成。其中年号位00~99,共可使用100年,连续号位为6位,保证本站每年最大采血人次为100万。ff是可自行定义用于相关的过程控制。参考ISBT相关资料,将ff做如下定义(见表3-3):

表3-3 ff的定义

ff	说明	ff	说明
06	样辫(导管)	22	多联袋中的血袋
07	试管	23	多联袋中的血袋
09	NAT试管	24	多联袋中的血袋
20	用于登记表	25	多联袋中的血袋
21	主血袋	55	成品血袋

5.1.1.3 成分码(又称产品码)

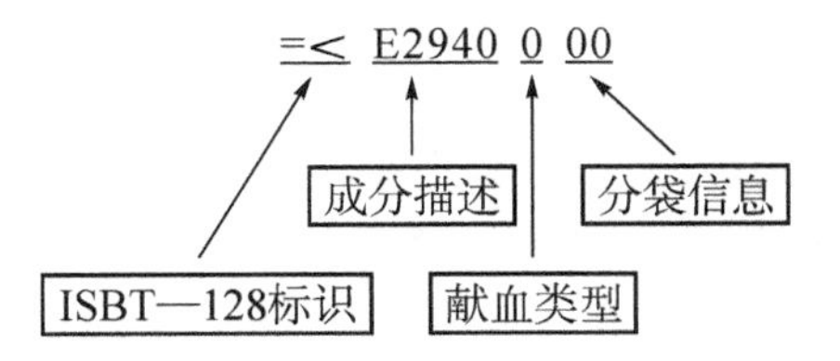

成分码,由成分描述代码(5位)+献血类型(1位)+分袋信息(2位)构成,医疗机构应记录8位。如遇前6位相同的代码,需使用后两位加以区别。

5.1.1.4 血型代码,由四位数字构成。

5.1.1.5 效期代码,由12位数字构成YYYYMMDDhhmm。如202210101020,表示2022年10月10日10点20分。

5.1.2 标签设计

5.1.2.1 血液标签分为预分配献血序列号标签和成品标签,供本站计算机管理信息系统、检验设备识别并实现原始血液与献血者、血液标本(含留样标本)和血液成分的关联,实现可追溯性。

5.1.2.2　标签设计部门依据法律法规等要求,结合计算机管理信息系统及采供血过程的实际需要,组织相关部门设计预分配献血序列号标签和成品标签样式(包括标识内容),提交质量管理委员会审批,通过审批的标签方可投入使用。

5.1.2.3　成品标签中的内容应符合《血站质量管理规范》《全血及成分血质量要求》等的规定。内容至少包含献血序列号、品种标识、血型标识和有效期标识,确保:

a) 每一袋血液具有唯一性条形码标识以及可追溯性;

b) 条形码能够对不同种类、不同过程状态的血液及血型进行标识;

c) 一个献血序列号对应一名献血者一次献血,一袋全血分成多种成分时用产品码予以区分,并可追溯到献血者;

d) 标签上无献血者姓名。

5.1.2.4　当法律法规对标签要求发生变化或计算机管理信息系统更换时,由标签设计部门直接按法定要求组织相关部门设计标签;其他原因如使用不便等需要修改标签时,各部门向标签设计部门提交申请;按本程序要求执行。

5.2　标签存档

标签设计部门负责标签存档,可存档复制的标签、扫描的标签等;信息管理部门在计算机管理信息系统中进行标识的修改、维护,以确保信息流与实物流的一致性。

5.3　标签印制

5.3.1　标签及打印的工号码、产品码均为白底黑字,与血袋牢固粘贴,耐低温、能防水、耐磨损,背面粘合胶不能影响血液的质量。

5.3.2　采购部门按采购管理制度等采购标签或用纸,控制标签质量,保证标签经离心、冷冻、水浴等操作后标签不能分离,数量上能满足采供血需要等。

5.3.3　成分码、采血者条形码、制备者条形码按血站规定印制。

5.4　标签领用和粘贴

5.4.1　负责标签粘贴人员须经过培训且评估合格后,方可从事标签粘贴工作,确保标签粘贴的准确性,保证可追溯性。

5.4.2　预分配献血序列号标签领用和粘贴

5.4.2.1　信息管理部门对标签在血液管理信息系统进行预分配;使用

部门领用预分配献血序列号标签，负责全血或成分血、血液标本、献血登记表等标签的粘贴工作，每次粘贴之前核对整联标签的一致性，避免一联标签中含有不同的编号。一次只对一袋血液和同源血液标本进行粘贴，确保与献血登记表一致；记录标签的领用、使用、报废等情况。

5.4.2.2　工作人员使用联袋制备血液成分，在原袋和转移袋分离之前，应检查每个血袋上献血序列号标签的一致性；对血液进行过滤、汇集、分装或者冰冻等操作而需要采用非一体性的血袋时，必须保证在每一个血袋上粘贴正确的献血序列号标签。

5.4.2.3　检测标本采用预分配献血序列号标签标识，检测结果可用献血序列号进行查找和追溯。

5.4.3　成分码、采血者条形码、制备者条形码粘贴

标签粘贴人员在血袋、献血登记表等相应位置粘贴成分码、采血者条形码、制备者条形码。

5.4.4　成品标签打印、粘贴和复核

5.4.4.1　各部门需制定标签粘贴程序，确保对血液正确贴签，对合格血液粘贴成品标签；对检测不合格血液粘贴不合格品标签。

5.4.4.2　标签信息采用实体黑色字体打印，字迹清晰；标签粘贴要牢固，无破损。批放行部门负责成品标签的打印和粘贴，粘贴标签前应检查确认血袋无破损、无渗漏，血液外观无异常；一次只能扫描一袋血液，打印一张标签，粘贴一袋血，不能同时对多袋血液进行标签打印和粘贴，并确保成品标签不覆盖预分配献血序列号标签，便于核对。

5.4.4.3　合格血液或合格血液制备的每一种成分血只能印制唯一的成品标签。该成品标签印有唯一的条形码。通过唯一的条形码可以追溯到献血者、医疗机构以及血液采集、检测、储存、发放等全过程记录。

5.4.4.4　粘贴成品标签后应能清楚观察血液外观，不影响血袋透气性。

5.4.4.5　成品标签粘贴于血袋后应再次确认该标签粘贴无误。

5.4.4.6　已粘贴成品标签的血液才能移入合格品库。

5.4.4.7　合格品库的血液在经制备、分装、转换后，应重新粘贴具有唯一性条形码的成品标签，并保证粘贴无误和可追溯性。

5.5　标签最终检查

供应部门发放血液时，须对血袋标签位置是否正确、标识是否清晰可靠，品种、血型、规格、有效期等逐项检查，并记录最终检查情况。

5.6　标签的更换控制

5.6.1　进入供应部门前的标签不符合要求，由原粘贴部门进行处理、

更换。

5.6.2　进入供应部门后的成品标签不合格，需要复制成品标签，应由被授权者确认原先印制的血液标签已被销毁、处理，再进行更换。

5.6.3　若预分配献血序列号标签与成品标签血型不一致，成品标签粘贴人员应在查明原因后，再粘贴成品标签，并覆盖预分配献血序列号标签上的血型；或查明原因后，重新打印预分配献血序列号标签，更换原先的预分配献血序列号标签，再粘贴成品标签；或查明原因后，血液采集部门修改预分配献血序列号标签上的血型，再粘贴成品标签。

5.6.4　记录标签的更换情况。

5.7　标签销毁

5.7.1　在预分配献血序列号标签样式或成品标签内容发生变化时，标签使用部门将未使用完的原标签退回采购部门，实施销毁。

5.7.2　在血液品种不再生产、采血者不再从事血液采集、制备者不再从事血液制备时，相应部门负责人应落实销毁剩余的对应标签，以免标签被误用。

5.8　血液的状态标识

批放行部门、供应部门根据采集、检测、制备、批放行及计算机管理信息系统等信息确认待放行血液、合格血液、报废血液，按血液状态将其储存在规定区域。

6. 相关表格或产生的记录

由血站自行编制。

第六节　质量管理体系的监控和持续改进控制程序

1. 目的

为血站的质量管理体系的监控和持续改进活动提供准则，保证质量管理体系有效运行和持续改进。

2. 范围

适用于质量管理体系监控和持续改进活动的控制。

3. 职责

依据文件内容编制。

4. 术语

4.1 管理体系

组织建立方针和目标以及实现这些目标的过程的相互关联或相互作用的一组要素。

4.2 持续改进

提高绩效的循环活动。

5. 工作程序

5.1 质量管理体系的监控

5.1.1 质量管理部门按策划的时间间隔开展内部审核，每年至少进行一次，间隔不超过12个月，以验证质量管理体系是否符合标准要求，确保质量管理体系适宜、充分、有效运行，按《内部质量审核程序》执行。

5.1.2 法定代表人按策划的时间间隔评审质量管理体系，每年至少一次，间隔不超过12个月±1个月。以确保质量管理体系持续的适宜性、充分性和有效性，按《管理评审程序》执行。

5.1.3 质量管理部门或其他相关部门按策划的时间间隔评审采供血过程，以确定全血、成分血从采集至供应的采供血过程活动按规定程序运行，以保证提供医疗机构的血液质量符合法定要求，按《采供血过程控制程序》执行。

5.1.4 过程的监督和考核的主要内容：

a) 质量方针和质量目标是否实现。

b) 职责的分配及管理是否到位。

c) 资源配置是否予以确定和满足。

d) 采供血过程按有关程序进行，效果是否达到分解的质量目标的要求。

e) 血站各项工作的改进。

5.2 持续改进的策划

5.2.1 血站为持续改进创造良好的环境，包括：

a) 血站坚持并承诺持续改进。

b) 血站倡导全员参与持续改进活动。

c) 鼓励持续改进和创新。

d) 为员工提供培训，使其掌握持续改进的思想方法。

5.2.2 制定并实施质量方针和目标，进行数据分析、纠正和预防措施、内部审核和管理评审，促进质量管理体系的持续改进。

5.2.3 改进可以是日常的改进活动，也可以是重大的改进项目。

5.2.3.1 日常改进活动的策划和管理执行《不合格项控制程序》。

5.2.3.2　重大改进活动的策划和管理执行本程序。

5.3　持续改进项目的识别

5.3.1　通过数据分析、顾客满意度的评价、内部审核、管理评审等，识别持续改进的机会。

5.3.2　改进项目的确定原则如下：

a）顾客提高要求的期望应确定为改进项目。

b）生产工艺的优化应确定为改进项目。

c）产品的技术革新应确定为改进项目。

d）提高材料的利用率应确定为改进项目。

e）过程的改进和生产效率的提高应确定为改进项目。

5.3.3　改进项目的确定由质量负责人负责。

5.3.4　改进项目的组织和实施

5.3.4.1　质量负责人针对项目的性质和需要，负责组织质量管理委员会确定改进项目，由质量管理部门或其他相关部门组织实施。

5.3.4.2　血站重大改进活动在策划和管理时应考虑：

a）改进项目的目标和总体要求。

b）分析现有过程的状况，确定改进方案。

c）实施改进并评价改进的结果。

5.3.4.3　质量管理委员会负责制定改进项目计划，改进项目计划无固定格式，但内容应包括：

a）项目名称。

b）改进目标。

c）改进组织。

d）过程步骤。

e）日程安排。

f）责任分工。

g）资源保障等。

5.3.5　改进项目计划经法定代表人批准后实施。改进项目计划需要修改时，需经质量管理委员会讨论并报法定代表人批准。

5.3.6　改进项目不能按期完成时，质量管理委员会进行原因调查，制定并实施改进措施。调查的原因及实施的改进措施应予以记录。

5.4　改进项目效果的评价

5.4.1　质量负责人负责组织质量管理委员会，对改进项目的效果进行客观的评价。

5.4.2　对改进项目效果的评价方法可以是：

a）对比分析。

b）统计分析。

c）观察分析等。

5.4.3　改进项目效果的评价应予以记录。

5.4.4　改进成果的处理

5.4.4.1　有效的改进成果应纳入文件中，并通过培训使员工掌握新的方法。改进引起的文件更改执行《文件控制程序》。

5.4.4.2　经评价认为需进一步改进的方面，应被确定为新的改进项目。

5.5　各项改进活动的策划和实施记录应按规定期限予以保存和（或）存档，作为管理评审的输入之一。

6. 相关表格或产生的记录

由血站自行编制。

第七节　采供血过程控制程序

1. 目的

确定全血、成分血从采集至供应的采供血过程并对其实施控制，确保各项过程活动按规定程序运行，以保证提供医疗机构的血液质量符合法定要求。

2. 范围

适用于全血、成分血采集、制备、检测、供应相关的所有活动。

3. 职责

依据文件内容编制。

4. 控制要求

4.1　采供血过程包括下列子过程：

包括献血服务、血液采集、血液制备、血液检测和血液储存、发放与运输以及支持过程。

4.2　采供血过程控制

各部门在对采供血过程进行监控时，应关注人、机、料、法、环、信、测等方面。

4.2.1　人员

4.2.1.1　人力资源管理部门建立人力资源管理程序、岗位说明书及其他相关制度，以确保专业技术人员在专业知识、采供血工作经验、质量意识等方面满足所在岗位要求。关键岗位新进人员应满足《血站关键岗位工作人员资质要求》并掌握相应工作技能，必须接受拟任岗位职责相关文件的培训和实践技能的培训，经过评估表明能够胜任。

4.2.1.2　必须结合工作实践接受相关签名的工作程序以及法律责任的培训，经过评估表明合格，才能在工作文件或记录上签名。

4.2.1.3　所有员工经评估能够胜任拟任岗位，由人力资源管理部门进行考核评估或授权后才可以上岗。

4.2.2　设施、设备

4.2.2.1　血站负责满足采供血过程中的设施、设备等资源的配置，满足业务工作和发展需要，具有一定先进性、适用性。

4.2.2.2　设备管理部门建立设备管理程序，对关键设备的采购、安装、确认、使用、维护、维修、校准、持续监控及应急预案等进行管理，确保设备运行可靠和采供血活动顺利进行。

4.2.3　物料

物料管理部门建立物料管理程序，对关键物料的采购、验收、储存、发放、使用等进行规范管理，确保采供血过程中使用的物料符合质量要求。

4.2.4　过程

采供血过程所采用的程序、规程、方法、技术标准等必须符合法律法规的要求，各部门必须严格按照质量管理体系文件要求进行采供血活动。

4.2.5　环境

4.2.5.1　员工必须严格执行《医疗废物管理条例》《医疗卫生机构医疗废物管理办法》《消毒管理办法》《医疗机构消毒技术规范》《血站新冠病毒感染疫常态化防控工作指引》等文件要求，保证工作环境和生物安全符合规定要求。

4.2.5.2　血站应保证场地、照明、温度、洁净度、消毒灭菌、不合格品处理、医疗废物、污水处理等符合国家相关法律法规的要求，确保采供血过程活动在适宜的环境下进行。质量管理部门按照《质量控制及常规抽检程序》对采血车(屋)、净化室(台)、成分制备室、储血冰箱、血液运输箱等进行微生物学指标监测，以验证工作环境及工艺卫生是否符合预期要求。

4.2.6　信息

4.2.6.1　建立《保密制度》，防止信息泄露。

4.2.6.2　血站应用计算机管理采供血和相关服务过程，建立计算机管理信息系统管理程序(亦可称为血液管理信息系统)，使用前必须对管理信息系统进行确认，以保证其符合预期的使用要求。信息管理部门管理和维护血液管理信息系统，确保信息系统数据的安全和正常使用。对数据库进行定期备份，确保备份库存点与主体数据库有效安全分隔。

4.2.6.3 使用计算机管理信息系统人员应经信息管理部门培训，并评估合格。

4.2.6.4 工作人员应使用自己的电子口令登录管理信息系统，并防止被他人使用。

4.2.7 安全与卫生

4.2.7.1 安全与卫生负责人须经法定代表人授权。

4.2.7.2 工作场所配备充足与有效的安全与卫生设施；工作人员严格执行职业暴露预防与控制程序、消毒与清洁管理程序、医疗废物管理制度及部门内部的相关规定等对献血者、自身进行防护；避免采血、检验、制备、储存、包装和运输过程中血液、血液标本、环境受到污染。

4.2.7.3 人力资源管理部门制定并实施对所有员工的安全与卫生培训计划，保证每位员工都能接受安全与卫生方面的培训。为每位员工建立健康档案，每年对从事采血、血液成分制备、供血等业务工作的员工开展一次经血传播病原体感染情况的检测，负责征求乙型肝炎表面抗体阴性的员工意见后，对愿意接种者接种乙型肝炎病毒疫苗，不愿接种的应有自愿放弃接种书。

4.2.7.4 安全与卫生负责人组织制定针对用电安全、防火的相应程序和化学品、放射物质、危险品等的使用程序，每年模拟有关突发事件的演练。

4.3 采供血过程关键控制点的识别

采供血相关业务部门应充分识别本部门采供血过程的关键控制点，并在文件中规定其具体控制要求。识别和确定关键控制点的原则如下：

4.3.1 对全血及成分血的安全性、有效性等有直接影响的过程。

4.3.2 容易产生不合格或其他质量差错事故的过程。

4.3.3 采供血服务过程投诉较多的环节。

4.4 采供血过程

4.4.1 献血服务过程

献血服务过程包括献血宣传动员、献血者招募、咨询、登记、告知、健康征询和体格检查、采集前血样采集和筛查、采前核查、血液采集标识、采集后留样热合、采集前中后服务等过程。

4.4.1.1 血液采集部门建立献血服务管理程序、献血者招募指南、血液采集程序等，遵循献血者知情同意原则，为献血者提供健康征询和体检，从符合《献血者健康检查要求》条件的献血者中采集血液。

4.4.1.2 血液采集部门建立献血场所管理程序，对献血者的隐私和相关信息进行保密，有及时处理献血不良反应的能力，确保为献血者提供安全、卫生、便利和优质的献血服务。

4.4.1.3 血液采集部门、质量管理部门及其他相关部门建立献血者投诉处理程序、满意度调查程序，及时处理献血者的投诉和反馈意见，对献血后的献血者实施回访服务，定期对服务对象进行满意度调查，收集其对献血服务的意见和建议，确保献血服务的持续改进。

4.4.1.4 血液采集部门、成分制备部门、供应部门及其他相关部门建立《血液的标识及可追溯性控制程序》，以确保所有血液可以追溯到相应的献血者及其献血过程、所使用的关键物料批号、成分制备及检验的完整记录。

4.4.2 血液检验过程

检测部门建立血液标本管理程序，确保标本的采集、运输、接收过程得到有效控制；建立血液检验过程控制程序、血液检测方法与流程管理程序等规范检测的全过程，确保检测条件、人员、操作、设备运行、结果判读以及检测数据传输等符合既定的要求；建立检测结果分析与检测结论判定程序、检验报告签发管理程序确保检验结果的准确性、检验报告的有效性获取和利用。对血液标本进行检测时，必须按室内质控控制程序对每批实验进行室内质控，只有在受控及实验有效状态下检验结果才可发布，检验结果的发布按检测结果分析与检测结论判定程序执行。

4.4.3 血液制备过程

4.4.3.1 成分制备部门建立血液成分制备管理程序，对血液的入库、成分制备、方法、环境、设备、物料、程序等进行确认，确保制备的血液符合《全血及成分血质量要求》，保证血液安全有效。

4.4.3.2 成分制备过程中严格执行相关操作规程，并及时将制备好的血液成分入待检库进行隔离。

4.4.3.3 成分制备过程中产生的不合格血液的报废执行《不合格品控制程序》。

4.4.4 血液的隔离与放行、保存、发放、运输、库存管理及血液收回

4.4.4.1 批放行部门建立血液隔离与放行操作规程，将待检测的血液和不合格的血液进行物理隔离，必须清查每批血液中的所有不合格血液，对其进行标识、隔离和安全转移，授权人员才能对合格血液实施批准放行。

4.4.4.2 批放行部门、供应部门建立血液成品化贴签、包装操作规程，血液发放、运输、交付操作规程，对合格血液的包装、贴签、发放及运输等过程进行控制，保持血液冷链，确保全过程血液质量符合要求。

4.4.4.3 供应部门建立血液库存管理操作规程，保障血液供应，减少血液过期报废，保持血液供需的动态平衡。

4.4.4.4 供应部门建立血液供应应急预案，保证血液供应。

4.4.4.5 供应部门和质量管理部门建立血液收回管理程序，对需要收回的血液进行快速收回或追踪其去向，对需要收回的血液进行处理，最大限度消除有质量问题的血液对用血者造成的不良影响。

4.5 过程监控

4.5.1 质量管理部门对质量管理体系的运行情况实施过程监控；各部门负责人对本部门过程进行监视和测量；工作人员按质量管理体系相关规定对血液制剂进行监视和测量。

4.5.2 法定代表人至少每季度召开一次质量分析会，对各部门涉及血液质量控制状况进行汇总和分析，并制定处置措施；每年通过组织内审、管理评审对采供血过程涉及的人力、设备、物料、过程、方法等进行评审，并采取有效的纠正或预防措施，实现血液质量控制的持续改进。

4.5.3 质量管理部门制定《质量控制及常规抽检程序》，对血液产品、工艺卫生、关键物料、关键设备等进行监控，质量标准和检测方法需有溯源性。

4.5.4 采供血过程中不符合要求的血液和物料等，按照《不合格品控制程序》的相关规定执行；过程监控中出现各种不合格项和潜在不合格项，分析原因，采取纠正预防措施，按照《不合格项控制程序》的相关规定执行。

4.6 持续改进

4.6.1 各部门可从来自献血者和医疗机构关于服务和血液制剂质量方面数据、献血者献血情况分析、工作人员报告等对血站提供的服务和血液制剂的质量进行分析和改进。

4.6.2 各部门每年对质量目标、采集、制备、检测、不合格等相关数据进行统计分析，从中找到改进点，并采取措施实施改进。

4.7 各部门按照《记录控制程序》要求，填写和保留相关记录，并按规定期限予以保存和(或)存档。

5. 相关表格或产生的记录

由血站自行编制。

第八节　质量控制及常规抽检程序

1. 目的

规范采供血过程和血液质量控制的管理，确保血液质量符合国家标准要求。

2. 范围

适用于对采供血全过程质量的控制及制备血液的常规抽检。

3. 职责

依据文件内容编制。

4. 程序

4.1　血液质量控制

4.1.1　质量管理部门按抽检频率对库存的血液进行质量检查，以验证血液是否符合《全血及成分血质量要求》，全血及血液成分检查的抽样量为每月制备量的1%或至少4袋。若该成分血每月制备量少于4袋的，在保证质量的前提之下，由血站自行制定抽样频率和数量。质量检查具体要求可参考表3-4：

表3-4　质量检查具体要求

抽检品种	抽检频率	抽检数量
全血	每年1次	每次4袋
去白细胞悬浮红细胞	每月1次	每次4袋
单采血小板	每月1次	每次4袋
病毒灭活冰冻血浆	每月1次	每次4袋
冷沉淀凝血因子	每月1次	每次4袋
（其余血液成分，由各血站自行规定）		

4.1.2　血液成分的质量抽检应覆盖所有品种的常用规格和规定项目。红细胞类、血小板类的抽检取样方式采用密闭系统分离抽检，其余产品直接抽检。

4.1.3　结果分析方法

每月对抽检血液制剂的功能性指标进行趋势统计，对抽检符合率结果不达标的情况进行评估，分析原因，并及时反馈给相关部门，对连续三个月不合格情况进行跟踪调查，确保血液制剂质量符合要求。每年对抽检血液制剂的功能性指标进行趋势分析。

75%的抽检结果落在质量控制指标范围内，可认为血液采集、制备和储存等过程受控。

4.1.4 报告签发

血液抽检结论报告应发放到血液采集部门、成分制备部门及其他相关部门。

4.2 工艺卫生监测

4.2.1 质量管理部门按抽检频率对血站工艺卫生情况进行监测，以验证环境是否符合相关要求，具体要求参考表3-5：

表3-5 血站工艺卫生情况监测要求

质控种类	抽检频率	监测部门
工作人员手指细菌培养	每月一次	质量管理部门
献血者手臂消毒效果监测	每月一次	
采血室、成分室细菌培养	每月一次	
无菌间、净化台细菌培养	每月一次	
储血冰箱细菌培养	每月一次	
净化环境尘埃粒子	每半年一次	
净化环境风速、噪声	每年一次	
血液运输箱细菌培养	每月一次	
(其余需监测内容各血站自行规定)		

4.2.2 应注意要涵盖所有需监测的部门和环境。按照相关操作规程进行操作。

4.2.3 结果分析

按照相关标准对工艺卫生的监测结果进行分析。

4.2.4 报告签发

工艺卫生监测结果报告应发放到血液采集部门、成分制备部门、供应部门及其他相关部门。

4.3 关键物料质量检查

4.3.1 质量管理部门对每批次进货的关键物料进行进货检验，以验证关键物料是否符合相关要求，具体要求参考表3-6：

表 3-6　关键物料的检测要求

<table>
<tr><th>质控类型</th><th>质控种类</th><th>抽检频率及数量</th><th>检测部门</th></tr>
<tr><td rowspan="7">医用耗材</td><td>一次性使用塑料采血袋</td><td>每批一次，每次 5 套</td><td rowspan="7">质量管理部门</td></tr>
<tr><td>一次性无菌注射器</td><td>每批一次，每次 5 支</td></tr>
<tr><td>一次性使用病毒灭活输血过滤器</td><td>每批一次，每次 5 套</td></tr>
<tr><td>一次性单采耗材</td><td>每批一次，每次 5 套</td></tr>
<tr><td>血袋标签</td><td>每批一次，每次 5 张</td></tr>
<tr><td>真空采血管</td><td>每批一次，每次 5 支</td></tr>
<tr><td>其余耗材各单位自行规定</td><td></td></tr>
<tr><td rowspan="11">检测试剂</td><td>乙型肝炎病毒表面抗原检测试剂</td><td>每批一次，每次 5 盒</td><td rowspan="8">检测部门、质量管理部门</td></tr>
<tr><td>丙型肝炎病毒抗原/抗体检测试剂</td><td>每批一次，每次 5 盒</td></tr>
<tr><td>艾滋病病毒抗原/抗体试剂盒</td><td>每批一次，每次 5 盒</td></tr>
<tr><td>梅毒特异性抗体检测试剂</td><td>每批一次，每次 5 盒</td></tr>
<tr><td>抗 A、抗 B、抗 D 标准血清</td><td>每批一次，每次 5 盒</td></tr>
<tr><td>ABO 标准细胞</td><td>每批一次，每次 5 盒</td></tr>
<tr><td>丙氨酸氨基转移酶试剂</td><td>每批一次，每次 5 盒</td></tr>
<tr><td>核酸检测试剂</td><td>每批一次，每次 5 盒</td></tr>
<tr><td>快速筛查试剂</td><td>每批一次，每次 5 盒</td><td rowspan="2">质量管理部门</td></tr>
<tr><td>硫酸铜溶液</td><td>每批一次，每次 5 套</td></tr>
<tr><td>其余试剂各单位自行规定</td><td></td><td></td></tr>
</table>

4.3.2　应注意对每批次进货的关键物料均需进行检验。按照相关操作规程进行操作。

4.3.3　结果分析

按照相关标准对结果进行合格与否的判定与分析。

4.3.4　报告签发

关键物料放行单应发放到物料管理部门。

4.4　关键设备质量检查

4.4.1　质量管理部门、设备管理部门对血站各类关键设备进行监控，以验证关键设备是否合格，可以正常使用，具体要求参考表 3-7：

表 3-7 关键设备监控要求

质控种类	抽检频率	检测部门
成分制备大容量离心机	每年 1～2 次	质量管理部门/厂家
储血设备	每月一次	质量管理部门
压力蒸汽灭菌器	每周一次/每年强检一次	质量管理部门/设备管理部门
采血秤	每半年一次/每年强检一次	质量管理部门/设备管理部门
紫外灯强度	每半年一次	质量管理部门
血液运输箱温度监测	每月一次	质量管理部门
其余设备各单位自行规定		

4.4.2 应注意对所有的关键设备均按时进行监控。按照相关操作规程进行操作。

4.4.3 结果分析

按照相关标准对结果进行合格与否的判定与分析。

4.4.4 粘贴标识

质量管理部门或设备管理部门对经监控合格的关键设备粘贴合格或受控标识。

5. 相关表格或产生的记录

由血站自行编制。

第九节 确认程序

1. 目的

通过对新的或者有变化的过程、程序、设备、软件、试剂或者其他关键物料进行系统检查，以保证在正式使用前符合预期的使用要求。

2. 范围

适用于采供血过程中对血液质量和服务有影响的新的或有变化的过程、程序、设备、采供血信息管理软件、试剂或者其他关键物料的确认过程。

3. 职责

依据文件内容编制。

4. 术语

确认:通过提供客观证据对特定的预期用途或应用要求已得到满足的认定。

5. 控制要求

5.1 确认的步骤

5.1.1 实施确认的时机

5.1.1.1 各部门在现有过程、程序、设备、软件及关键物料发生变化或有新增加时均需在正式使用前实施确认。

5.1.1.2 确认的时机包括下列内容:

5.1.1.2.1 采供血过程中某项程序(血液采集和服务流程、成分制备的程序和方法、血液储存供应的过程和服务等)的变化。

5.1.1.2.2 检测试剂、试验方法、质控品更换。

5.1.1.2.3 引进新产品或新工艺及原有过程工艺的更改。

5.1.1.2.4 更换、新增关键物料、出现重大质量问题的关键物料再次使用前。

5.1.1.2.5 新购关键仪器设备在使用前或设备大型维修后。

5.1.1.2.6 关键设备管理系统、血液管理信息系统使用前和软件设定参数改变时。

5.1.1.2.7 上述这些变化可以是整个过程,也可以是过程的某个局部。

5.1.1.3 确认要遵循的原则:是否符合法规的要求,是否具有可操作性,是否符合确认技术的要求,确认的结果是否客观有效并对采供血和相关服务过程以及血液质量无影响等。

5.1.2 确认计划编制、审核

5.1.2.1 使用部门负责人或授权者编制确认计划,包括:

5.1.2.1.1 确认计划应包括确认的目的、项目名称、所使用的方法和设备、拟完成期限以及具体实施人员的分工和所应具有的相关技能。

5.1.2.1.2 确认需对相关过程和需确认过程进行描述、制定 SOP 文件,明确测试方法和数据分析方法。

5.1.2.1.3 确认计划应明确可验收标准。

5.1.2.1.4 确认计划需经过部门负责人审核,分管领导批准。

5.1.3 确认的实施和验收

5.1.3.1 确认的实施由使用部门组织进行,相关部门参与。

5.1.3.2 确认前的准备

a）明确对确认活动所需设备、材料及其他需求能满足确认要求；

b）根据对确认实施者所需技能的要求，在确认实施前应进行相关技能的培训和考核；

c）对需第三方参与的确认应通知其做好相关准备。

5.1.4 确认的具体实施

5.1.4.1 实施确认活动的具体工作人员应按照确认计划的要求和规定完成各项操作。

5.1.4.2 确认活动过程有记录、收集和分析相关的数据。

5.1.4.3 若确认实施活动中发现确认计划存在缺陷，部门负责人应对确认计划重新策划。

5.1.5 确认的结果验证

5.1.5.1 确认活动完成后，应对获取的数据进行分析，对照验收标准要求，判断确认结果是否能够接受，得出确认结论。如果不能接受，应进行重新确认。

5.1.5.2 如果确认结果符合可接收标准，应编制确认报告，确认报告应包括确认计划、确认的数据、确认的结果、结论。确认报告需经过部门负责人审核，分管领导批准。

5.1.6 确认后的工作

5.1.6.1 批准后的确认报告可作为程序、方法新增或修改的依据。

5.1.6.2 部门可根据确认结果增加或修改现有程序，并形成操作规程。

5.1.6.3 经确认批准的过程或程序形成文件后，应组织相关人员进行培训，培训评估合格后才能执行该过程或程序。

5.1.6.4 经确认批准的设备和试剂，应组织具体操作人员进行相关培训，培训评估合格后才能将设备或试剂投入使用。

5.1.6.5 经确认不符合验收标准的试剂、软件、设备等不能满足预期使用要求，由采购部门负责退换货。经确认不符合验收标准的操作程序、方法，做改进后再确认或不予应用。

5.1.6.6 确认记录及报告应作为技术档案保存，以备发生变化时再确认使用。

5.2 确认的具体程序和内容

5.2.1 采供血新的或者有变化的过程、程序的确认

确认内容包括预期目标、资源配置、规定部门接口和人员职责权限的相互关系、人员培训、工作流程和关键控制点等。

5.2.1.1 该过程和程序是否已制定操作规程及管理制度，是否已识别

关键控制点。

5.2.1.2 该过程和程序所产生的结果是否达到所期望的要求，是否符合国家有关规范和标准，是否影响到其他的过程或程序。对程序或过程的每个环节进行监测，包括人、机、料、法、环、信、测等。

5.2.1.3 执行该过程和程序的人员是否已经过培训，并考核合格。

5.2.1.4 血液检测方法和检测程序的确认，具体可参照《血站技术操作规程》中血液检测方法的确认。

5.2.1.5 对程序或过程运行的效果进行评估，评判其是否能满足预期要求，得出批准使用或拒绝使用的结论。

5.2.1.6 对程序或过程文件进行确认修改，颁布实施。

5.2.2 新的或者有变化的关键设备的确认

确认内容可包括：预期目标、生产方和供应方的资质、设备使用条件（环境、位置、电源电压等）、开箱验收（型号、外观、配件、使用手册或说明书等）、安装调试验收（设备性能参数、用户主要使用的技术参数）、人员培训、试运行的数据等。

5.2.2.1 仪器设备购置前的论证：如先进性、实用性、经济性、重要性以及生产方和供应方的资质等。

5.2.2.2 采购符合国家规定要求。

5.2.2.3 相关部门制定确认方案，包括确认计划、职责、参与人员、可接收标准等。

5.2.2.4 开箱验收清单、配件是否与招标合同内容相符，确认仪器设备安装验收符合要求。

5.2.2.5 仪器设备使用环境、试运行，自检是否通过，校准是否符合要求，配套软件是否适用等。

5.2.2.6 根据不同仪器技术特性进行相关技术参数测试，并形成报告。

5.2.2.7 必要时由国家检定部门进行校准测试。

5.2.2.8 所需的耗材是否容易得到，是否有维护、定期校准和技术服务等支持。

5.2.2.9 综合评估，得出确认结论并形成确认报告。

5.2.2.10 以下情形需再次确认：在设备经维修或改造后重新投入使用前；非便携式设备迁移和重新安装后；设备长期搁置后重新投入使用前；为证明设备的性能和适用性等。

5.2.3 新的或者有变化的关键物料的确认

确认内容可包括：预期目标、生产方和供应方的资质、物料使用的适宜性及可操作性的评估、质量检查、人员培训等。

5.2.3.1 需相关部门预使用，对关键物料使用的适宜性和可操作性进行评估，形成评估结论，确保物料符合国家要求。

5.2.3.2 根据使用需求和市场供应情况评价生产方和供应方的资质（生产企业的营业执照、生产许可证、进口注册证等以及经营公司的营业执照、经营许可证、出厂合格证等有关资料），了解其他单位使用情况及产品评比情况等收集。

5.2.3.3 进货验收合格。

5.2.3.4 质量管理部门质量抽检。

5.2.3.5 使用部门使用后的评估。

5.2.3.6 其他要求的满足。

5.2.3.7 综合以上内容符合国家相关要求后评估、确认。

5.2.3.8 标签的确认参照《血站技术操作规程》中血袋标签确认方法。

5.2.4 采供血管理信息系统的确认

采供血管理信息系统的引进、升级和调整时应进行确认，确认的内容可包括：软件开发商的资质评估、试运行的评价、人员培训等，具体可参照T/CSBT 003—2019《血站信息系统确认指南》。

5.2.5 试剂的确认

5.2.5.1 必须选择经国家食品药品监督管理部门批准用于血源筛查的体外诊断试剂，包括免疫检测试剂、生化检测试剂、血型检测试剂、核酸检测试剂等。确认内容可包括：预期目标、证照评价、试剂预使用参数评估、质量检查等。具体如下：

a）需血液检测部门预使用，做平行对照实验，对其稳定性、灵敏度、特异性进行评估，具体方法参照《血站技术操作规程》相关要求进行。

b）收集资料、了解其他单位使用情况及参加室间质评情况等。

c）证照要求

① 药品类检测试剂应审核以下加盖供货单位印章的资料：《药品生产许可证》或者《药品经营许可证》和营业执照复印件；《药品生产质量管理规范》或者《药品经营质量管理规范》认证证书复印件；药品的批准证明文件复印件；供货单位药品销售委托书；销售人员有效身份证明复印件；血源筛查体外诊断试剂的批签发文件；出厂质量检验报告等。

② 医疗器械类检测试剂应审核以下加盖供货单位印章的资料：《医疗器械生产许可证》、《医疗器械经营许可证》、第二类医疗器械经营备案凭证、第

一类医疗器械生产备案凭证、营业执照复印件；医疗器械注册证或者第一类医疗器械备案凭证复印件；供货单位医疗器械销售委托书；销售人员有效身份证明复印件；出厂质量检验报告等。

d）进货验收合格。

e）质量管理部门抽检符合要求。

f）使用部门使用后的评估结果。

g）其他要求的满足。

h）综合以上内容符合相关要求后评估、确认。

5.2.5.2　质控品确认：对批号发生改变的质控品或新进质控品进行确认，包括乙型肝炎病毒（HBV）标志物、丙型肝炎（HCV）病毒标志物、人类免疫缺陷病毒（HIV-1 和 HIV-2）标志物、梅毒螺旋体标志物、丙氨酸氨基转移酶及感染性标志物病毒核酸检测质控血清。确认内容包括稳定性、含量、瓶间差是否达到预期要求。

5.3　资料的保存

5.3.1　新的或者有变化的关键设备的确认报告批准后，确认部门将全部资料交设备管理部门，确认资料作为关键设备档案中的一部分进行保存。

5.3.2　其他项目的确认资料由确认部门保存，保存期限为三年以上。

6. 相关表格或产生的记录

由血站自行编制。

第十节　不合格品控制程序

1. 目的

确保采供血过程中发现的不符合要求的关键物料、血液得到识别和控制，以防止其非预期交付和使用。

2. 范围

适用于采供血过程中不合格物料及不合格血液等的控制。

3. 职责

依据文件内容编制。

4. 术语

不合格：未满足要求。

缺陷:与预期或规定用途有关的不合格。

返工:为使不合格产品或服务符合要求而对其采取的措施。

报废:为避免不合格产品或服务原有的预期使用而对其采取的措施。

5. 控制要求

5.1 不合格品判定依据

5.1.1 不合格血液制剂判定依据:《全血及成分血质量要求》《血站技术操作规程》等标准及规范。

5.1.2 不合格物料判定依据:国家或行业相关质量标准和要求。

5.2 不合格品的发现途径和控制范围

5.2.1 血液采集、制备、检测、储存、发放和运输过程。

5.2.2 全血及血液成分质量检查、关键物料质量检查过程。

5.2.3 献血者献血后回告处理过程。

5.2.4 医院或受血者的质量投诉处理过程。

5.2.5 物料、设备或工艺环境等因素造成的系统失误处理过程。

5.2.6 血液管理信息系统数据的审核过程(自动和人工)。

5.2.7 国家相关管理部门实施的血液质量监控过程等。

5.3 不合格血液的发现、标识、隔离、评价、处置

5.3.1 导致血液不合格的原因主要有:

5.3.1.1 来源于献血者的原因(属正常原因):检验不合格。

5.3.1.2 来源于采供血过程的原因(属非正常原因):检测报废以外的报废,包括少量、超量、凝块、过期、溶血、血袋破损、离心破损、脂肪血(血浆)等报废。

5.3.2 不合格血液的发现

5.3.2.1 血站各献血点在血液采集过程中出现明显血流不畅、采集时间超过《血站技术操作规程》规定、采集量高于或低于《全血及成分血质量要求》标示量范围、血袋或血袋导管破损或渗漏、空气倒灌等可能存在质量问题的血液,血液采集部门工作人员应立即进行标识、隔离。

5.3.2.2 成分制备部门在血液成分制备过程中发现血袋或血袋导管破损或渗漏;血液离心后发现明显溶血、严重脂血、色泽异常、血液凝块、纤维蛋白析出等可能存在质量问题的血液,成分制备部门工作人员应立即进行标识、隔离。

5.3.2.3 检测部门将血液检测最终结论的报告通过电脑终端发送,并附检验结果相关报告单,批放行部门在进行血液隔离与放行过程中找出不合

格血液进行逐一核对和预报废处理，确保同源所有成分血被隔离，并进行标识。

5.3.2.4　血液采集部门、成分制备部门、供应部门及其他相关部门在血液交接、包装、储存和发放过程中产生的不合格血液，如血袋或血袋导管破损或渗漏；溶血、脂肪血、黄疸、血液凝块、纤维蛋白析出；色泽异常、浑浊；过期血液；医疗机构退回的缺陷血液，应立即进行标识、隔离。

5.3.2.5　质量管理部门在质量抽检、献血者回告受理、血液质量投诉、差错调查等过程中发现的不合格血液，应会同相关部门进行标识、隔离，已发出的血液按血液收回程序执行。

5.3.3　不合格血液的标识

5.3.3.1　不合格血液由发现部门工作人员在血袋有献血条形码的一面粘贴"不合格"标识，标识要显著，粘贴位置不能覆盖原有其他标签的主要信息；批放行部门放行人员根据血液检测最终结论的检验报告单，分拣出所有不合格血液，并粘贴"不合格"标识，经复核无误后隔离至不合格血液区。

5.3.3.2　血液管理信息系统标识

所有不合格血液应通过血液管理信息系统进行报废申请，注明原因。

5.3.4　不合格血液的隔离

5.3.4.1　血液管理信息系统隔离

不合格血液信息应得到血液管理信息系统的识别和隔离，所有不合格血液应通过血液管理信息系统进行报废申请。

5.3.4.2　物理隔离

a) 献血点在采血过程中出现的不合格血液隔离至不合格品暂存区，采血过程结束后转至批放行部门不合格品区集中存放；

b) 批放行部门、供应部门对不合格血液予以隔离和管理，各部门在指定区域将不合格血液及时向批放行部门、供应部门进行交接并记录，记录至少包括血型、品名、数量、时间、交接人及签名等。

5.3.5　不合格血液的评价

5.3.5.1　各部门须按照条款5.1对本部门在采供血过程活动中发生的不合格品进行评审。

5.3.5.2　批放行部门根据血液管理信息系统和血液检测部门出具的书面血液检测最终结论的报告，将血液检测不合格的血液判为不合格血液。

5.3.5.3　献血者回告受理、血液质量投诉、差错调查等过程中发现的不合格血液由质量管理部门召集相关部门共同进行判定。

5.3.5.4 其他原因的不合格血液，由发现部门判定；发现部门难以直接判定的，与质量管理部门沟通，质量管理部门召集相关部门共同进行判定。

5.3.6 不合格血液的处置

5.3.6.1 对采供血过程中所发现的一般指标如标签不清晰、包装不符合要求、热合远端处渗漏等，退回原操作部门进行返工，经操作部门负责人判定合格后可放行，并做好返工记录。

5.3.6.2 批放行部门、供应部门负责不合格血液的报废处理，对需要报废的血液在血液管理信息系统中提交报废申请，申请中注明报废的原因。

5.3.6.3 质量管理部门在血液管理信息系统中对报废原因进行审核，对未注明原因或原因有疑问的申请查明原因后重新申请。

5.3.6.4 不存在让步使用、放行或发放不合格血液制剂。

5.3.6.5 报废的血液需用于输血研究时，须经法定代表人批准后，仅作此用途使用，并做好相应的审批和取血记录。

5.3.6.6 报废血液须日产日清，批放行部门、供应部门交医疗废物收集人员，移交双方需对报废血液的种类和数量等进行核对。医疗废物收集人员及时对报废血液进行高压灭菌处理后转移至医疗废物暂存处加锁储存，48 小时内交有资质的医疗废物处置单位进行处理。

5.3.7 对于已交付或开始使用后发现的不合格血液，应按血液质量投诉处理，除执行 5.2、5.3 条款的有关规定外，质量管理部门应组织相关部门及时与医疗机构协商处理办法，采取相应的纠正或预防措施。具体工作程序执行血液收回相关文件和血液质量投诉与输血不良反应报告制度。

5.4 不合格物料的发现、标识、隔离、评价、处置

5.4.1 不合格物料的原因：进货查验或质控抽检不合格、储存不当、过期、失效、失控或污染等。失效的原因还可以细分为渗漏、损坏、变色、霉点、不足量等。

5.4.2 不合格物料的发现

5.4.2.1 物料管理部门在物料入库前应对生产和供应方资质、外观、规格、有效期、物料检验报告等进行验收，验收合格的物料入库，不合格的物料不得入库。

5.4.2.2 关键物料质量检查需经质量管理部门或其他相关部门按照《质量控制及常规抽检程序》进行抽检，做出合格放行、不合格隔离的措施。

5.4.2.3 在使用过程中发现的不合格物料，应立即进行标识、隔离。

5.4.3 不合格物料的标识

5.4.3.1 逐件逐箱标识：数量较少不合格物料需在其外包装显著位置

粘贴“不合格”标签;批量不合格的物料用包装箱统一收集、密封后,在其箱面封口处粘贴“不合格”标签。

5.4.3.2 不合格物料存放区域标识:库房和相关业务场所应设置不合格物料存放区,须有“不合格”标识。

5.4.4 不合格物料的隔离

5.4.4.1 物料管理部门及时将进货验收或质量抽检不合格的物料在不合格物料存放区做好隔离存放。

5.4.2.2 物料使用部门将发现的不合格物料,在本部门规定的区域短暂隔离存放,及时转交物料管理部门。

5.4.4.3 物料管理部门汇集各部门发现的所有不合格物料,转存至库房不合格物料存放区。

5.4.5 不合格物料的评价

5.4.5.1 物料使用部门依据国家的相关法律法规以及血站的相关质量体系文件经过初步判定后,填写不合格品记录,报告质量管理部门。

5.4.5.2 质量管理部门审核后,告知物料管理部门做出是否报废或其他形式的决定。

5.4.6 不合格物料的处置

物料管理部门对不合格物料做出报废、拒收、退货或换货处理,并对不合格物料进行统计,用于对生产和供应方资质、产品性能等进行重新评价。

5.5 记录

5.5.1 各部门记录不合格品的发现、报废、交接、销毁等情况。

5.5.2 各部门对不合格品数据进行统计,查找造成不合格的原因,采取有效措施,减少不合格品的产生。

5.5.3 相关部门每月将本部门的不合格血液情况报告质量管理部门,质量管理部门和相关部门对数据进行统计和分析,并同时与以往数据比较进行趋势分析,查看有无变化趋势,提出改进意见,质量管理部门对相关部门提出的纠正和预防措施进行跟踪验证。

6. 相关表格或产生的记录

由血站自行编制。

第十一节　不合格项控制程序

1. 目的

确保能够及时发现、识别不合格项，分析产生偏差的原因，采取措施，防止类似不合格项的再次发生。

2. 范围

适用于已发生的不合格或潜在不合格原因的调查、分析，采取纠正和预防措施的所有场合及部门。

3. 职责

依据文件内容编制。

4. 术语

4.1　不合格

未满足要求。

4.2　纠正

为消除已发现的不合格所采取的措施。

4.3　纠正措施

为消除不合格的原因并防止再发生所采取的措施。

4.4　预防措施

为消除潜在不合格或其他潜在不期望情况的原因所采取的措施。

4.5　投诉

就产品、服务或投诉处理过程，表达对组织的不满，无论是否明确地期望得到答复或解决问题。

4.6　差错

一种人为的违反有关法规、质量体系文件的不合格，可能影响产品的安全性和有效性。

4.7　不合格项

凡在采供血及服务过程中未遵守血站有关质量管理体系文件或体系文件不符合规范要求或质量体系运行结果未达到预定的目标等，使血站提供的血液及血液成分或服务质量受到不良影响的，认定为不合格项。

5. 控制要求

5.1 不合格项的判定依据

5.1.1 法律法规及行业标准，包括：《中华人民共和国献血法》《血站管理办法》《血站质量管理规范》《血站实验室质量管理规范》《血站技术操作规程》《质量管理体系 要求 GB/T 19001》等。

5.1.2 质量管理体系文件，包括：质量手册、程序文件、操作规程、管理制度和外来文件等。

5.2 可以通过多种方式发现不合格，确定的不合格因素，包括（但不限于此）：

5.2.1 产品重复发生不合格或造成后果的不合格。

5.2.2 质量管理体系审核中发现的不合格项。

5.2.3 质量分析会议中发现的影响质量管理体系有效运行的不合格项。

5.2.4 第三方评审发现的不合格项（如：血液安全技术核查、采供血机构技术审查及执业验收等）。

5.2.5 部门自查时发现的不合格项。

5.2.6 日常过程检查中发现的不合格项。

5.2.7 质量管理部门或其他相关部门质量抽检发现的不合格项。

5.2.8 月度质量分析发现的不合格项。

5.2.9 交接环节出现的不合格项。

5.2.10 重大质量事故。

5.2.11 献血者和医疗机构对服务和质量反馈与投诉。

5.2.12 其他不符合质量方针、目标或质量管理体系文件要求的情况。

5.3 不合格项的分类

5.3.1 质量管理体系文件未满足选定质量管理规范的要求——文件规定不符合标准（体系性不合格项）。

5.3.2 质量管理体系执行现状未满足质量体系文件——实施不符合文件规定（实施性不合格项）。

5.3.3 质量管理体系运行结果未达到预定的目标——效果不符合目标（效果性不合格项）。

5.4 不合格项分级

不合格项分级依据原因、频次、性质、影响程度，分为四级：

5.4.1 严重不合格项，通常是指系统性失效或缺陷。主要判断标准有：

5.4.1.1 体系运行出现系统性失效，如某一条款、要素、关键过程重复出现失效现象。

5.4.1.2 体系运行出现区域性失效，如某一部门、场合的全面失效现象。

5.4.1.3 严重影响产品或体系运行的不合格现象。

5.4.1.4 对于某一规范条款而言，存在系统的或区域性的失效事件，该条款的执行属于“不符合”。

5.4.2 一般不合格项，判断标准如下：

5.4.2.1 未满足规范条款、质量管理体系标准要求或体系文件的要求，属于个别的、偶然的、孤立的失效事件。

5.4.2.2 对保证所审核区域的体系的有效性而言，存在一般性次要问题。

5.4.2.3 对于某一规范条款而言，存在个别、偶然、孤立的失效事件，但条款的要求在多数场合被有效执行，该条款的执行符合属于“基本符合”。

5.4.3 轻微不合格项，是指孤立的、偶发性的，并对产品质量无直接影响的问题。如卷宗里有一张图或一份文件的版次不是最新的，某一份文件没有标明日期，用词不准确，签字不符合要求等。

5.4.4 观察项或建议项，判断标准如下：

5.4.4.1 证据稍不足，但存在问题，需提醒的事项。

5.4.4.2 已发现问题，但尚不能构成不合格，如发展下去就有可能构成为不合格的事项。

5.4.4.3 其他需提醒注意的事项。

5.5 不合格项的登记、报告

5.5.1 血站所有员工都有发现并报告不合格项的责任，各部门在日常工作中和顾客反馈与投诉中发生不合格项后，当事人应及时将事件经过报告部门负责人，经部门负责人审核后，原因明确的轻微不合格项由本部门记录，每月汇总报告质量管理部门；一般不合格项由部门负责人视差错的严重程度分别向分管领导和质量管理部门汇报，并做好不合格项记录，经部门负责人审核后，递交质量管理部门。出现较严重的差错时，填写不合格项报告直接向质量负责人报告。

5.5.2 质量管理部门在监控过程中发现的不合格项，与被监控部门沟通确认后，视不合格项的影响程度由质量管理部门开具不合格项报告。

5.5.3 在内部审核如过程检查、内部质量审核、管理评审和外部审核(如联合审核、采供血机构技术审查及执业验收、血液安全技术核查)等检查中发现的不合格项，由内审组和质量管理部门集中管理。

5.6 不合格项的分析、识别

相关部门在分析和识别不合格项时，主要分析该不合格项事实与规范条款要求的差异及各种因素的干扰，并进行性质的界定和责任的界定，有利于纠正或预防措施的有效性。

5.7　不合格项的事实描述

当事人在发生不合格项事件后撰写不合格项事实经过时，应准确描述观察的事实，包括时间、地点、人物（不应出现具体人名，采用工号、职称或职务表示）、事件过程。仅对事实进行描述，不表述推论；描述要简明概括，但不遗漏任何有益信息；描述的事实必须有可复查性和可追溯性；描述事实，自然带出结论；对统计数字要有分析和归纳；尽可能使用行业和受审核方的术语。

5.8　不合格项的调查及不合格报告撰写

5.8.1　不合格项的调查

质量管理部门接到事件报告后，对不合格项产生的后果进行初步评估，同时对是否需隔离整批血液、隔离部分血液、回收血液、隔离关键物料以及是否需维护、校准设备或采取其他措施做出判定，如需采取措施，通知相关部门实施。

质量管理部门或相关部门根据当事人发生的具体情况进行分析调查，确定不合格项的严重程度，开具不合格项报告，报告撰写时要求有以下内容：

5.8.1.1　不合格项事实陈述，包括时间、地点、人员、岗位等。

5.8.1.2　认定不合格的依据（规范条款/体系文件）。

5.8.1.3　不合格严重程度的判定。

5.8.1.4　审核方与被审核方的签字。

5.8.2　不合格报告撰写时要求做到事实描述客观公正、依据得当、定级准确，尽可能对相同性质不合格项加以合并，有利于责任部门采取措施。

5.9　不合格项的原因分析

出现不合格项时，质量管理部门确定不合格事实和责任部门，发放不合格项报告至责任部门，由责任部门分析原因，责任部门应尽快组织和完成调查，必要时质量管理部门参与并组织、协调不合格项产生部门对不合格项的调查，调查应以数据和事实为依据，正确判断不合格原因。

5.10　不合格项的纠正及措施

5.10.1　收到不合格项报告后，对于原因明确的不合格项由责任部门对事情进行调查分析，并在确认该事情的一周内制定纠正措施。原因不明确的不合格项由质量管理部门组织相关人员进行调查并由质量管理部门协调调查的过程，查明原因后，责任部门在确认该事情的一周内制定纠正措施，涉及资源提供、人事变动等纠正措施，责任部门交质量负责人审核，法定代表人批准。其他纠正措施，责任部门交质量管理部门审批。

5.10.2　责任部门在规定期限内落实纠正措施，由质量管理部门进行跟踪验证。质量管理部门监督纠正措施实施过程，各相关部门在实施过程中发生的问题，应及时传递给质量管理部门，由质量管理部门协调解决，必要时，上报质量负责人协调解决。

5.10.3　质量管理部门对纠正措施的实施效果进行确认，当有证据证实纠正措施已经完成和有效时，该项不合格即予关闭。若纠正措施未完成或没有实际效果，责任部门需重新制定措施，确定完成日期，质量管理部门跟踪和验证其有效性。不合格项报告由质量管理部门保存，责任部门通过文件更改等手续将相关纠正措施的方法和规定纳入质量管理体系文件。

5.11　不合格项的预防及措施

5.11.1　相关部门依据不符合事实查找潜在不符合原因，提出预防措施并填写纠正和预防措施记录表内容包括：分析产生不合格项的原因；制订纠正/消除不合格项的措施；确定执行纠正措施的部门和人员；完成纠正措施所需条件及配合部门；完成纠正措施的日期；纠正措施引起相关文件的修改及记录，报法定代表人批准。质量负责人对制定的预防措施的可行性和有效性进行审核。

5.11.2　责任部门在规定时间内落实预防措施，由质量管理部门进行验证、监督预防措施实施过程，各部门在实施过程中发生的问题，应及时传递给质量管理部门，由质量管理部门协调解决，必要时，上报质量负责人协调解决。

5.11.2.1　质量管理部门负责对实施的预防措施进行跟踪和验证，以确定其是否执行和有效，当有证据证实预防措施已经完成和有效时，该潜在不合格项即予关闭，纠正和预防措施记录表由质量管理部门保存，责任部门通过文件更改等手续将预防措施纳入质量管理体系文件。

5.11.2.2　若预防措施尚未完成或没有实际效果，责任部门需重新制定措施，确定完成日期，质量管理部门跟踪和验证其有效性。

5.11.2.3　质量管理部门对预防措施进行统计，填写改进计划交质量负责人，作为管理评审输入资料。

5.12　上报和处理

5.12.1　上报考核小组：出现的不合格为偶发，包括：

① 违反国家法律法规或没按血站体系文件要求操作而导致的血液报废。

② 影响血液安全性的差错，如留错样、贴错条形码、采集永久屏蔽的献血者等。考核小组按照血站相关考核制度进行相应处罚。

5.12.2　上报卫生行政管理部门：出现非偶发的影响血液安全性的事

件，由质量管理部门汇总结果报质量负责人，法定代表人批准，由办公室报卫生行政管理部门。

6. 相关表格或产生的记录

由血站自行编制。

第十二节　内部质量审核程序

1. 目的

验证质量管理体系是否符合标准要求，确保质量管理体系充分、有效、适宜运行。

2. 范围

适用于血站质量管理体系覆盖的所有采供血及相关服务的过程和部门。

3. 职责

依据文件内容编制。

4. 程序

4.1　审核方式

4.1.1　独立内审：血站自行开展的内部审核。

4.1.2　联合内审：由省血液中心或联合内审工作小组组织的省内或多家采供血机构参与的联合内部质量审核，具体参见相应的活动实施方案。

4.2　审核范围与频次

4.2.1　每年至少进行一次，其时间间隔不超过12个月，要求覆盖质量管理体系涉及的所有过程和场所。

4.2.2　发生以下情况时可增加内审频次

4.2.2.1　组织结构、产品结构、资源配备发生重大变化时。

4.2.2.2　法律、法规、标准及其他要求发生变化时。

4.2.2.3　献血者和医疗机构有重大质量投诉及投诉连续发生时。

4.2.2.4　即将进行第二、三方审核或法律、法规规定的审核时。

4.2.2.5　质量认证书到期换证前。

4.2.2.6　发生问题较多的部门。

4.3 具体审核活动

4.3.1 审核前准备

4.3.1.1 法定代表人授权经培训并取得资格证书的内部审核员组成审核组，任命审核组长。内审组长负责组织内部审核工作，制定审核计划。内审员审核的工作应与受审核方无直接关系。审核计划应提前一周下发到各部门。

审核计划应包括以下内容：

a）审核的目的、范围、依据、方法；

b）内审的成员分工安排；

c）审核形式：文件评审、现场审核；

d）审核的时间、地点；

e）受审核部门及审核要点；

f）首、末次会议时间；

g）审核报告发放范围、日期。

4.3.1.2 审核员根据计划分工，对受审核部门文件进行评审，编制审核检查表，确定审核内容、项目及抽样方法等。

4.3.2 现场审核实施

4.3.2.1 内审组长组织召开首次会议，介绍审核的目的、范围、依据、方法及内审的日程安排等。

4.3.2.2 审核员根据内部质量审核检查表进行审核，并通过交谈、查阅文件、观察各方面的工作现状、现象和活动获取证据，确定受审核部门的工作是否符合质量管理体系文件或有关审核准则的要求，现场发现问题时，由观察员或受审核方确认，以保证不合格项能被完全理解，并将质量管理体系运行情况及不合格项记录在检查表中。

4.3.2.3 现场审核后，审核组应针对审核发现进行讨论，确定不合格项并开列不合格报告。

4.3.2.4 内审组长组织召开末次会议，总结审核情况，提出不合格项和建议项。

4.3.3 内审组长编制内部质量审核报告，审核报告由质量负责人审核，法定代表人批准。报告内容应包括：

4.3.3.1 审核情况和评价。

4.3.3.2 不合格项分布情况和分析。

4.3.3.3 纠正和预防措施。

4.3.3.4 纠正和预防措施的追踪验证情况。

4.3.4 审核报告发放：审批后的内审报告应发放到各部门。分站独立实施的内审，其内审报告要报送中心血站。

4.3.5 不合格项和建议项的跟踪

内审中发现的不合格项和建议项，经受审核方负责人签字，形成不合格项报告和纠正预防措施处理单，由责任部门在规定时间内完成整改，审核组成员负责追踪和验证纠正和预防措施完成情况。

4.4 内审活动记录的保存

内部审核活动中涉及的质量记录由质量管理部门负责收集、整理和保存，保存期至少3年。

5. 相关表格或产生的记录

由血站自行编制。

第十三节 血液标本管理程序

1. 目的

使血液标本在采集、运送、交接、保存、离心、检测和处置等各个环节得到有效控制，确保检测结果准确及时，保护人员和环境安全。

2. 范围

适用于从血液标本采集至处置的全过程管理。

3. 职责

依据文件内容编制。

4. 程序

4.1 血液标本的一般要求，包括：

4.1.1 标本与血液、献血者一一对应。血液标本统一使用血液管理信息系统设置的预分配的检验码作为血液标本唯一性标识(条形码)，该条形码号必须与血袋(包括母袋和转移袋)、献血者登记表上的条形码保持一致。

4.1.2 标本质量符合检测项目技术要求

① 应根据每项试验的技术要求，采用相应类型的真空采血管留取血液标本。试管无裂痕、无渗漏，容量满足检测项目要求。核酸检测标本管应使用无菌、无DNA酶、无RNA酶的真空采血管，宜采用含惰性分离胶的乙二胺四乙酸二钾(EDTA-K_2)抗凝真空采血管。血清学检测标本管应使用含惰性分

离胶的促凝管和添加剂为 EDTA-K_2 的抗凝管。采血管的保存温度应不高于25℃。标本因运输或检测频次等原因不能在72小时内完成检测时,标本需要进行冷冻保存,冷冻保存的采血管应经过性能验证,包括采血管材质耐低温性能、惰性分离胶耐低温性能。

② 标本采集量应满足检测项目要求。

③ 标本有唯一献血序列号(条形码),且条形码粘贴规范,上端与试管盖下缘齐平,无褶皱且能够被自动读取,献血序列号清晰,血型清楚。

④ 标本无重度乳糜、无溶血、无异物等。

⑤ 检测结果用于判定血液能否放行的标本只能在献血时同步留取,不得在献血者健康检查时提前留取。

4.1.3 标本信息具有可追溯性。通过血液标本唯一性标识(条形码)应可追溯到具体的献血者。

4.2 血液标本采集

4.2.1 血站实验室应与血液标本采集和送检部门进行充分沟通与协商,共同制定标本采集和送检程序,质量管理部门应予以审核。

4.2.2 血液集中化检测的委托方和受托方应进行充分沟通与协商,共同制定标本采集和送检程序,双方质量管理部门应予以审核,并经双方法定代表人批准。

4.2.3 标本采集和送检程序的要点有:

4.2.3.1 标本类型及检测项目、标本量、标本管、标本运输及包装要求。

4.2.3.2 标本的唯一性标识(条形码)。

4.2.3.3 标本的质量要求。

4.2.3.4 标本的采集、送检和接收。

4.2.3.5 标本信息和检测报告信息的传输与接收,检测报告时限。

4.2.3.6 如为集中化检测,检测的委托方和受托方的标识与联系方式。

4.2.4 采集标本前认真核对献血者身份标识,检查使用的试管有无破损、污染、泄露,是否在有效期内。勿松动试管塞,以防止采血量不准。

4.2.5 如果使用带留样袋的采血袋,将留样针插入真空采血管,留取血样。如果使用不带留样袋的采血袋,将静脉穿刺针插入真空采血管,留取血样。应单手操作,避免手被针头刺伤。静脉穿刺成功后,如果使用带留样袋的采血袋,松开留样袋夹子,使最先流出的血液流入留样袋,15～20 mL,用做血液检测标本。夹闭留样袋夹子,松开阻塞件下端止流夹,使血液流入采血袋。如果使用不带留样袋的采血袋,松开夹子,使血液直接流入采血袋,血液采集完成后,应先留取血清学检测标本管,再留取核酸检测标本管。

4.2.6 试管倒转 6～8 次(或按说明书要求混匀试管),保证标本管内促凝剂或抗凝剂与血液充分混匀。

4.2.7 分段热合血袋导管,供交叉配血、血型复查和血液标本保存使用;全血采集后应在血袋上保留至少 35 cm 长度注满全血的血袋导管;血液成分采集后应在血袋上保留至少 15 cm 长度注满血液成分的血液导管;血袋导管的条码粘贴要牢固,血型、条码号清晰可辨。

4.2.8 将针头与血袋导管分离,针头放入利器盒内,包括采集过程中使用的其他物料的处理按照医疗废物管理制度执行。

4.3 血液标本标识

4.3.1 在标本管与留样针/静脉穿刺针分离前开始标识,对采血袋和标本管的标识应当首先连续完成,不应中断。一次只能对来源于同一献血者的一份血袋、标本管和献血记录进行标识。确保标本与血液、献血者一一对应,贴签无误。宜采用计算机程序进行核查。

4.3.2 条形码粘贴要求

4.3.2.1 条形码纹应与试管垂直,即献血序列号要沿试管的上下方向分布。

4.3.2.2 条形码应粘贴在试管商品签上,便于能在条形码对侧观察标本的留样情况,条码无褶皱。

4.3.2.3 在粘贴条码时切勿覆盖条码号,要保证其清晰、可辨认。

4.4 血液标本采集后处理

4.4.1 可以电子或书面方式登记标本信息,应进行核对,防止信息录入错误。可通过网络、传真或其他形式传输标本信息。

4.4.2 核酸检测标本采集后,应在 4 小时内或说明书要求的时间内离心,分离细胞和血浆。如不能按上述要求处理采集的标本,应对所采集标本的处理方式进行确认,应定期进行质量监控。标本需要冰冻运输或保存的,宜采用水平离心机,以防止二次离心时胶面不平整发生断裂,离心后 24 小时内在－40～－18 ℃冻存。

4.4.3 血液标本在采血现场的临时保存温度为 2～8 ℃。

4.5 血液标本包装与运输

4.5.1 标本应隔离密封包装,包装材料应满足防水、防破损、防外泄、保持温度、易于消毒处理。装箱时应保持标本管口向上。

4.5.2 对于送交集中化检测实验室的标本的包装要求主要有:

4.5.2.1 可使标本在运输过程中保持 2～10 ℃。

4.5.2.2 外包装有明确标识(放置朝向、易碎、生物危险)和交付接收双方的联系方式。

4.5.2.3　标本应保持在2～10 ℃运输,应对运输过程的冷链效果进行确认并定期监测。冰冻的样本运输温度应在－40～－10 ℃,如果运输时间不超过8小时的,可采用2～10 ℃运输,标本到达接收实验室后,应在72小时内完成检测,不可再次冻融。运输包装应有标本固定的装置,避免标本管在运输过程中破损。

4.5.3　应对标本运输过程进行记录,其要点有:

4.5.3.1　启运时间、地点。

4.5.3.2　运抵时间、地点。

4.5.3.3　标本箱编号、标本类型、数量。

4.5.3.4　运输包装有无受损、有无泄漏。

4.5.3.5　运输时间2小时以上的应记录箱内温度。

4.5.3.6　标本交运人、承运人。

4.5.3.7　运输过程中发生的可能影响标本质量的意外事件及处理措施。

4.6　血液标本的交接

4.6.1　工作人员应将血液标本及时交至检测部门,交接时应进行检查核对,内容至少包括:

4.6.1.1　标本的来源、数量(包括血袋导管的数量)、采集时间。

4.6.1.2　标本采集管使用正确与否。

4.6.1.3　标本是否满足既定的质量要求。

4.6.1.4　标本与送检单信息对应性和完整性。

4.6.2　如发现溢漏应立即将尚存留的标本移出,对溢出标本管和原包装箱进行消毒并记录,必要时报告检测部门负责人和送检单位。

4.6.3　应拒收标本的情形有:

4.6.3.1　检测申请关键信息缺失或不符。

4.6.3.2　标本管上无标识或标识不清、不正确。

4.6.3.2　标本管选用错误。

4.6.3.3　标本量不足或被稀释。

4.6.3.4　不符合试剂说明书要求的情形。

对拒收标本要求其重新留取,重新留取的方式宜采用无菌接驳机接驳或使用血浆检测。

4.6.4　标本交接双方应在标本交接记录上签名。

4.7　标本接收后的处理及保存

4.7.1　核酸检测标本的开盖应在生物安全柜或正压环境中,或者全自动开盖系统中进行，自动开盖和手工开盖均应有防止标本交叉污染的措施。

4.7.2　核酸检测标本加样（汇集）前和加样（汇集）后转移至 2～8 ℃冰箱中保存。用于血清学检测的标本，应于采样后 1 周内完成检测。用于核酸检测的标本应于采样后 72 小时内完成检测，因特殊情况不能在上述时限内完成检测的标本应在－20 ℃以下冻存。冻存的标本应在 2～8 ℃或 18～25 ℃条件下复融。完全复融后标本轻轻颠倒混匀 3～5 次，如有纤原析出，应在标本采集时的离心条件下进行再次离心，同时检查标本条码是否破损。

4.7.3　应按国家规定要求于适宜温度下保存一定量血清或血浆标本，确保可追溯性。

4.7.4　检测后的血液标本按照《医疗废物管理条例》中相关规定进行处理，并做好相关记录。

5. 相关表格或产生的记录

由血站自行编制。

第十四节　献血后回告受理和保密性弃血处理程序

1. 目的

对献血者献血后回告得到正确处理，防止不合格血液的使用和发放。

2. 范围

适用于献血者献血后回告受理和保密性弃血的管理。

3. 职责

依据文件内容编制

4. 程序

4.1　献血后回告

献血者如果认为已捐献的血液可能存在安全隐患，应尽快告知血站。

4.2　回告途径

血站应在所有献血场所公布献血后回告受理电话：血站联系电话：××××××××。献血者也可来血站当面告知。

4.3　控制程序

4.3.1　血站实行全员首接责任制。接到献血者回告信息后，工作人员应详细填写献血者回告受理和保密性弃血记录，并将该记录移交给献血服务部门，献血服务部门向献血者核实回告内容，保证其真实性。

4.3.2　质量管理部门根据核实后的回告信息对献血者进行评估：作出暂缓献血或不能献血的结论，经质量负责人及法定代表人审批同意后，质量管理部门对该献血者进行屏蔽，并将确认结果反馈给批放行部门、供应部门，批放行部门、供应部门将该献血者血液制剂进行标识，按《不合格品控制程序》进行报废处理。在献血者回告受理和保密性弃血记录上填写处理过程及结果，处理结束后，记录交质量管理部门保存。

4.4　所有工作过程严格按《保密制度》进行。

5. 相关表格或产生的记录

由血站自行编制。

第十五节　血液质量投诉与输血不良反应处理程序

1. 目的

规范血液出现质量问题时的报告途径，确保血液质量投诉和输血不良反应能得到有效的调查和处理。

2. 范围

适用于血液发生质量问题和输血不良反应的受理、调查、分析、处置、反馈和报告。

3. 职责

依据文件内容编制。

4. 工作程序

4.1　血液质量投诉调查程序

4.1.1　投诉处理原则

以相互沟通、实事求是、和谐谅解为原则，要及时、主动、冷静、合理地做好投诉处理。

4.1.2　血液质量投诉判定依据

依据《血站管理办法》《献血者健康检查要求》《全血及成分血质量要求》和《医疗事故处理条例》等法规文件判定是否存在血液质量问题及是否与血站相关。

4.1.3　血液质量投诉受理和报告

血液质量投诉受理部门为供应部门，医疗机构输血科可通过电话、书面等方式进行投诉。供应部门接到医疗机构关于血液质量的投诉后，妥善保存退回的血液，及时通知质量管理部门并填写血液质量投诉记录表。

4.1.4　血液质量投诉的调查、处理

4.1.4.1　质量管理部门对血液质量投诉的问题，及时进行调查。

4.1.4.2　经核实血液质量确有问题，如血型错误、凝块血、纤维蛋白析出、色泽异常、脂血、污染、渗漏等，且该质量问题确为血站原因导致的，供应部门召回被投诉的血液，并填写血液回收记录表。

4.1.5　血液质量投诉的意见反馈

4.1.5.1　经调查确定与血站无关的血液质量投诉，将调查情况反馈给医疗机构。

4.1.5.2　经调查确定血液质量问题与血站相关时，血站应主动、及时做好以下相关工作：

① 退回血液或退换血液或血液返工合格后重发。

② 必要时，依据有关规定承担赔偿责任。

③ 对医疗机构提出的合理要求，能解决的尽快解决，暂时解决不了的说明原因。

④ 对医疗机构提出的不合理要求做出说明。

4.2　输血不良反应调查程序

4.2.1　输血不良反应类型

输血不良反应分为输血传播性感染和输血非感染性反应。输血传播性感染主要是输血传播病毒感染、输血传播细菌感染、输血传播寄生虫感染和输血传播其他病原体感染。输血非感染性反应主要包括过敏反应、溶血性输血反应、迟发性血清学输血反应、非溶血性发热反应、输血后紫癜、输血相关移植物抗宿主病、输血相关急性肺损伤、输血相关呼吸困难、输血相关循环超负荷、输血相关性低血压、铁超负荷、肺血管微栓塞、空气栓塞、大量输血相关并发症等。

4.2.2　输血不良反应处理流程

质量管理部门及相关部门协助医疗机构调查发生输血不良反应的原因；收集发生输血不良反应的用血者标本和输注后剩余的血液制剂。质量管理部门及相关部门对用血者标本及输注后剩余的血液制剂进行免疫学或细菌学等项目检测，在发生输血纠纷时协助做好血液及标本的封存、保管，协助有关部门做进一步的鉴定。

4.2.3　输血反应调查程序

4.2.3.1　怀疑血型错误引起的输血不良反应

① 核对用血申请单、血袋标签、交叉配血试验报告单。

② 核对用血者及供血者 ABO 血型，Rh(D)血型。用保存于冰箱中的用血者与供血者血样、新采集的用血者血样、血袋中血样，重新测定 ABO 血型、Rh(D)血型、意外抗体筛选及交叉配血试验(盐水介质和非盐水介质)。

③ 如发现特殊抗体，应作进一步鉴定。

4.2.3.2　怀疑血液污染引起的输血不良反应

① 观察血袋剩余血的物理性状，如混浊，有膜状物、絮状物、气泡、溶血，红细胞变成暗紫色，有血凝块等，提示有细菌污染存在。

② 取血袋剩余血直接做涂片或离心后涂片镜检，寻找污染细菌(阴性不能排除细菌污染)。

③ 取血袋剩余血和用血者血液，分别进行需氧菌和厌氧菌细菌培养。

4.2.3.3　怀疑输血后感染传染病

调查用血者输血前、后检测的原始资料及献血者过往检测的原始资料，有条件时，重新检测用血者和献血者标本，必要时联系献血者，重新采集样本检测。献血者保存标本应保持原始状态。

4.2.3.4　可能会产生医疗纠纷的输血不良反应

任何部门在接到医疗机构或用血者可能因输血引起纠纷时，需将了解的情况、单位、联系人及时报法定代表人和质量管理部门，质量管理部门调查情况、分析原因并采取相应措施。

① 查医疗机构的用血记录，交叉配血等方法及使用试剂、器材等。

② 收集调查输血前的检测及输血后患者疾病的诊断证明材料。

③ 封存好血液在采集、检测、制备、储存、发放和运输等方面的资料，保存好血液检测标本。

④ 因输血产生医疗纠纷时，需要对血液进行封存保留的，由医患双方和血站共同对现场实物进行封存和启封，封存的现场实物由医疗机构保管；需检验的，应当由三方共同指定的、依法具有检验资格的检验机构进行检验；三方无法共同指定时，由卫生行政部门指定。封存实物包括：血液标本、标签、相关记录、剩余血液制剂、输血器材等。

⑤ 需对血液标本重新检定时，须在三方同意的检定机构进行检定，必要时送国家血液检定实验室检测。

⑥ 需通过诉讼解决时，须积极收集法律证据，保证诉讼结果的公正、公平。

4.3 血液质量投诉和输血不良反应的上报

4.3.1 不相关联的个案血液质量投诉和输血不良反应，由质量管理部门负责协调解决，必要时向质量负责人汇报。

4.3.2 非个案的重大血液质量投诉和输血不良反应，应及时向法定代表人汇报，必要时向卫生行政管理部门报告。

4.4 血液质量投诉和输血不良反应的纠正及预防

4.4.1 质量管理部门对血液质量投诉和输血不良反应进行原因调查，如确定为生产过程中的人为原因，质量管理部门责成相关部门进行处理。如为生产工艺的原因，提交质量管理委员会按《质量管理体系的监控和持续改进控制程序》实施改进。

4.4.2 血站向医疗机构广泛宣传科学、合理的用血知识，对医疗机构进行输血相关知识的培训，为输血业务提供咨询和指导。

5. 相关表格或产生的记录

由血站自行编制。

第十六节 高危献血者献血后的报告工作程序、献血屏蔽和淘汰制度

1. 目的

防止高危献血者的血液发往临床，防止高危献血者再次献血，保障血液安全。

2. 范围

适用于全血、成分血采集及服务过程中高危献血者献血后的报告、献血屏蔽和淘汰。

3. 职责

依据文件内容编制。

4. 管理要求

4.1 献血者屏蔽

下列情况之一的献血者永久性屏蔽(或自行制定本单位永久屏蔽规则)：

4.1.1 两种酶免(EIA)试剂平行检测均为反应性。

4.1.2 EIA、NAT(病毒核酸检测)均为反应性。

4.1.3 EIA 单试剂反应性，NAT 阴性或未做，第三方复检 EIA 或 NAT 反应性，或确证试验及血清学补充试验为阳性及不确定。

4.1.4 EIA 阴性，NAT 反应性，第三方复检仍为反应性或随访检测血清阳转及 NAT 反应性。

4.1.5 有 2 项以上 EIA 检测不合格，或一项以上加 ALT 不合格。

4.1.6 献血者保留或归队后再次献血，EIA 或 NAT 仍为反应性。

4.2 献血者保留满足下列条件之一

4.2.1 既往参加无偿献血，经血传播疾病病原体（HBV、HCV、HIV、TP）标志物血清学单项目且单试剂检测反应性，HBV、HCV、HIV 标志物 NAT 无反应性。

4.2.2 其中 HIV 标志物血清学单试剂检测反应性且确认试验为阴性而 NAT 无反应性的献血者被屏蔽 3 个月以上。

4.2.3 其中 HBV 或 HCV 标志物血清学单试剂检测反应性而 NAT 无反应性的献血者被屏蔽 6 个月以上。

4.2.4 其中 TP 标志物血清学单试剂检测反应性的献血者被屏蔽 3 个月以上。

4.3 献血者归队

符合《献血者健康检查要求》，同时满足下列条件：

4.3.1 献血者对屏蔽结果有疑义并要求继续献血。

4.3.2 满足上文 4.2 条件。

4.3.3 屏蔽期满后，采集献血者标本，实施血站检测结果阴性，第三方复检 EIA 和 NAT 结果阴性。

4.4 永久淘汰原则

4.4.1 永久淘汰被永久性屏蔽的献血者。

4.4.2 永久淘汰患有艾滋病或感染人类免疫缺陷病毒者。

4.4.3 永久淘汰有吸毒史、男男性行为及多个性伴侣者。

4.4.4 永久淘汰患梅毒、淋病或其他性传播疾病者。

4.4.5 永久淘汰在一年内与上述人员发生性行为者。

4.4.6 永久淘汰医护人员认为不适宜献血的其他疾病患者。

4.5 不合格献血者通知

献血服务部门在 2 周内通知献血后 ALT、乙型肝炎病毒、丙型肝炎病毒、人类免疫缺陷病毒、梅毒螺旋体检测不合格的献血者。

4.6 信息管理

信息管理部门维护血液管理信息系统，保证高危献血者信息被准确和有效屏蔽，防止已被永久淘汰者再次献血。保证相关部门及人员经授权能得到高危献血者的相关信息（包括某些保密性弃血的相关信息）。

4.7 献血者淘汰

血液采集部门按标准对献血者进行咨询、体检、检测、查询，咨询、体检、检测不合格者及以往献血信息中符合淘汰原则的献血者不能献血。

4.8 解除屏蔽

如献血者符合 4.3 归队要求，解除屏蔽后首次献血间隔期 3 个月。

5. 相关表格或产生的记录

由血站自行编制。

第十七节　档案管理制度

1. 目的

为加强档案管理，促进档案工作，为血站各项工作服务，根据《中华人民共和国档案法》《档案法实施办法》和《江苏省档案管理条例》等有关规定，结合血站实际，制定本制度。

2. 范围

适用于各类档案的收集、整理、保管、利用等基础管理工作。

3. 职责

可依据文件内容编制。

4. 术语

4.1 档案

是指血站在各项工作、活动中直接形成的具有保存价值的各种文字、图表、声像等不同形式、不同载体的历史记录。

4.2 电子文件

是指国家机构、社会组织或个人在履行其法定职责或处理事务过程中，通过计算机等电子设备形成、办理、传输和储存的数字格式的各种信息记录。电子文件由内容、结构、背景组成。

4.3 电子档案

是指具有凭证、查考和保存价值并归档保存的电子文件。

5. 管理要求

5.1 总要求

5.1.1 集中统一地管理血站全部档案，维护档案的完整与安全，便于各项工作的利用。

5.1.2 成立以质量负责人为组长，以档案管理部门为核心，各部门专(兼)职档案员为成员的档案管理网络体系。各部门指定专职或兼职档案人员，负责本部门形成文件材料的收集、积累和归档工作。

5.2 文件材料归档的基本要求

5.2.1 归档文件的制作和书写材料应当有益于长久保存，不得使用圆珠笔、铅笔、纯蓝墨水、红墨水、复写纸、热敏纸等不牢固的书写材料。

5.2.2 归档文件材料应当完整、准确、签批手续完备。

5.2.3 归档文件材料应当经部门或项目负责人审定。

5.2.4 归档文件材料的整理应当系统、规范。

5.2.5 照片档案和实物要与文字说明一起归档。

5.2.6 外文材料要与翻译材料一起归档。

5.2.7 电子文件要与纸质文件一起归档。

5.3 归档范围

文件材料的归档范围按档案收集范围、保管期限表执行。

5.4 文件材料的归档时间

各部门形成的综合管理类文件材料，一般应在办理完毕后的两个月内归档。采供血业务类材料应在次年第一季度内归档。

5.5 档案库房管理

5.5.1 档案库房管理应坚持"以防为主、防治结合"的方针和"坚固实用、安全防范、科学管理、利用方便"的原则，档案库房应具有防盗、防光、防高温、防火、防潮、防尘、防鼠、防虫等安全措施，确保档案的安全保管。

5.5.2 档案库房应配备温湿度控制和调节设备，其温度应控制在14～24 ℃，相对湿度应控制在45%～60%。库房温湿度记录要有专人负责，每天记录2次，要积累、保存好测试的数据、采取的措施及其变化情况记录。

5.5.3 严格执行档案进出库登记制度，建立健全登记手续。

5.5.4 库房内禁止吸烟，不得堆放杂物或与档案无关的物品。

5.5.5 档案柜密集架应与墙壁保持一定距离(一般柜背与墙不小于

10 cm，柜侧间距不小于 60 cm），成行地垂直于有窗的墙面摆设，便于通风降湿。

5.6 档案利用

5.6.1 血站工作人员利用本部门档案材料，需经所在部门负责人同意；跨部门查阅档案材料，需经该部门负责人同意，并填写档案利用登记表。

5.6.2 外单位查阅档案者，须持有单位介绍信，并经质量负责人批准。

5.6.3 利用档案一般只限在档案室查阅，因特殊情况确需外借者，一般档案应经过档案管理部门负责人同意，重要的属专有技术、专利、引进技术等方面的档案，须经法定代表人批准。

5.7 档案保密

5.7.1 档案管理部门根据国家有关规定和血站实际负责纸质档案、电子档案及各种载体档案的定密、降密和解密工作。

5.7.2 凡属密级档案，应由档案部门统一保管。利用者借阅密级档案，须经法定代表人批准，并只限于在档案室利用。

5.8 档案统计

认真做好档案的统计工作，统计内容为档案数量、接收、移出、利用、效果、检索工具等统计台账。统计数据必须以原始记录为依据，做到准确可靠。及时向上级档案行政机关报送档案基本情况统计表及各种统计数据。

5.9 档案鉴定、销毁

5.9.1 档案鉴定应以国家有关规定和档案保管期限表等为依据，全面分析档案的现实作用和历史作用，准确划定档案的销毁范围。档案的鉴定一般采取逐卷逐件审查的直接鉴定法。

5.9.2 档案鉴定工作按以下程序进行：

5.9.2.1 档案管理部门拟写档案鉴定工作申请，报质量负责人审核，法定代表人批准。鉴定工作申请包括鉴定目的、内容、参加人员、所需时间等。

5.9.2.2 成立档案鉴定小组。档案鉴定小组由各部门负责人具体负责，档案部门和有关部门人员参加。

5.9.2.3 学习国家有关规定，统一档案鉴定标准。

5.9.2.4 鉴定小组成员对档案进行鉴定，提出鉴定意见。对失去保存价值、需销毁的档案进行登记造册，并提交档案鉴定报告。

5.9.2.5 法定代表人批准档案鉴定报告，在档案销毁清册上签署意见。

5.9.2.6 销毁档案须有一名销毁人、一名监销人，监销人在销毁档案前，应对待销毁档案认真清点复核，档案销毁后，分别在档案销毁清册上签字。

5.9.2.7　档案鉴定工作结束后，档案部门应及时做好档案整理、检索工具调整等善后处理工作。

5.9.2.8　档案鉴定过程中形成的鉴定工作的申请、报告、销毁清册等材料应立卷归档，妥善保存。

6. 电子文件归档与电子档案管理

6.1　对电子文件的形成、积累、鉴定、归档及电子档案的保管实行全过程管理，由档案管理部门统一协调，指定专门机构或人员负责，保证管理工作的连续性。

6.2　电子文件形成部门负责电子文件的形成、积累、保管和整理工作，档案管理部门进行指导与监督。

6.3　电子档案的管理参照《GB/T 18894 电子文件归档与电子档案管理规范》中相关要求执行。

7. 相关表格或产生的记录

由血站自行编制

第十八节　保密制度

1. 目的

保护献血者相关信息，防止未授权接触和对外泄露，保障献血者合法权益不受侵犯。

2. 范围

献血者个人资料、献血信息、血液检测结果、相应的血液使用信息及须保密的与献血者相关的其他信息。

3. 职责

依据文件内容编制。

4. 需保密的内容包括：

a）献血者个人资料、献血信息。

b）献血者的血液检测结果。

c）献血者的血液使用信息。

d）其他规定的需保密的各种业务数据。

5. 保密制度

5.1 实行全员保密制度

全体员工必须贯彻执行国家有关安全和保密法律法规,不泄露及保护与献血者相关的信息。

5.2 献血者隐私的设施和措施

献血现场能够提供保护献血者隐私的设施和措施。

5.3 严格限定献血者相关信息的接触范围

5.3.1 各部门设专人或兼职人员负责收集、保存采供血过程中产生的记录。未经授权人员不得接触献血者相关信息。不得擅自携带有献血者信息的相关资料外出。

5.3.2 采取有效措施避免非授权人员对管理信息系统、办公软件及各种信息化软件的侵入和更改,严格管理用户使用权限。各类计算机软件维护人员在维护前应签订保密协议,对计算机软件和数据信息进行严格保密,未经许可或授权不得拷贝或向外传输。

5.3.3 工作人员调职、离职时,必须将自己经管的秘密文件或其他资料交至指定人员,切不可随意移交给其他人员。

5.3.4 非本站人员须经批准并由指定人员陪同的情况下,方可进入成分制备、储血和检测等工作区域。

5.4 无关人员问及献血者信息,应婉拒、避谈

查询计算机管理信息系统血液检测结果前,接待人员必须确认查询人员的有效证件,证实为献血者本人后,才能告知其检测结果。

5.5 工作记录的保管

各种工作记录需妥善保管,不得随意放置;打印过程形成的废纸、废件应及时销毁,以防无关人员看到记录信息,导致信息外泄。

5.6 档案室管理

档案室为血站重要工作场所,无关人员未经许可不得擅入;档案室内档案及设备、设施,未经许可不得随意翻动和使用。

5.7 保密内容的管理

对保密内容未经许可,不得擅自摘抄、翻印、复印、摄影、转借或损坏,否则造成的后果由当事人承担。复印件视同原件管理,复印过程的废纸应及时销毁。

5.8 失密及泄密的报告

工作人员发现失密、泄密现象，应及时向部门负责人报告。经确认本站工作人员有违反本制度规定的现象或行为，应迅速采取措施，避免或减轻不良后果，并采取措施防止类似事件再次发生。

6. 相关表格或产生的记录

由血站自行编制。

第十九节 签名管理制度

1. 目的

使员工知晓签名的法律意义及签名的要求，保证签名的准确性、规范性。

2. 范围

适用于采供血和服务过程中工作人员的签名。

3. 职责

依据文件内容编制。

4. 术语

4.1 电子签名

是指数据电文中以电子形式所含、所附用于识别签名人身份并表明签名人认可其中内容的数据。

4.2 签名的法律意义

对具有签名的内容负法律责任。

5. 要求

5.1 培训和签名存档

5.1.1 人力资源管理部门须对血站员工结合工作实践进行相关签名的工作程序以及法律责任的培训。员工经过评估表明合格，并经人力资源管理部门确认可以上岗，才能允许在工作文件或记录上签名。

5.1.2 人力资源管理部门收集、登记和保存所有员工的签名，每三年更新员工签名并长期保存。

5.2 签名与权限

5.2.1 员工一般只能负责本职岗位工作相关记录的签名，特殊情况下签名需取得授权。

5.2.2　不符合质量管理规范《血站关键岗位工作人员资质要求》的员工，不得独立从事相关岗位的工作和签名。

5.2.3　实习生、进修生和试工者不得独立从事血站各岗位的工作，其带教老师须同时在其签名后签名，签名用单斜杠(/)隔开。

5.3　工作人员在采供血、服务过程的工作文件或记录上签名时，应签全名，书写规范、字迹清晰，并与留档签名一致。

5.4　电子签名

计算机管理信息系统、办公软件及各种信息化管理软件管理者应制定严格的用户授权程序，控制不同用户对数据的查询、录入、更改等权限，确保系统信息的准确性。

5.4.1　信息管理部门根据不同岗位和人员职能及部门申请，在计算机管理信息系统、办公软件中进行电子口令授权和撤销。

5.4.2　实验室信息管理系统、成分信息化管理系统、档案信息管理软件等各种信息化软件授权由软件使用部门负责人负责控制。

5.4.3　所有在岗职工按各自电子口令、密码登录操作系统，并注意电子口令安全，依据电子口令使用要求定期更改密码。未经允许，不得使用他人口令登录，实施操作。

6. 相关表格或产生的记录

由血站自行编制。

第四章

血站质量管理优秀案例百例

第一节　质量管理职责

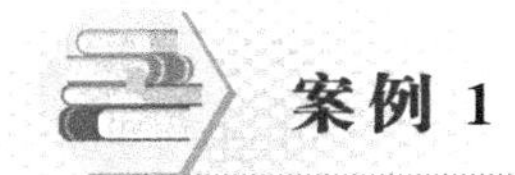

案例 1

一、场景

血站在开展管理评审前，质量管理部门策划管理评审流程，使流程精细化、标准化，提高管理评审有效性。

二、事实描述

1. 策划管理评审

(1) 开展时间：《血站质量管理规范》要求管理评审每年至少进行一次，因此，策划管理评审时间为一年一次，各科室输入数据内容可与年终工作总结相统一，避免在管理评审时，重新计算数据。

(2) 制定管理评审计划：质量管理部门在实施管理评审前至少一个月制定管理评审计划，内容包括评审目的、对象、依据、时间、地点、方式、内容、输入、要求、管理评审报告发放日期及范围等内容。特别是"评审输入"部分的内容，对每一个科室明确规定要输入的内容。制定"科室管理评审汇报材料"格式，统一汇报材料样式，包括科室工作完成情况、质量目标评审及完成情况、科室质量管理情况、目前存在的问题、提出的改进建议、需要的资源等，并对字体、字号、页边距等格式进行规定。

质量管理部门至少提前 2 周将管理评审计划及汇报材料格式发到各科室，各科室按要求编制部门管理评审报告。

2. 输入材料收集

各科室至少提前一周将汇报材料通过 OA 办公软件提交质量管理部门

(办公软件可记录提交人员、时间和内容),质量管理部门专人对汇报材料进行核查,确认其输入内容、格式等符合计划要求。

质量管理部门将不符合计划要求的科室管理评审报告退回科室完善;对不符合项、改进内容未提及或分析不充分,与相应科室负责人沟通,退回相应科室修改。

3. 管理评审实施

管理评审的实施一般以召开会议的形式进行。由血站管理层、质量负责人、业务负责人、各科室负责人参会。对于科室提出的需求及时制定措施。对于一时不能解决的问题,召开专题会进行讨论,如质量管理委员会会议、采购小组会议、党委会等。领导班子成员对分管科室的输入材料进行点评。最后由法定代表人对血站质量管理体系适宜性、充分性和有效性进行评价。

4. 编制管理评审报告

依据管理评审会议及专题讨论会等形成的决议内容,质量管理部门编制管理评审报告,对评审输入内容进行详细的总结,明确评审输出改进项的措施、完成期限、责任科室等。评审报告经过血站质量负责人、血站法定代表人审批后发给血站管理层及各科室负责人。

三、依据

《血站质量管理规范》2.4 条款:"法定代表人应按计划的时间间隔审核质量管理体系;监督质量管理体系改进,确保其适宜性、充分性和有效性。并记录和保留管理审核的情况和内容。"

《血站质量管理规范》12.10 条款:"在质量体系内审完成后,组织管理评审,以确保质量管理体系持续运行的适宜性、有效性和充分性。管理评审的结果及其相应措施须予以记录,法定代表人就所涉及的内容作出总结,探讨持续改进契机,指示今后质量工作的方向和改进目标。质量负责人编写管理评审报告,经法定代表人批准,并发放至相关部门,确保有关措施在规定的时限落实。管理评审每年至少进行一次,可根据实际需要增加管理评审次数安排。"

四、点评

该血站在开展管理评审前进行充分的策划,从开展时间、输入内容、格式等诸多方面进行考虑。同时质量管理部门专人进行输入材料的核查,保证输入材料的质量和输入内容的充分性。血站领导层参加管理评审会议及专题讨论会,会上达成一致意见,形成决议,有利于措施的有效实施。该血站将管理评审工作标准化和精细化,确保了管理评审过程的有效性。

附件1：管理评审计划

管理评审计划

评审输入

1. 本年度内部审核、外部审核及相关行政管理部门检查情况等（各科室准备）。

2. 服务对象反馈信息，献血者和供血医院的沟通、投诉、抱怨及满意程度测量结果。

（1）满意程度测量结果及分析（供血室、体采科、机采科、质量管理科准备）。

（2）血液质量投诉处置情况（质量管理科及各相关科室准备）。

（3）服务质量投诉、抱怨处置情况（业务科及各相关科室准备）。

（4）献血者回访等沟通情况（体采科、机采科、献血服务科准备）。

（5）与供血医院沟通情况（供血室、输血研究室准备）。

3. 产品过程业绩和质量趋势、质量事故处理情况。

（1）年度采供血情况（业务科及各相关业务科室准备）。

（2）为献血者及供血医院服务情况（业务科及各相关科室准备）。

（3）血液产品及服务过程的质量趋势和质量差错处理，包括：标识和可追溯性、不合格品的控制、数据分析和质量事故的处理，血液制剂及服务符合服务对象，法律法规及血液制剂要求的程度（质量负责人、各相关科室准备）。

4. 人力资源、基础设施和工作环境保障（人力资源管理科、条件保障科、总务科准备）。

5. 供方控制，包括关键物料、设备、配件方面保障等（条件保障科及各使用科室准备）。

6. 纠正、预防和改进措施实施情况（各科室准备）。

7. 可能影响血站质量管理体系变化及体系运行状况和改进建议，包括献血者和供血医院要求，法律法规、组织机构、资源、血液产品及服务的变化等（各科室、质量负责人准备）。

8. 血站质量方针和质量目标的适宜性、有效性，上次管理评审跟踪措施落实情况和效果评价，本年度体系运行状况和改进建议（质量负责人、各科室准备）。

9. 其他：视需要而定，并提前通知。

附件 2:管理评审输入材料样式

科室管理评审汇报材料

（　　年度）

一、年度工作总结

（一）本科室工作完成情况

（二）科室质量目标评审及完成情况

（三）科室质量管理

1. 可结合科室具体工作，按照《血站质量管理规范》《血站实验室质量管理规范》，从人、机、料、法、环等方面概括总结。

2. 汇报内容需包括《管理评审计划（××××年度）》“评审输入”要求汇报的内容。

二、目前存在的问题

三、提出的改进建议

即可能影响质量管理体系变化及运行状况的改进建议。

四、需要的资源

即维护和改进质量管理体系所需的资源。

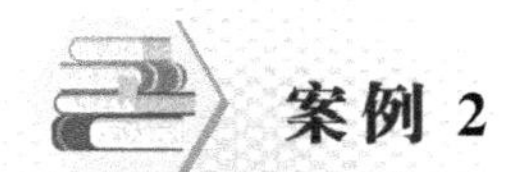

案例 2

一、场景

血站在开展管理评审前，质量管理部门编制各科室管理评审报告输入提纲，提前发放至各科室。参加管理评审的科室按照提纲进行撰写，确保输入内容标准化，提高管理评审的有效性。

二、事实描述

血站法定代表人确定管理评审时间后，质量管理部门提前半个月将管理评审计划发至血站管理层质量负责人、业务负责及各科室负责人，同时发放各科室管理评审报告输入提纲。提纲规定了各科室输入材料应包含的内容，包括内审、外审、督导检查（或技术核查及执业验收）、服务对象（献血者/献血单位和医院等）反馈（包括服务对象要求、服务对象满意程度及投诉、抱怨等）、过程业绩（过程实现增值或间接增值而达到预期的结果的能力和效果)、产品的符合性(包括产品符合顾客、法律法规及产品要求的程度)、纠正预防措施的实施情况、以往管理评审的跟踪措施的实施情况、可能影响质量管理体系的变更,包括服务对象要求的变化、法律法规的变化、质量方针及质量目标的变化、组织结构的变化、资源(人、机、料、法、环)的变化、产品的变化等。

各科室完成报告后交由质量管理部门进行审核,将不符合要求的报告退至各科室再次完善。质量负责人对各科室的运行情况及所提建议、所需资源进行归纳集中,形成血站质量管理体系运行报告。

三、依据

《血站质量管理规范》2.4 条款:"法定代表人应按计划的时间间隔审核质量管理体系;监督质量管理体系改进,确保其适宜性、充分性和有效性。并记录和保留管理审核的情况和内容。"

《血站质量管理规范》12.10 条款:"在质量体系内审完成后,组织管理评审,以确保质量管理体系持续运行的适宜性、有效性和充分性。管理评审的结果及其相应措施须予以记录,法定代表人就所涉及的内容作出总结,探讨持续改进契机,指示今后质量工作的方向和改进目标。质量负责人编写管理评审报告,经法定代表人批准,并发放至相关部门,确保有关措施在规定的时限落实。管理评审每年至少进行一次,可根据实际需要增加管理评审次数安排。"

四、点评

该血站以表格的形式将各科室管理评审输入内容发放至各科室,保证了输入内容的充分性和输入材料的质量,确保科室在管理评审时全方位总结科室业绩,从各方面寻找与预期目标的差距,提出需要血站给予的资源,寻找可能改进的机会。

附件：质量管理体系管理评审部门汇报材料

质量管理体系管理评审部门汇报材料（输入报告）

提　纲

一、对质量管理体系文件的执行情况、部门职责的履行情况、质量管理体系实施中取得的成绩以及前期工作的总结
在质量管理体系建立和运行的工作中，你部门主要做了哪些工作，取得哪些成绩？体系策划的适宜性和充分性有什么新进步？包括：(1)部门职责、岗位职责；(2)部门SOP(与质量相关管理规定)、质量记录等是否有新增、修订及删除。
二、本部门质量管理目标的贯彻落实、实现情况总结。[可结合部门工作内容在执行质量方针(目标)中所处的作用、部门质量管理目标实现情况进行描述，并对质量管理目标完成情况进行统计分析，列出部门质量目标完成情况]
质量目标完成如何？
三、针对 1. 上次内审、外审、督导等检查的结果；2. 服务对象(献血者/献血单位，医院和患者，血站其他被服务的部门)的反应和要求；3. 各项工作的业绩、质量、安全(生物和其他)状况；4. 产品及服务的符合性；5. 采取预防和纠正措施情况；6. 其他有可能影响质量管理体系的变更，结合部门内相应工作对以上各点进行描述。(可分六段)

续表

四、血站质量管理体系运行中，本部门还存在哪些不足之处，质量管理体系中有哪些需要整改的问题或建议（包括前瞻性的改进建议）；对上次管理评审过程中提出处理情况的总结及仍待解决的问题。
五、需管理评审解决的问题。条件：涉及要素（资源和过程），问题存在对质量管理体系会造成重大影响（质量和安全、目标的完成），部门无能力解决的问题。
1. 部门提出需要解决的实际存在问题 2. 分析问题存在的根本原因 3. 提出解决问题的建议和措施
六、其他部门还存在哪些不足之处，质量管理体系中有哪些需要整改的问题或建议

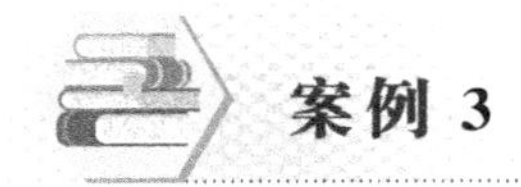

案例 3

一、场景

质量负责人及质量管理部门通过编制《质量信息简报》，定期对本站质量管理要素和质量目标进行统计分析，推进常态化体系审核和质量文化建设。

二、事实描述

1. 编制目的

通过编写、发布《质量信息简报》，及时发现、统计、分析血站内部质量管理体系运行情况，便于血站法定代表人及全体员工及时了解本站体系实施和受控程度、质量目标完成情况，确保所有采供血过程得到识别，服务对象（献血者和医院）需求和期望得到识别和满足，为法定代表人调整今后质量工作方向、改进目标及营造本站质量文化氛围提供依据，确保血站质量管理体系不断适应内外环境的变化。

2. 编制周期

质量管理部门按月（12 份）、季度（4 份）、半年（2 份）、年（1 份）编写质量信息简报。

3. 编制主要内容

主要包括质量控制、质量审核、质量管理、目标考核、策划改进等五部分。

（1）质量控制：全血及成分血、关键物料、仪器设备、工艺卫生等质控抽检数据。

（2）质量审核：按照审核计划，进行常态审核、专项审核（如文件评审）、内审（包括联合内审）、管理评审等，对质量管理体系及其执行效果实施监控。将发现的问题按照“规范”要素进行分类汇总分析，制作过程审核要素-科室对照表，对某一部门重复两次的待整改项，选用黄色填充，出现三次用红色填充并开具一般不合格项；制作《血站质量管理规范》要素晴雨表，选择数量排名前五的要素进行汇总，用饼状图体现要素分布情况。

（3）质量管理：包括文件控制和差错管理。

① 文件管理：确保文件的编写、审批、发布、发放、使用、更改、回收、保存归档和销毁等过程受控。

② 差错管理：将不合格项按体系性、实施性、效果性进行分类统计并汇总分析。将采供血不良事件监测融入现有体系，按照 T/CSBT 001—2019《血液

安全监测指南》"7.2 采供血不良事件分类及编码表"进行分类，其编码判定与《血站技术操作规程(2019 版)》一一对应，能体现差错管理在血站质量技术操作规程的过程管理。

4. 质量目标考核

对血站总的质量目标及各部门质量分目标定期进行统计分析，对报废血液实时监控分类分析，包括检验和非检验不合格报废、红细胞报废率及总体报废率等。

5. 质量策划改进

包括质量分析会、服务对象质量投诉的处理、满意度调查、保密性弃血以及体系运行的改进建议等。

三、依据

《血站质量管理规范》3.5 条款:"质量负责人须向法定代表人直接报告质量管理体系业绩及要改进的需求。"

四、点评

中小血站的质量负责人往往由质量管理部门科长担任，在法定代表人的领导下，行使质量管理体系的总设计师、总工程师角色。该血站质量管理部门通过定期编制《质量信息简报》，对质量管理体系的运行情况进行持续监管，及时将质量管理体系业绩及改进需求上报法定代表人，为相关决策提供依据;将《质量信息简报》作为质量管理持续改进的重要载体，引导各科室对《质量信息简报》通报的重点指标进行自我监控和自我改进，体现了"站科联动、上下齐心、人人参与、人人监管"的质量管理原则，有利于促进质量管理体系的持续改进。

附件:质量信息简报

××市中心血站

质量信息简报

20××年第 1 期

××市中心血站　质量管理科　20××年 1—3 月

一、血液报废情况

(1) 20××年 1—3 月各采血点检验报废率趋势分析(统计单位为:人次)

项目	检测	检测项目					汇总	检验不合格率
采血地点	人次	ALT	HBV	HCV	HIV	TP		(%)
流动采血点	2 082	6	4	3	3	8	24	1.15
A采血点	1 069	5	4	0	0	0	9	0.84
B采血点	1 132	3	2	0	0	4	9	0.80
C采血点	653	6	3	1	0	2	12	1.84
中心血站	169	0	0	0	0	2	2	1.18
D采血点	0	0	0	0	0	0	0	0.00
机采室	1 386	2	2	1	1	0	6	0.43
E采血点	6491	22	15	5	4	16	62	0.96
F采血点	1 032	1	3	2	0	1	7	0.68
G采血点	1 207	1	1	1	0	2	5	0.41
H采血点	1 329	7	9	0	0	4	20	1.50
I采血点	747	4	5	3	1	1	14	1.87
汇总	10 806	106	49	15	5	32	207	0.93
各分项报废比例		0.32	0.31	0.10	0.05	0.22	1.00	

备注:总体检验报废率为0.93%,检验人次为10 806。

(2) 不合格品趋势分析(上一年与本年1—3月同期比对)(统计单位为:U)

日期	采集血液总量(U)	检验报废率(%)	非正常报废率(%)	红细胞报废率(%)	总体报废率(%)
上一年年均值	4 183.24	1.25	0.47	1.72	1.51
本年年均值	6 144.86	0.98	0.40	1.38	1.38
同比增长(%)	46.89	−21.20	−16.35	−19.86	−8.61

备注:检验报废率以及非正常报废率以及红细胞总体报废率均为质管科逐袋进行登记完成,可能与血液信息管理软件不太一致。总体报废率为查询血液信息管理软件所得。★★《江苏省采供血机构技术审查及执业验收指南(第八周期)》条款:3.6 周期内红细胞的报废率小于2.2%,加2分,每下降0.2%再加0.5分,本项最多得4分;周期内非正常报废率小于0.35%(查阅血液信息管理软件系统数据),加2分,每下降0.1%再加0.5分,本项最多得3分。

二、质量目标完成情况

序号	科室	质量目标	实际完成指标数据	结论
1	全站	献血者服务满意率达 96%以上	99.43%	符合
		临床医院用血服务满意率达 96%以上	100.00%	符合
		成分血分离率达 98%以上	符合	符合
		血站员工培训考核合格率达 100%	符合	符合
		实验室室间质评符合率达 90%以上	符合	符合
2	质管科	全血及血液成分制品质量抽样品种检测率达 100%	符合	符合
		采血器材每批次抽样检测率达 100%	符合	符合
		12 个月内至少完成一次内审、管理评审	完成管评	符合
3	办公室	血站员工培训考核合格率达 100%	符合	符合
4	献血办	全年新闻报道＞30 篇	符合	符合
		服务对象满意度＞98%	符合	符合
5	制备供应科	机采献血者满意率≥96%	99.39%	符合
		机采一次进针率≥99%	100%	符合
		成分血分离率达 98%以上	符合	符合
		制备过程中血液非正常报废率＜0.15%	0.013%	符合
		临床用血医院满意率达 96%以上	100.00%	符合
		血液过期报废率≤0.1%	0.033%	符合
6	体采科	采血一针率 ≥99%	100%	符合
		采血报废率 ≤0.40%	0.277%	符合
		献血满意度≥97%	99.65%	符合
7	检验科	标本检验周期(自标本接收至发布结果报告时间):机采血小板标本不超过 24 小时,全血标本在 48 小时之内		符合
		ELISA 检测室内质量控制 RCV%小于 20%		符合
		实验室室间质评符合率达 90%;血型符合率达 100%		符合
8	总务科	已审核自查本身工作,建议尽快新增质量目标及相应体系文件		
9	县区采血点	献血满意度≥97%		符合

三、满意度调查一览表

20××年1—3月采供血服务满意度汇总表

地点	全站(%)	市区(%)	郊区A(%)	郊区B(%)	郊区C(%)	郊区D(%)	供血(%)
汇总	99.43	99.65	99.70	92.00	99.75	99.45	100.00

20××年第一季度献血者满意度郊区A采血点6份，郊区B采血点5份，在调查表的填写数量方面有待进一步改进。

结论：整体目标达到站质量目标的要求，针对郊区A、郊区B采血点将提交质量分析会。

四、质量检查汇总表

（一）质量审核情况

1. 管理评审

为验证本血站质量管理体系运行的现状和确定的质量方针、质量目标实施的适宜性、充分性及有效性，持续改进和完善体系，市血站召开管评会议。

管理评审输出：

(1) 制备供应科：增加1台血小板保存箱、2台标本离心机和1台速冻机。

(2) 检验科：增加紫外线消毒车3台、试剂保存冷藏箱1台、试剂保存冷冻箱1台；三名工作人员参加病原微生物实验室生物安全培训；两名工作人员参加核酸检测技术培训。

(3) 体采科：初筛联检设备3台、献血场所安装“视频监控系统”；购买1台移动献血屋；调整绩效机制；申请去省内其他血站进行学习考察，引进新的宣传方法，学习服务礼仪。

(4) 办公室：增加1名档案管理人员。

(5) 总务科：购买远程控制软件及瑞星杀毒软件；治安监控探头升级；确定总务科质量目标及科室体系文件。

(6) 质量管理科：2名工作人员参加审核员培训并取得内审员证；按照×血〔20××〕2号《关于表彰优秀质量管理员的通知》，依据打分细则，建议以下几位同志作为“优秀审核员”的人选：总务科×××，质量管理部门×××，党办×××，检验科×××；按照×血〔20××〕8号《关于建立(××市血站内审员考核标准)的通知》，依据在本血站质量审核活动中的表现，建议以下几位同志作为“优秀内审员”的人选：质量管理科×××，总务科×××，制备供应科，×××。

2. 常态审核

质量管理部门依据《20××年度××市中心血站质量审核计划》的有关规定，每月依据情况制定《内部审核计划——动态检查》，质管科以及本站的质量管理体系文件设计相应的检查表，共发现待整改事实71项，主要集中在献血服务18项、安全与卫生23项、体系文件8项、记录9项等要素。发现的不合格项暴露出来的问题主要体现在以下几个方面(要素具体分布如下)：

(1)《血站质量管理规范》“3 组织与人员”

① 制备供应科未进行过《血站秋冬季新冠肺炎疫情防控工作指引》的培训，不能提供培训记录。——制备供应科

② 机采室未进行《血站秋冬季新冠肺炎疫情防控工作指引》相关培训，不能提供培训及评估记录。BS-F02 人员培训或授权不满足要求——机采室

③ 查看20××年2月××采血点的《培训与评估记录》，培训日期填写为20××-02。BS-H06 其他——××采血点

④ 查看20××年××采血点的《员工年度培训计划》中的培训内容与上一年的培训内容一致。BS-F02 人员培训或授权不满足要求——××采血点

⑤ 查看××采血点20××年1月的培训考核试卷，未见扣分标准，两份问答题答案一致，扣分不一致。且填空题第二题体采成分科及各采血点：负责无偿献血者屏蔽、保留和归队的宣传解释、查询采样和最终结论的反馈工作与现行文件规定的“体采科及各采血点负责……”不一致。BS-F02 人员培训或授权不满足要求——××采血点

(2)《血站质量管理规范》“4 质量体系文件”

① 现场使用的《急救设备及急救药品管理记录》表单编号为R/TC-309-02，该表单已更新为R/TC-309-02-r1。BS-H06 其他——××采血点

② SOP/TC-309《献血者接待和护理程序》2016/2文件更改后的实施日期为20××-02-01，询问现场工作人员刘×，体采科在文件实施前未进行培训。(动态审核时间为20××-02-05)BS-H06 其他——××采血点

③ 查看《文件清单》中未见《体采科新冠肺炎疫情防控期间工作指引》《记录一览表》中未见临时表单《献血者特殊情况征询表》《献血者献血后回告记录》《前往发热门诊承诺书》。BS-H06 其他——××采血点

④ 查看现场使用的《献血者特殊情况征询表》的版本非纳入质量体系文件带有编号的使用版本。BS-H06 其他——××采血点、××采血点

⑤ 查看《文件清单》中未见《体采科新冠肺炎疫情防控期间工作指引》《记录一览表》中未见临时表单《献血者特殊情况征询表》《献血者献血后回告记录》《前往发热门诊承诺书》《体采科新型冠状病毒感染的肺炎防控工作排查表》

《______献血点设施设备补充清洁消毒记录》。BS-H06 其他——××采血点

⑥ 查看现场使用的《献血者特殊情况征询表》《______献血点设施设备补充清洁消毒记录》的版本非纳入质量体系文件有编号的使用版本，且《献血者特殊情况征询表》现场只有一张。BS-H06 其他——××采血点

⑦ 查看《记录一览表》中临时表单-05《无偿献血车设施设备补充清洁消毒记录》与现场使用的临时表单-05《献血点设施设备补充清洁消毒记录》名称不一致。BS-H06 其他——××采血点

(3)《血站质量管理规范》"5 建筑设施与环境"

① 储血冰箱内，试剂存放区放置标本。BS-G04 未按要求分类存放血液产品——××采血点

② 采血区放置纪念品。BS-B18 其他——××采血点

③ 未见20××年1月以后的灭火器检查记录。(动态检查时间为20××-03-25日)BS-F04 设备未按要求定期校验或维护保养——××采血点

(4)《血站质量管理规范》"6 设备"

① 现场查看紫外灯管表面有灰尘，同时查看20××-03-01—20××-03-15的《献血场所及健康体检器材使用记录》中紫外灯管擦拭记录仅20××-03-15进行擦拭过。常态审核时间为20××-03-16。BS-F04 设备未按要求定期校验或维护保养——××采血点

② 查看《体采科设备清单》中的电子血压计的强检有效期为20××年2月，与血压计张贴的强检标识有效期下一年2月3日不一致。BS-H06 其他——××采血点

③ 现场温湿度仪不能有效反映献血场所的温度，且无应急所用的温湿度仪。BS-B01 献血场所配置未满足——××采血点

(5)《血站质量管理规范》"8 安全与卫生"

① 查看R/ZBGY-320-02《送血设备消毒清洁保养记录》，清洁保养时间为20××-01-06、20××-01-18、20××-01-20与文件规定每周消毒一次不一致；现场查看标本运输箱S005和S004，粘贴20××-01-20的清洁消毒完成的标识，但在《送血设备消毒清洁保养记录》未见这两个标本运输箱的清洁保养记录。——制备供应科

② 疫情防控期间，领取纪念品处未见给离开的献血者使用的手消毒剂。——体采科(站内团体采血)

③ 医疗废物收集点标识前放置采血秤，而非医疗废物桶。BS-H01 未按要求管理和处置医疗废物——机采室

④《无偿献血车设施设备补充清洁消毒记录》，当日记录已填写，随后观看

现场采血操作，采血结束后工作人员未对相关设施设备进行一人一消毒就立刻采集下一名献血者。BS-B13 未按要求进行献血现场整理——××采血点

⑤ 现场询问工作人员刘×工作前对工作台面仪器设备用 500 mg/L 的含氯消毒剂进行擦拭，但现场查看 500 mg/L 的含氯消毒液配置后并未使用，查看 20××-02-05 日的《××无偿献血车设施设备补充清洁记录》和《献血场所及健康体检器材使用记录》消毒擦拭记录均填写。BS-H06 其他——××采血点

⑥ 查看 20××-02-05《献血场所及健康体检器材使用记录》记录填写配置 10 000 mg/L 的含氯消毒液，现场查看 10 000 mg/L 的含氯消毒液桶粘贴的配置卡上的配置日期为 20××-01-20，现场工作人员反馈未配置 10 000 mg/L 的含氯消毒液。BS-H06 其他——××采血点

⑦ 现场询问工作人员工作中对于献血者接触过的台面、椅背等设施设备未能做到一人一消毒，与本站体采科提供的疫情期间献血车工作流程规定不一致。BS-H06 其他——××采血点

⑧ 现场有新配置的 500 mg/L 含氯消毒液，未见有冲洗拖把的塑料桶，询问工作人员表示当日还未进行地面清洁。BS-B02 采血人员未按要求进行工作准备——××采血点

⑨ 现场使用的酒精喷壶未粘贴任何标识。BS-B18 其他——××采血点

⑩ 鞋套丢弃在生活废物桶内。BS-H01 未按要求管理和处置医疗废物——××采血点

⑪ 献血者离开时，现场工作人员未按照《体采科新冠肺炎疫情防控期间工作指引》的要求指导献血者进行手卫生。BS-B18 其他——××采血点、××采血点、××采血点

⑫ 现场查看《献血场所及健康体检器材使用记录》，××采血点的空气消毒机开启时间与《体采科新冠肺炎疫情防控期间工作指引》规定的三县一区上班时间均开启消毒不一致。BS-B18 其他——××采血点

⑬ ××采血点配置的含氯消毒液浓度为 500 mg/L 和 2 000 mg/L，与文件规定配置 500 mg/L、10 000 mg/L 不一致。BS-B18 其他——××采血点

⑭ 10 000 mg/L 的消毒液配置桶为空桶，查看 20××-03-29 的《献血场所及健康体检器材使用记录》中填写配置 10 000 mg/L 含氯消毒液的配置记录。BS-B18 其他——××采血点

⑮ 现场喷壶内含氯消毒液的浓度为 1 000 mg/L，与文件规定配置浓度不一致，且未见配置记录。BS-B18 其他——××采血点

⑯《医疗废物交接记录》中未见 20××-03-28 的交接记录，审核时间为

20××-03-29。BS-H01 未按要求管理和处置医疗废物——××采血点

⑰ 现场查看献血者接触过的设施设备未能按照《体采科新冠肺炎疫情防控期间工作指引》进行一人一消毒，但《××献血点设施设备补充清洁消毒记录》均填写。BS-B13 未按要求进行献血现场整理——××采血点

⑱ 收集鞋套的医疗废物桶脚踏损坏，献血者手动掀盖扔鞋套。BS-H01 未按要求管理和处置医疗废物——××采血点

⑲ 初筛区安尔碘瓶身标明开启日期 20××-03-17 09:00，失效日期 20××-03-24 09:00，未见开启人签名，动态审核时间为 20××-03-24 09:23，初筛人员使用前未核查消毒剂已过期，经质量管理部门工作人员提醒后更换。BS-B03 未按要求准备采血器材——××采血点

⑳ ××采血点动态消毒机开启时间为“11:00～13:00，14:00～16:00”，与文件规定的开启时间“10:00～13:00，14:00～17:00”不一致。BS-B18 其他——××采血点

(6)《血站质量管理规范》“11 记录”

① 查看《成分室环境安全卫生记录表》，运行时间(12:00～14:00)已填写，现场巡检时间为上午 10:09。——制备供应科

② 查看 20××-02-21《采血器材使用记录》，未见“一、采血物料清单”项目中复核者签名和时间的填写。BS-H06 其他——××采血点

③ 查看 20××-02-02《献血场所及健康体检器材使用记录》“四、盘点，体检 18 人，初筛合格 16 人，不合格 1 人”，前后人数不一致。BS-H06 其他——××采血点

④ 查看 20××-02-16《献血不良反应记录》中“5. 严重程度评估”一栏未填写，审核日期为 03－16。BS-H06 其他——××采血点

⑤ 对献血者回访后，未按照文件规定填写《献血者献血后回访记录》。BS-H06 其他——××采血点、××采血点

⑥ 20××-03-24《核酸标本离心记录》的日期写成 08-24。BS-H06 其他——××采血点

⑦ 查看 20××-03-26《献血场所及健康体检器材使用记录》“四、盘点，体检合格 24 人，初筛合格 13 人，不合格 5 人”，前后人数不一致。BS-H06 其他——××采血点

⑧《核酸标本离心记录》备注中填写的是当批血液最早采集的时间，工作人员将其与离心开始时间写反。BS-H06 其他——××采血点。

(7)《血站质量管理规范》“13 献血服务”

① 疫情期间，团采工作未测量献血者的体温。——体采科(站内团体采血)

② 体检区的献血者站位密集。——体采科(站内团体采血)

③ 采血区的巡回人员为本站司机,非相关医务人员。——体采科(站内团体采血)

④ 查看20××-03-15《采血器材使用记录》中"预计采血30人,一次性护理包准备27人次,口罩共准备27只"。BS-F07 物料管理不符合要求——××采血点

⑤ 献血宣传展牌未放置在献血车外,而是放置在献血车车头位置。BS-B01 献血场所配置未满足要求——××采血点

⑥ 采血人员标本留样时现从标本架上取标本管。BS-B03 未按要求准备采血器材——××采血点

⑦ 献血宣传展牌未放置在献血车外,反馈宣传牌被雨水破坏,已不能使用。BS-B01 献血场所配置未满足要求——××采血点

⑧ 未见采血人员穿刺前对血袋的检查动作。BS-B03 未按要求准备采血器材——××采血点

⑨ 采血人员采血前未将黄、白、紫三根试管放置在留样架上。BS-B02 采血人员未按要求进行工作准备——××采血点

⑩ 未见采血人员留取紫管标本后的颠倒混匀操作。BS-B10 未按要求留取血液检测标本——××采血点

⑪ 工作人员钱××的胸牌反面粘贴产品码和工号码。现场告知,已撕掉。BS-B11 未按要求标识血袋及血液标本——××采血点

⑫ 采血者采集血液前未准备利器盒,留取紫管标本后准备拔针时发现无利器盒。BS-B03 未按要求准备采血器材——××采血点

⑬ 采血区域放置水果、纸巾等和采血无关的物品。BS-B18 其他——××采血点

(8)《血站质量管理规范》"14 血液检测"

① 初筛人员做HBsAg和梅毒抗体联合检测时加样量不足60～80 μL。BS-D07 未按要求进行试验操作——××采血点

② 初筛人员做血红蛋白检测(硫酸铜目测法)时毛细管倾斜。BS-A07 未按要求对献血者进行一般检查——××采血点

本季度检查的结果显示,待整改事实集中在"8 安全与卫生""13 献血服务""4 质量体系文件""11 记录"以及"3 组织与人员"的填写方面。

审核结果显示采血部门在安全与卫生方面应严格执行文件的防疫要求,做好安全卫生工作,保证献血场所安全措施有效,保障献血者和工作人员的安全;在献血服务方面,提示操作人员须按照操作规程标准化操作,秉承为献

血者做好服务理念，提升献血服务水平。质量体系文件管理方面，对有新增或更改的文件，应注意文件清单的及时更新，并保证工作现场文件为现行使用的有效版本。要素 11“记录方面”，主要是记录的填写方面要注意及时准确；组织人员方面主要显示在培训的细节之处有关部门还需要进一步改进。本季度的常态审核结果显示出各采血点应严格执行操作规程、现行疫情防控文件的相关规定，保证血站各业务场所的流程符合新冠病毒防疫的要求，确保血液质量安全。疫情一时不结束，防控工作就一刻不能松懈，现阶段的防控工作仍需要大家提高警惕，共同努力。

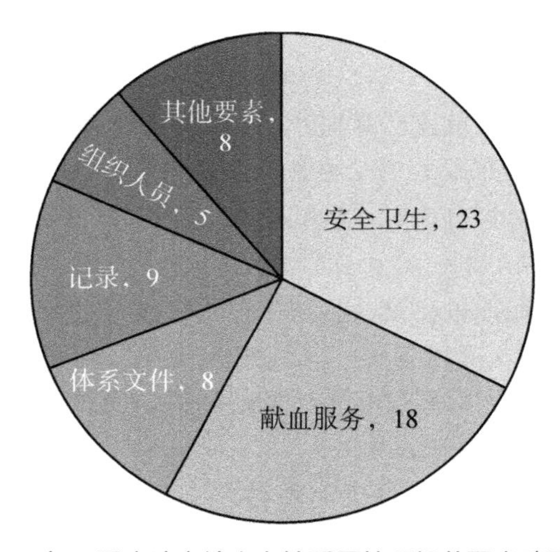

20××年一季度动态检查血站质量管理规范要素晴雨表

（二）差错管理

20××年一季度差错-纠正预防情况进行分析：20××年一季度不合格项分析：差错 11 例（献血者身份确认 2 例，浆多血少 1 例；乙肝初筛阳性采血 1 例；信息档案合并 3 例；初筛血型错误 1 例，贴错标签 2 例，采血量偏少 1 例）具体分析如下：

20××年一季度共发生差错 11 例，均为实施性不合格。

严重不合格 2 例：献血者身份确认（AE－20××－002、AE－20××－005）。

一般不合格 9 例：浆多血少（AE－20××－001）；乙肝初筛阳性采血（AE－20××－008）；信息档案合并：修改登记姓名（AE－20××－003）、档案合并（AE－20××－004、AE－20××－010）；初筛血型错误（AE－20××－011）；标签：扫错产品码（AE－20××－006）、贴错产品码（AE－20××－007）；采集量偏少（AE－20×－009）。

20××年一度季幸免事件-纠正预防单进行分析：幸免事件纠正预防措施

共49例，其中纠正措施48例，预防措施1例，具体分析如下：

1. 幸免事件纠正措施

档案合并29例；检验比对异常11例；修改登记姓名5例。

初筛血型错误(20××-008)：序列号××××××××××××××的血液为AB型，工作人员初筛成B型。因A抗原弱到肉眼无法分辨，故此项不作为差错。

悬浮红多新鲜浆少(20××-045)：据成分室反馈：序列号为××××××××××××××的全血分离后，悬浮少白红细胞示重(连袋)偏多，新鲜浆(连袋)示重偏少。经后期多科室调查仍解释不清，且可能存在采集量偏少、红细胞压积高等多种原因导致的血液制品不符合要求，故将其血液制品报废。

采集量正常血液解锁(20×-046)：据成分室反馈：在滤白制备过程中发现序列号为××××××××××××××的全血容量较少。质量管理科对血液加锁后经过调查发现其采血量符合标准，故解锁。

2. 幸免事件预防措施

永久阻止(20××-037)：姓名×××，身份证号码320××××××××××××××××，在医院抽血时遇到HIV患者，且自己有暴露性伤口，害怕被感染，私下曾用试纸条检测为阴性。该献血者存在以检测为目的的恶意献血行为，为了保证血液安全，现将其加入永久阻止列表。(阻止至2069-12-31)

(三) 献血者归队

20××年一季度共处理22人，归队13人，屏蔽8人，保留1人。

(四) 献血后回告受理

1. 献血者投诉：无

2. 保密性弃血

序号	受理日期	具体	违反	人	血	是否反馈
1	20××-02-04	注射新冠疫苗间隔期未到献血	《血站秋冬季新冠肺炎疫情防控工作指引》	不加锁	报废	是
2	20××-02-14	注射新冠疫苗间隔期未到献血	《血站秋冬季新冠肺炎疫情防控工作指引》	不加锁	报废	是
3	20××-03-17	注射生物制剂	《献血者健康检查要求》	不加锁	报废	否

制表人： 审批人： 日期：20××年4月20日

××市中心血站 质管科 20××年4月20日印发

第二节　组织人员

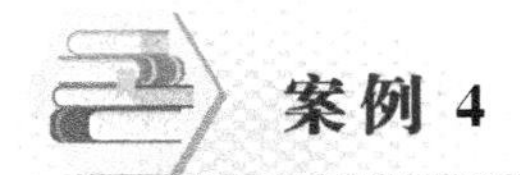

案例 4

一、场景

精心策划、组织实施新进人员培训，强化岗前教育，提升综合素质、促进依法执业。

二、事实描述

为提高全国采供血队伍素质和从业人员执业水准，卫生部自 2002 年起组织对采供血行业从业人员进行全国统一岗位培训考核，考核合格者由省级卫生行政部门发放岗位培训合格证书，方具有相应岗位上岗资格。培训教材为我国血液相关法律、法规、规章、规范、标准，世界卫生组织《安全血液和血液制品》远程教育教材和补充教材《成分输血》等。

2016 年，国家卫生计生委对《血站管理办法》进行了修订，不再组织统一的采供血机构从业人员资格考试，改由省级卫生计生行政部门指导和监督，采供血机构自行组织培训和考核。

血站依据省卫生健康委颁布的《全省血站新进及转岗人员岗位培训指南》要求，制定新进及转岗人员培训考核制度和年度培训考核计划，为每位新进及转岗人员建立档案，并组织实施。

1. 明确岗位类别，建立培训考核制度

血站培训责任科室根据“指南”要求，制定了本血站培训和考核制度。明确岗位培训分为血源管理招募岗、体检征询血液采集岗、成分制备和血液发放岗、血液检验岗及其他岗等五个类别，岗前培训采取全站和科室两种形式。

2. 收集培训内容，编制培训手册、汇编法规书籍

根据血站培训和考核制度，责任科室编制《新进人员培训手册》，“手册”中进一步明确培训项目、培训参照教材、培训方式和培训学时等要求，并融入血站质量方针、质量目标、血站宗旨、血站精神、核心能力、员工素养、服务理论等内容，将员工培训鉴定表、工作人员资格鉴定表、学习笔记等要素纳入其中，全册合计 58 页。

为便于新进人员学习相关法律法规，责任科室组织并定期更新《质量管

理体系相关外来文件》书籍，该书收集了《献血法》《血站管理办法》《血站质量管理规范》《血站实验室质量管理规范》《血站技术操作规程》《市献血管理办法》等外来文件22个，供新进人员集中学习与个人自学。

3. 培训实施过程

近2年来，责任科室组织了三批次、对16名新进员工进行了培训，其中检验人员6名、护理人员8名、财务人员2名。每批培训均制定培训计划，计划覆盖理论培训、实践培训、理论考试和实践考核。16名人员中有14名一次性通过理论与实践考核，有2名新进人员补考后通过，目前均已授权在相关岗位工作，工作能力得到科室认可，两年未发生一例针对新进人员的服务投诉。

三、依据

《血站管理办法》第二十七条："血站工作人员应当符合岗位执业资格的规定，并接受血液安全和业务岗位培训与考核，领取岗位培训合格证书后方可上岗"。

《血站质量管理规范》3.6～3.8条款："血站工作应当符合岗位执业资格的规定，并接受血液安全和业务岗位培训与考核，领取岗位培训合格证书后方可上岗的要求；培训记录满足岗位需求的培训计划、评估标准、培训实施记录、培训评估结果和结论等要求"。

四、点评

主要亮点：

(1) 精心策划、编制成册。血站培训责任科室制作《新进(转岗)人员培训手册》，手册编制有血站简介、《全省血站新进及转岗人员岗位培训指南》、血站培训和考核制度、岗位培训计划、血站文化和方针目标介绍、培训鉴定表、工作人员资格鉴定记录表、学习笔记等内容，将培训过程记录整理成册便于管理、保存、追溯，具有很好的示范作用。

(2) 内容丰富、知识全面。培训内容在进行专业技能培训的同时，侧重法律意识教育，推广血站文化、相关法律法规、体系文件等内容，在完成角色转变的同时，强化了采供血安全责任担当，具有一定的引领作用。

(3) 考核真实、措施有效。理论考试卷根据不同岗位，设计了行政人员、护理人员、检验人员等不同类别试卷，其中共性题占60%，专业题占40%。岗位实践考核设计有采血技能、成分制备、血液检验为主的三类考核方案，两年内16名新进人员有14名一次性通过，2名再学习、补考后通过，考核是"动真碰硬"的。

(4) 围绕中心、服务大局。新进人员是一个单位可持续发展的新生力量，更是单位保持高质量发展的后备力量，新进人员岗前培训重视思想道德、文化价值，旨在使其从学校人、社会人转变为单位人，完成角色转变，全心全意地服务采供血工作和卫生健康事业。

附件：《新进（转岗）人员培训手册》与质量管理体系相关外来文件

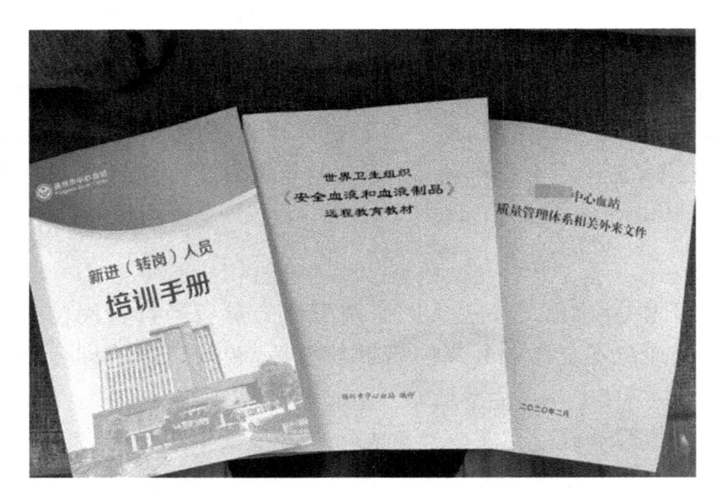

《新进（转岗）人员培训手册》与相关外来文件

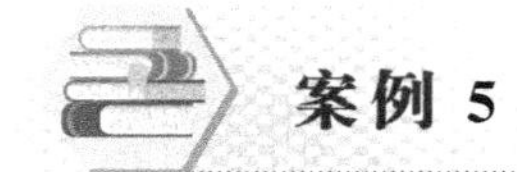

案例 5

一、场景

员工培训形式多样，内容充实，紧贴工作实际，课件准备充分，可操作性强，培训效果好，记录完整，要素齐全。

二、事实描述

1. 编制培训计划

（1）全员年度培训计划：年初，血站培训责任科室按照各科室培训需求，结合血站实际工作，编制全员年度培训计划，内容包括血站相关法律法规、安全卫生、职业暴露处置、质量体系文件、健康知识、医德医风职业道德、急救知识与技能、新技术新方法应用等，由质量负责人审核，法定代表人批准，全年计划 16 次，35 学时。

（2）科室年度培训计划：由各科室负责编制科室年度培训计划，内容包括科室操作规程、基础理论知识、关键设备操作技能、行业标准规范、质量意识等，由质量管理部门审核，法定代表人批准，全年各科室培训不少于20次，60学时。

2. 培训实施

(1) 全员培训：由责任科室提前3天通知到各科室，培训过程全程录像，方便当天未参加培训者后期观看学习。

(2) 科室培训：由科室按培训计划提前3天填写“科室培训报备申请”，便于主管领导、分管领导、责任科室随时监督。

(3) 培训内容：贴近工作实际，可操作性强。以某科室为例，对新进的大型关键设备，邀请生产方工程师来站对设备原理、实际操作、维修保养等进行培训。为充分调动科室员工积极性和主动性，让科室骨干每年每人分享一次本专业新技术、新方法的体会。

(4) 培训记录：全站统一要求，包括科室培训报备申请表、培训有效性评价表、培训签到记录、培训照片、培训课件、培训评估表及试卷等内容。

3. 培训效果评价及监督检查

(1) 每次培训结束后，培训者依据理论考试成绩或技能考核成绩等对本次培训进行效果评价。由培训评估者对本次培训者授课内容、授课能力等进行综合评价，对未达到培训预期要求的采取再次培训等措施，并进行跟踪验证。

(2) 科室每半年对培训实施情况和培训效果进行一次总结和分析，对于未能按计划开展的培训附加说明。

(3) 培训分管领导和责任科室每半年对各科室年度培训计划的实施、总结和改进、工作人员培训笔记等进行检查，将其纳入中层干部履职考核内容中，确保培训工作能落到实处，保证培训效果。

4. 汇总统计

每年12月，每位员工形成1份“人员学分统计表”，将自己全年参加全员培训、科室培训、继续教育及外出进修培训等情况进行汇总统计，内容包括培训日期、培训内容、学分类别、培训形式、学分、学时等，一目了然，既方便责任科室检查，又方便员工及时掌握自己学时、学分是否达到相关要求。

三、依据

《血站管理办法》第二十七条：“血站应当对血站工作人员进行岗位培训与考核。血站工作人员应当符合岗位执业资格的规定，并经岗位培训与考核合格后方可上岗。血站工作人员每人每年应当接受不少于75学时的岗位继续教育。”

《血站质量管理规范》3.7条款：“员工必须接受拟任岗位职责相关文件的

培训和实践技能的培训，并且经过评估表明能够胜任。应有培训记录，记录应包括满足岗位需求的培训计划、评估标准、培训实施记录、培训评估结果和结论，以及未达到培训预期要求时所采取的措施。”

四、点评

血站培训工作从培训计划、实施、监督检查、考核、年终统计、总结评价等环环相扣。抓培训效果，不流于形式；培训内容充实，形式多样，贴近工作实际；课件准备充分、操作性强，培训效果好。全员培训内容侧重安全卫生、职业暴露处置、健康知识、医德医风职业道德、急救知识与技能，科室培训侧重操作规程、基础理论知识、行业相关标准规范、实际操作、质量意识，全员培训与科室培训互为补充，从最初培训计划到最终学时、学分统计汇总，形成一套完整的培训材料。

附件：该血站某科室培训实施部分材料

1. 科室业务知识培训

2月26日业务培训
3月6日业务培训
6月12日业务培训
8月21日业务培训

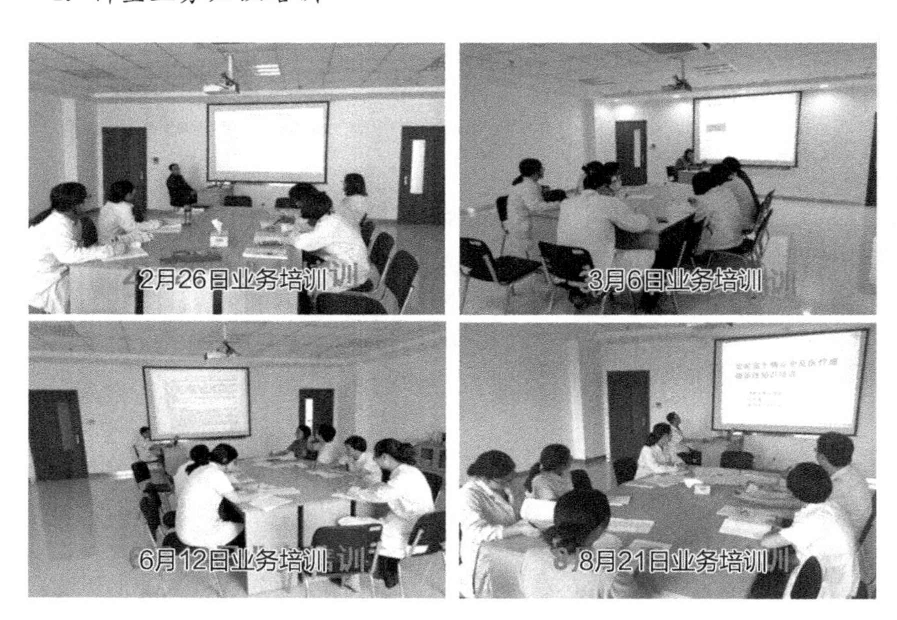

科室与业务培训

2. 科室操作技能培训

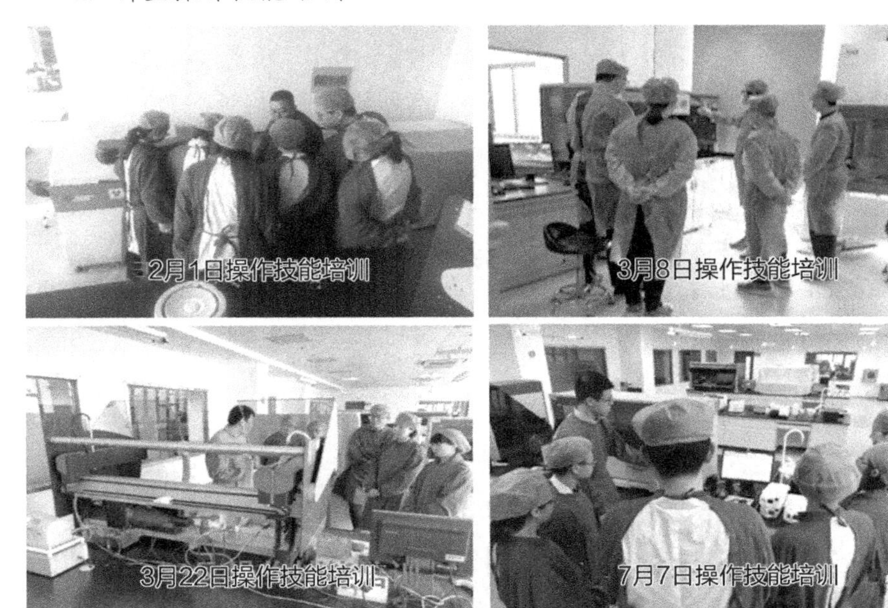

科室操作技能培训

3. 科室体系文件实施前培训

12月4日新版文件培训
12月11日新版文件培训
12月18日新版文件培训
12月20日新版文件培训

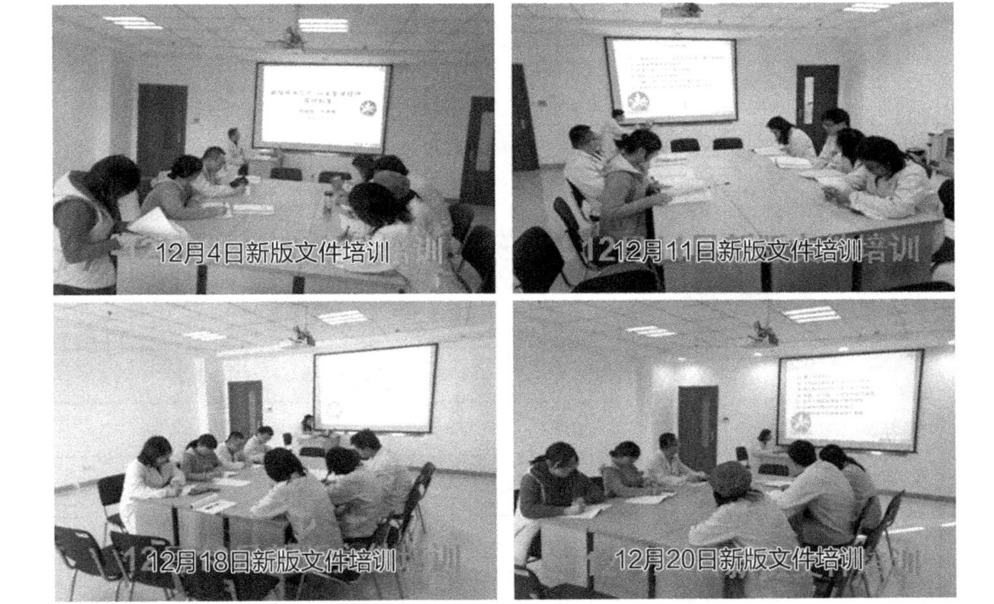

科室新版体系文件培训

4. 科室急救技能培训

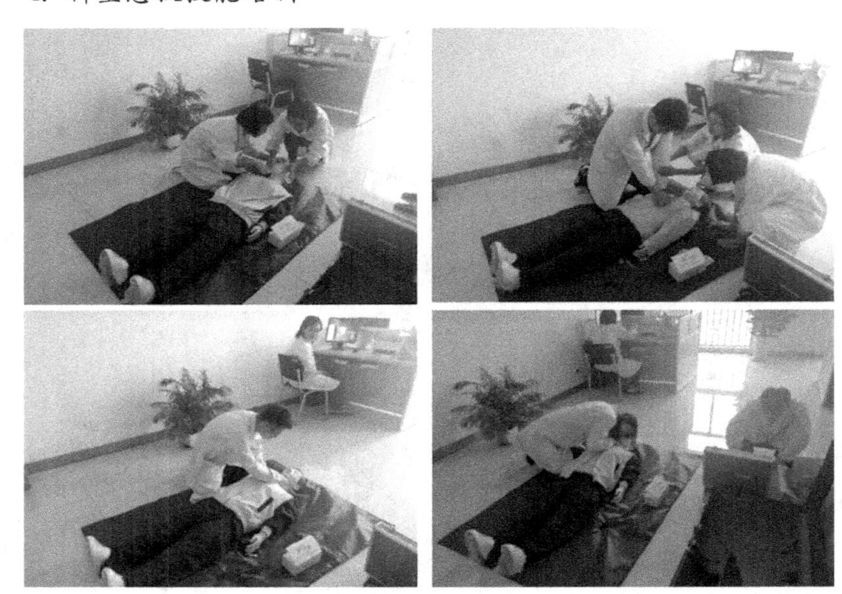

科室急救技能培训

5. 个人学分统计汇总

个人学分统计汇总

单位	姓名	性别	科室	专业技术等级			
[illegible]	[illegible]	男	[illegible]	副高			
日期	项目编号	内容	学分类别	学分子类别	形式	学分	学时
2019年度			（Ⅰ类或Ⅱ类）	（国家级或省级）			
2019年4月19日至4月21日	2019-11-00-153（国）	全血血液筛查技术培训大会	Ⅰ类	国家级	面授培训	6分	18
2019年7月22日至7月24日	2019611100006	输血医学研究新进展培训班	Ⅰ类	省级	面授培训	5分	15
2019年8月29日至8月31日	2019-12-07-033（国）	第五期采供血机构信息化建设研讨班	Ⅰ类	国家级	面授培训	10分	40
2019年5月30日		2019年安全输血暨输血新技术培训班	II类	市级	培训班	3分	9
2019年11月19日		2019年精准输血技能培训班	II类	市级	培训班	3分	9
2019年12月19日至12月21日	2019611100016	实验室ISO15189认可与实验室质量管理体系建设培训班	Ⅰ类	省级	面授培训	4分	12
2019年1月-12月		单位全员培训	II类	市级	讲座	6.5分	19.5
2019年1月-12月		部门培训			讲座	无	78
合计						37.5分	200.5

6. 科室员工学分、学时统计汇总

科室员工学分、学时统计汇总

中心血站

科工作人员学分、学时统计情况汇总

年度：2019年

序号	姓名	性别	职称	继续教育学分			合计		备注
				I类	II类	其他	学分	学时	
1		男	高级	25	12.5	0	37.5	200.5	完成
2		男	中级	14.5	15.5	0	30	181.5	完成
3		女	高级	15	22	0	37	189	完成
4		女	中级	14	14	0	28	162	完成
5		女	中级	10	17.5	0	27.5	162	完成
6		男	初级	10	16	0	26	156	完成
7		女	中级	15	14	0	29	165	完成
8		女	初级	11	22	0	33	192	完成
9		男	初级	14	10	0	24	150	完成
总计				128.5	144	0	272	1558	
人均				14.3	15.9	0	30.2	173	
统计人：						统计日期：		2019年12月31日	

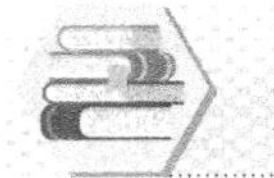

案例6

一、场景

规范培训过程：首先通过问卷对血站员工进行培训现状及需求调研，从而发现培训中存在的问题，为制定员工培训计划提供依据和参考。调查中发现，卫技和非卫技人员对培训现状的评价和专业培训需求存在差异。据此，责任科室根据不同岗位的培训目标和培训需求设计培训方案，提升培训效果。此外，根据需求调查结果，确认培训师资、制定培训计划，分为外出培训、全员培训及科室培训。责任科室每年年底集中检查各科室及个人培训情况。

二、事实描述

1. 培训需求的调查分析

每年底，培训责任科室设计血站员工培训现状及需求评估问卷，征得分管领导同意后，对血站在职员工进行问卷调查，分析不同岗位员工对培训现状的看法及需求。责任科室根据问卷调查反馈结果分析发现:卫技人员和非卫技人员对培训的实际效果有较为正面的评价,都较为迫切地希望接受培训,但相比于卫技人员,非卫技人员认为血站为他们提供的培训并不充足。其中采供血行业相关法律政策、伦理问题、提升自我管理能力,以及与外界沟通交流的技能和能力等公共知识和技能培训需求没有差异,但卫技人员和非卫技人员对专业培训需求差异显著,培训内容应与自身岗位工作内容密切相关。

2. 制定培训计划

(1) 全员年度培训计划:根据培训需求分析结果,结合血站实际制定年度培训计划,内容包括时限性病毒感染的预防与控制系列培训、质量管理相关培训、采供血机构安全与卫生、健康知识、急救知识与技能、新技术新方法应用等,由分管领导审核、批准。全年计划 12 次,计 24 学时。由于上年度末,少数地区出现时限性病毒感染疫情,我国部分地区及境外多个国家相继爆发流行。为进一步做好血站时限性病毒感染预防与控制,有效降低病毒在采供血场所的传播风险,规范工作人员行为,责任科室及时调整培训计划和模式,将培训课件在电子屏幕滚动播放并发布在员工工作微信群中,以自学或科室培训为主,按责任科室要求完成培训任务。期间,血站按照疫情发展状态,邀请专家做了几期时限性病毒疫情培训课件。

(2) 科室年度培训计划:各科室围绕科室人员培训需求,制定年度科室培训计划,重点围绕提高工作人员岗位操作能力,达到学有所用的效果,继续教育覆盖率达到 100%。科室培训由各科室组织实施,培训对象为科室的全体员工,鼓励员工参加外科室举办的相关培训。员工转岗培训由转入科室实施,由责任科室监督。业务科室理论培训加技能培训全年不少于 40 学时,科室根据自己工作特点安排培训时间。非业务科室在满足相关专业要求学时的同时,人均年度参加培训总学时不少于 75 学时。

3. 培训方式

(1) 内部培训

① 全员培训:以理论培训为主,由责任科室提前一周在办公会上发布培训的教师、主题及时间,培训当天在员工工作微信群再次发布培训通知及培训课件,并在电子大屏同步播放培训课件。全年培训模式依据时限性疫情防控要求进行。血站当年度共开展线上培训 19 期计 45 学时,讲座 3 期计 6 学时,完成省级继续教育项目 2 期计 24 学时。

② 管理者培训:由党委办公室组织实施。

③ 质量管理员培训:由质量管理部门组织实施。

④ 新进员工培训:由人力资源部门组织实施。

⑤ 科室培训:由各科室负责人依据科室年度培训计划进行,按血站要求做好每次科室培训计划、实施、评估,记录需完整。责任科室每半年对各科室培训开展情况进行检查,确保达到培训目标和培训效果。

(2) 卫技人员线上学习:卫技人员参加"好医生"网络远程继续医学教育课程,参加培训的人员取得继续教育Ⅰ类或Ⅱ类学分证书。

(3) 非卫技人员培训:非卫技人员如财务人员和工勤人员,参加财务知识专业等培训。建议参加与自身岗位相关的外部培训。

(4) 外出学习、进修和培训:员工外出学习、进修和培训需经相关科室、分管领导和血站领导批准。

(5) 自学。

4. 培训师资

血站学术委员会认定站科两级培训师资、外聘师资、培训评估者,确保培训过程符合血站培训要求。责任科室统一管理培训师资和培训评估者能力确认。

5. 培训内容

根据培训需求,年度血站层面的全员理论培训围绕《献血法》《血站管理办法》《血站质量管理规范》,以及采供血行业相关法律法规、应急急救技能专题培训、安全与卫生、健康教育等主题开设系列讲座。培训内容可根据血站对外交流和业务工作实际情况做适当调整,穿插外出培训汇报等。受时限性疫情影响,本年度只外请两名专家做全员培训。

6. 培训记录

统一要求,内容涵盖培训计划表、培训实施记录表、培训评估表、签到簿、培训课件、讲师培训效果评估表和试卷等。

7. 培训效果评价及监督检查

(1) 每次培训结束后,通过试卷考试成绩或讲师培训效果评估等方式对培训进行评价。考试答卷成绩 90 分以上为合格,未达标者需重新培训、考试。

(2) 培训责任科室每半年对各科室的培训工作进行检查,开展检查前两周发布通知,将检查内容告知各科室。检查内容包括:科室培训计划及实施、培训学时,内容有时限性疫情防控相关知识、科室更新的体系文件等。转岗培训由转入科室对转岗人员实施,由责任科室监督。培训实施过程记录真实完整。

8. 汇总统计

每年底,各科室填报科室人员继续教育学时汇总统计表,包括科内、站级、参加其他培训、年度总学时，一目了然。

三、依据

《血站管理办法》第二十七条："血站应当对血站工作人员进行岗位培训与考核。血站工作人员应当符合岗位执业资格的规定，并经岗位培训与考核合格后方可上岗。血站工作人员每人每年应当接受不少于 75 学时的岗位继续教育。"

《血站质量管理规范》3.7 条款："员工必须接受拟任岗位职责相关文件的培训和实践技能的培训，并且经过评估表明能够胜任。应有培训记录，记录应包括满足岗位需求的培训计划、评估标准、培训实施记录、培训评估结果和结论，以及未达到培训预期要求时所采取的措施。"

四、点评

血站培训工作从培训需求调查和分析，全员和科室培训计划制定，培训计划实施、评估、监督和检查，到全体员工人员继续教育学时汇总统计，对培训者、评估者的管理等方面，规范培训管理，达到全员参与，不流于形式，内容充实，形式多样，贴近工作实际的培训目的。授课老师课件准备充分、操作性强，培训效果好。全员培训内容围绕《献血法》《血站管理办法》《血站质量管理规范》、采供血相关法律法规、应急急救技能、安全与卫生、健康教育等。科室培训重在岗位操作规程、行业相关标准规范、关键设备操作技能等。全员培训与科室培训互为补充，从最初的培训计划制定，到过程实施，以及最终学时、学分统计汇总，形成一套完整的培训材料。

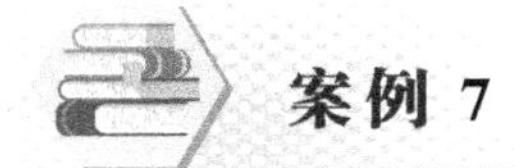

案例 7

一、场景

血站培训责任科室建立和实施血站培训 PDCA 管理，总结培训各阶段的经验和不足，建立血站培训管理的长效机制。

二、事实描述

1. 编制培训计划

每年 12 月各科室需向责任科室提交下一年度培训需求及计划，责任科室根据各部门学习培训及进修意向需求，结合本单位工作实际情况，制定下一年度培训计划，报质量负责人批准后实施。培训计划包括培训对象、培训者、时限、类型、内容等。培训计划简洁，培训目标明确，具有可操作性，尽量可测量，便于评估。

培训课程分为四类：一是采供血相关法律法规、职业道德、安全卫生、职业防护和签名的法律意义的培训等必须培训内容；二是常规课程的培训，如《血站技术操作规程》、献血服务、临床输血方面的培训；三是临时性的培训，如有关时限性病毒防控知识培训、各类外出培训学习机会；四为新进人员培训。

2. 实施培训

血站培训的实施分别在四个层次完成，分为站级、科室、线上线下继续教育项目和网络及其他培训。

站级培训由责任科室负责组织，主要是针对全站的共性要求和重点对象进行培训，参加人员包含分站及县级采血点人员。全年组织培训约 12 次，培训学时 35 小时。

科室培训由各科室按照年度科室培训计划负责实施，主要涉及实践操作、规章制度、工作流程、专项业务和质量管理等内容。

本站申请继续教育项目每年 2 次，主要内容为献血服务、临床输血方面的培训，邀请国内权威专家授课。

3. 培训实施情况的检查

责任科室每月组织质量巡查，将各科室的培训工作也纳入巡查内容，主要查看各科室培训执行情况，是否按照年初制定的培训计划实施培训，是否符合培训计划的预期效果。

4. 培训情况的总结和改进

年底责任科室发放培训需求调查问卷，从员工对培训的重视度、参与率、培训项目需求、培训时间等方面深入了解员工需求，形成全站培训需求调查分析报告。

召开培训情况总结分析会，对全年的培训实施情况进行总结，保留发扬成功经验，将其纳入标准化管理，对发现的问题进行改进，遗留问题则转入下一个 PDCA 循环去解决，在制定下一年度培训计划中体现和要求。

三、依据

《血站质量管理规范》3.6 条款："必须按实际情况制定继续教育和培训计划，保证员工得到持续有效的教育和培训。"

四、点评

血站开展的培训活动是按照《血站质量管理规范》《血站实验室质量管理规范》规定执行。从培训需求的调查分析、年度培训计划的制定和实施、培训实施过程的检查，到年度培训总结活动，形成了PDCA循环，有效保障了血站培训工作的实施。

注：PDCA循环管理是全面质量管理的工作步骤。PDCA是英文缩写，“P”代表计划，“D”代表执行，“C”代表检查，“A”代表处理。PDCA循环，就是按计划、执行、检查、处理四个阶段循环不止地进行全面质量管理的程序。全面质量管理是20世纪60年代出现的科学管理方法。PDCA循环是美国管理学家戴明首先总结出来的，又称戴明循环。（引自百度百科）

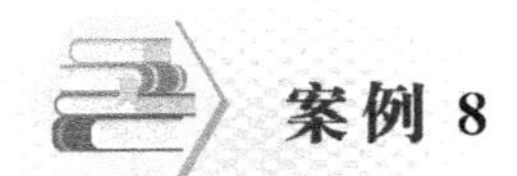

案例8

一、场景

献血服务科建立和实施科室常态化文件和实践技能培训制度，通过考核等手段评估受培训员工是否胜任岗位要求。

二、事实描述

1. 年初制定科室全年培训计划

献血服务科按照血站年度培训要求，制定科室年度培训计划，内容包括相关法律法规、质量管理体系、关键设备使用前操作培训、贴签、岗位职责与操作技能、计算机应用、安全与卫生要求等培训。

以献血服务科单采组为例，单采组共有10位员工需参加全年科室培训及考核，该组有8名员工具备培训资质，每个月从中选定1名作为教员开展过程培训活动并进行考核。每位教员都应秉承以老带新、扬长避短的原则。

教员由献血服务科负责人制定计划时指定，原则为科室资历较老的员工轮流担任培训教员。科室负责人负责培训过程管理，包括学习内容、被培训人员签名、考卷等。

教员分工由献血服务科负责人依据《血站质量管理规范》中“献血服务”及相关条款，以及培训所需时长，确定培训内容，将其均衡分配至每个月，要求每年不少于40个学时，培训内容覆盖“献血服务”涉及的所有内容。

2. 实施内容

每个教员培训前，做好充分准备工作，如熟悉培训计划、编制培训内容等。

每个教员负责记录培训过程，如学习内容、被培训人员签名等。会议记录表格版式见附件。每次培训结束后，教员可以通过现场总结、提问、试卷等形式进行考核，以达到培训目的。

3. 培训总结

献血服务科每月进行过程培训总结，包括实施情况、科室成员参加情况、培训内容、学时、考核过程、考核结论、培训结论评估等。

4. 开展培训教员培训

为丰富教员的专业知识，献血服务科组织教员就日常培训内容、科室外出学习情况交流、科室特点进行经验交流，年度共开展了12次科室全员培训及实践技能考核，对当时未能参加培训及培训考核的不合格者采取补培训和考核。

三、依据

《血站质量管理规范》3.7条款："员工必须接受拟任岗位职责相关文件的培训和实践技能的培训，并且经过评估表明能够胜任。应有培训记录，记录应包括满足岗位需求的培训计划、评估标准、培训实施记录、培训评估结果和结论，以及未达到培训预期要求时所采取的措施"。

四、点评

该血站献血服务科开展的科室培训，有助于科室人员深入了解和熟练掌握《血站质量管理规范》中涉及该部门的条款内容。教员通过授课，增加教学机会，提高培训方法和技巧。全科人员通过学习，提升业务知识、实践技能和综合能力，进而促进科室业务水平、质量意识和工作成效。科室培训作为全站培训的一部分，体现了部门特点和个性需求，更有针对性。

单采组10位员工，培训教员就有8名，这种"亦生亦师，亦师亦生"的培训关系，促进"教学相长"。教员和学员之间的关系由原来教与学的关系，转变为互为师生、相互促进、共同进步的关系。

附件：

（　　　　）记录　　　　编号：CZBC-QRXZ10-2020-0

<table>
<tr><td>时间</td><td colspan="2"></td><td>地点</td><td></td><td>主持人</td><td></td></tr>
<tr><td colspan="3">会议议题或培训主题</td><td colspan="4"></td></tr>
<tr><td rowspan="4">出席人
姓名</td><td></td><td></td><td></td><td></td><td></td><td></td></tr>
<tr><td></td><td></td><td></td><td></td><td></td><td></td></tr>
<tr><td></td><td></td><td></td><td></td><td></td><td></td></tr>
<tr><td></td><td></td><td></td><td></td><td></td><td></td></tr>
</table>

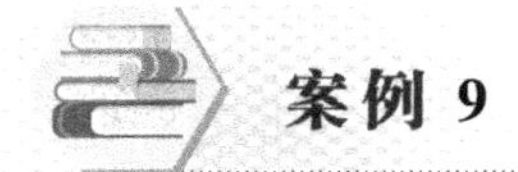

案例 9

一、场景

对新聘采血护士建立和实施献血服务情景模拟培训模式，提高新聘采血护士的综合能力，有效减少献血服务差错的发生。

二、事实描述

1. 一般资料

2018—2020 年中心血站新聘采血护士 34 名，对 34 名采血护士在规定时间内实施岗前培训。

2. 实施

(1) 成立培训考核小组：由业务办公室、献血服务科、质量管理部门、街头采血组骨干组成。负责内容的选定、献血服务情景模拟脚本的制作、献血服务情景模拟培训的指导与考核、考核标准的制订。

(2) 献血服务情景脚本的制作：以不愿献血和特定人群招募（医务人员、市民、公务员、企业员工等）、献血者的健康教育、献血前物品检查、无菌操作、献血反应处理及回访、不合格献血者的告知为题材，根据发生差错的问题、事件经过描述、原因分析、整改措施等制订模块情景培训脚本。

每个“模块情景”培训前，做好充分准备工作，如编制检查表、熟悉标准操作规程等。由培训考核小组成员扮演献血者，业务办公室负责人主持并配合旁白，按教学资料脚本要求将不良事件中的主要问题、事件经过一一呈现。新聘采血护士观摩并查找情景中出现的主要问题、发生问题的原因、提出针对性整改措施，作答上交。然后让新聘采血护士发言讨论，培训考核小组成员进行补充、总结，纠正不良事件中的各类问题。最后新聘采血护士按“模块情景”进行模拟演练，可以分组搭配演练，互换角色，演练时互相监督、互相促进，演练时，至少 1 名培训考核小组组员参与指导纠偏。

3. 总结

以献血服务情景脚本模拟教学，通过情景模拟演示，引出情景中工作不当之处，新聘采血护士在面对这些错误时，必须整合运用自己所学理论知识，进行分析判断，做出正确的选择，在此过程中最大程度地锻炼新聘采血护士分析问题、解决问题的能力。通过情景模拟演练，使护士有一种“身临其境”的感觉，更好地将理论知识、操作技能与实践相融合，提高新聘采血护士对此类事件本质的认识，避免类似事件再次发生。

三、依据

《血站质量管理规范》3.7 条款："必须按实际情况制定继续教育和培训计划，保证员工得到持续有效的教育和培训。培训者的培训能力和培训评估者的评估能力应经过评估，表明能够胜任后，才能授予承担培训和评估的职责。"

《血站质量管理规范》3.8 条款："员工必须接受拟任岗位职责相关文件的培训和实践技能的培训，并且经过评估表明能够胜任。应有培训记录，记录应包括满足岗位需求的培训计划、评估标准、培训实施记录、培训评估结果和结论，以及未达到培训预期要求时所采取的措施。"

四、点评

献血服务情景模拟培训脚本制定是关键，对教学脚本编排、培训考核小组成员的要求非常高，需有丰富采血一线工作经验及较高理论水平的专业人员才能胜任。培训考核小组应对整个教学环节把关，对整个教学质量负责，才能达到预期培训效果。

学习的过程不只是被动地接受信息，更是理解信息、加工信息、主动构建知识的过程。献血服务情景模拟培训不但可以提供生动、丰富的献血服务学习材料，还可以提供在实践中应用知识的机会，促进知识、技能与体验的连接，使新聘采血护士在生动的应用和活动中理解所学的知识，了解问题的前因后果和来龙去脉，进一步认识献血服务相关工作的本质，灵活地运用所学的知识去解决献血宣传、招募和服务实际中的问题，增长才干。知识总是在一定的情境中产生和发展的，具有情境性，脱离了具体情境，认知活动的效率就会降低。适宜的情境可以激发学习的兴趣和愿望，促进新聘采血护士情感的发展，不断地强化和调整学习动力，促使新聘采血护士主动地学习。

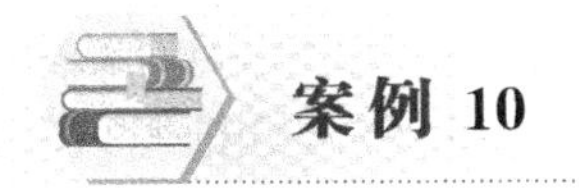

案例 10

一、场景

成分供储科充分利用业务培训及质量分析会，对员工进行分类培训和质量问题导向培训，增强业务知识水平。

二、事实描述

1. 业务培训（计划内培训）

（1）编制培训计划：成分供储科员工较多，有四种岗位：成分制备岗、待检岗、发血岗、血液运输岗。岗位不同，工作中需要运用的知识点也不尽相同。为提高培训的针对性，增强员工参与的积极性，收获良好的培训效果，根据每个岗位特点，我们探索出了“开小灶”式的分类培训方式。年初制定科室培训计划时，根据不同工作岗位的工作需要，制定不同的培训计划，再将这些计划共同融入科室培训计划中，保证每月培训内容涉及所有岗位，并各有侧重点。现科室已形成了法律法规类要求全员掌握的共同培训，各岗位分类培训的工作方式。

培训计划包括培训内容、培训人员、培训课时等。

(2) 实施培训及考核：每月培训者根据培训计划提前准备课件，下发培训通知，培训后差异化考核。根据培训内容的不同，编制不同的理论试卷内容，操作类现场操作考核，如不同浓度消毒液配制等。

考核结果分析：当月培训时还要对上月试卷中出现错题频率较高的问题进行正确解答，确保掌握培训内容，保证培训效果。

2. 科室分析会(计划外培训)

根据每月质量管理部门反馈的质控抽检结果、近期临床反馈及工作中发现的质量问题，确定本期质量分析会主题，提前通知大家查阅资料或根据实际工作查找原因。会上对于发现的每一例问题，每个岗位列出本岗位工作中可能造成该问题的原因及预防措施，不同岗位互相交流，制定预防及处理措施，对相关业务知识点再培训。

3. 培训总结

(1) 计划内培训：通过分析培训存在的问题，探索分类培训的创新模式，实现从“大锅饭”同一性培训方式，向“开小灶”差异性培训方式的转变。通过分类考核，提高科室人员参与的积极性，促进大家更好地掌握、运用所学内容，提升了岗位专业技能和工作效率。

(2) 计划外培训：及时解决近期出现的质量问题，如20××年×月质控抽检结果反馈1例病毒灭活冰冻血浆亚甲蓝残留量高于质量标准要求，通过查阅资料分析可能为近期工作人员对于个别二次离心后血浆仍残留红细胞，再次离心后直接接入病毒灭活输血过滤器，未能及时光照并过滤，亚甲蓝加入时间过长导致。通过质量分析会制定了预防措施，并对查阅的相关资料进行宣讲培训。

三、依据

《血站管理办法》第二十七条：“血站工作人员每人每年应当接受不少于75学时的岗位继续教育。”

《血站质量管理规范》3.6条款：“必须按实际情况制定继续教育和培训计

划，保证员工得到持续有效的教育和培训。”

四、点评

通过分析培训存在的问题，探索分类培训的创新模式。提高科室人员参与培训的积极性，促进大家更好地掌握、运用所学内容，提升岗位专业技能和工作效率。

第三节　质量体系文件

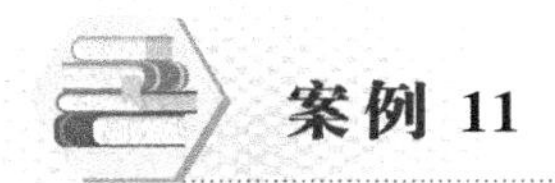

案例 11

一、场景

质量体系文件管理部门建立和实施质量体系文件纸质版和电子版双管齐下管理模式，确保员工能够在工作空间范围容易获得与其岗位相关的现行有效文件。

二、事实描述

1. 文件编写

血站质量管理体系文件按采供血过程编写，覆盖采供血及其相关服务的所有过程，明确各科室职责，统一协调，环环相扣，避免接口重叠或真空。编写文件时，要求统一文件排版及格式。

2. 文件更改

质量手册和程序文件的更改由质量管理部门组织实施，各科室填写文件变更申请，说明原因，附上更改后文件，按照《文件管理程序》进行审核、批准。各科室需要新增、更改或撤销操作规程和管理制度时，如果文件内容涉及其他科室职责，应先与相关科室负责人进行沟通，确认后，填写文件变更申请，并附上新增或更改的文件，按照《文件管理程序》进行审核、批准。起草文件科室负责将文件原始纸质版和电子版同时交质量体系文件管理部门。

3. 发放

文件以“按需发放”为原则，质量体系文件管理部门填写发放范围审批表，经质量负责人审批后按照范围和数量发放。文件以纸质版和电子版双重形式发放。

（1）纸质文件发放

① 血站设计《部门代码表》，文件管理部门按发放范围及编号规则发放正本复印件。发放之前，文件管理部门在每份受控文件的第一页页脚正中加盖红色“受控”印章，页眉正中加盖发放编号。每份文件具有唯一的发放编号，便于追溯。文件领取时领取人和发放人需在“文件发放单”上签名及注明日期，在新版文件实施之日，旧版文件同时作废。文件撤销之日即为文件作废之日。文件更改科室要确保失效或作废文件及时从所有场所撤出，并在作废后5天内交文件管理部门，文件管理部门填写文件收回记录单。

② 当文件使用科室的文件破损严重，影响正常使用时，文件使用科室将破损文件交回文件管理部门，补领同样发放编号的新文件。

③ 当文件使用科室发现文件丢失后，使用科室提出领用申请交文件管理部门，领用申请中应对丢失原因做出说明，经质量负责人审批后，重新申领新的发放编号文件。文件管理部门在重新发放文件时给予新的发放编号，并在文件发放记录表上注明丢失文件的发放编号及声明该文件作废，并将作废文件的发放编号通知各科室，防止误用。

（2）电子版文件发放：文件管理部门将质量管理体系文件正本复印件纸质文件加盖受控章后进行逐份扫描，每份质量管理体系文件单独转换为一个只读文件，存放在本站内网公共平台办公区质量管理体系文件专属文件夹中，每个科室一个文件夹，内含本科室文件及相关文件。每个文件设置删除权限，防止文件被意外删除。文件管理部门在更换新文件同时将旧文件删除，保证在线电子文件始终为现行有效版本。

4. 培训

文件起草科室在文件正式实施前组织相关工作人员对文件更新之处及如何正确获取电子版文件进行培训和评估，以保证员工能在工作场所正确地使用文件。

5. 销毁

文件管理部门销毁纸质作废文件的复印件前，填写文件销毁记录，经文件管理部门负责人审批后，集中统一销毁。文件销毁时现场至少有两人，一人销毁一人监督。电子版体系文件在更新时由文件管理部门直接删除旧版本。

6. 存档

纸质文件正本由文件管理部门收集、整理，附上文件目录装订成册，按档案管理规定交档案室保存。为了防止正本文件的丢失或损坏，正本文件一律不外借。需借阅和复制质量管理体系文件时，按《档案管理制度》执行。电子版只读体系文件，文件管理部门保留现行有效版本。

三、依据

《血站质量管理规范》4.3条款:“保证员工能够在工作空间范围容易获得与其岗位相关的文件并正确使用文件。”

四、点评

血站采用纸质和电子版质量管理体系文件并行的管理模式,既兼顾了不同工作场所员工工作及查阅习惯,又满足本站不断发展的工作需要。血站根据各科室申请并结合实际工作情况,按需发放纸质版或电子版质量管理体系文件。

纸质版质量管理体系文件在一些生物安全要求比较严格的工作场所使用十分不方便,容易对工作环境或文件造成污染。此外,由于采血点不断增加,对质量管理体系文件的需求也相对增加,发放、回收、销毁大量的纸质版质量管理体系文件,无形中加大文件管理部门工作强度,对于纸张需求也会越来越多,造成一定的浪费。电子版质量管理体系文件发放、回收、销毁简单便捷,一方面方便血站各部门员工实时查看、培训、学习、使用相应文件,也规避工作场所生物安全风险;另一方面电子版质量管理体系文件易于管理,便于销毁,同时可以节约大量纸张。

第四节　建筑、设施与环境

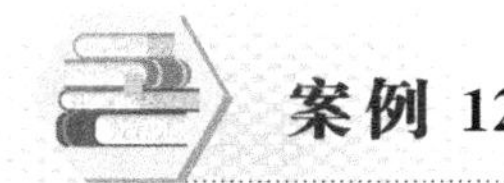

案例 12

一、场景

各场所配置充足且适用的消防设施,安排专人定期巡查,随机监督抽查。

二、事实描述

1. 配置各项消防设施

根据《建筑灭火器配置设计规范》要求,血站各场所配置充足合理的消防设施,在计算机房、资料档案室、精密贵重仪器的实验室及配电所等场所配备二氧化碳灭火器,并通过消防验收。

作为消防安全重点单位,血站建立了志愿消防队伍,不断提高血站自查自纠、自防自救的能力,实现有效处置初起火灾的目标,在每个业务楼层设置“有人员、有器材、有战斗力”的微型消防站,内有消防服、安全绳、消防面罩、消防电筒、大力钳和板斧等设施。

2. 定期巡检

与第三方维保单位签订消防维保合同，每月对建筑内部全部消防系统进行检测。

为保证各科室人员熟悉灭火器位置及状况，由各科室负责本科室范围内微型消防站、灭火器、消火栓的点检工作，由血站安全责任科室负责公共区域的微型消防站、灭火器、消火栓点检。为了保证每月点检有效，对点检项目进行了细分：例如消火栓检查项目包括水带、水枪、卷盘、栓头、铜枪等，干粉灭火器检查项目包括瓶体、把手、喷嘴、压力、保险销、有效期等，二氧化碳灭火器检查项目包括喷枪、保险销、压把、瓶体、重量、有效期等。消防站除核对数目、有效期外，还需确保电筒有电。考虑到灭火器材分布点较多，同时设计了灭火器材位置的平面图和灭火器检查列表，以便在每月点检时相互对应记录，确保无一处遗漏。

目前血站已培训出 3 名持证上岗消防员，定期对消防设施进行巡查，包括每日巡视和每月巡检。

3. 定期督查

血站安全责任科室在每周的安全巡查和全站每季度的安全检查中，会随机抽查部分灭火器材的点检情况。

4. 消防培训和演练

每年进行全员消防知识培训和消防演练，如用烟雾弹模拟火灾疏散、逃生现场，试操作灭火器等，以进一步增强员工消防安全技能。

三、依据

《血站质量管理规范》5.4 条款：“消防、污水处理、医疗废物处理等设施符合国家的有关规定。”

四、点评

消防安全是安全生产中一个重要方面，建立消防系统，配置消防设施仅是最基本的要求，重要的是坚持消防安全常抓不懈。其中消防设施的巡查，不能流于形式，要有记录、有督查。将灭火器材的点检工作分派到各科室，是将消防三级安全目标真正落实到科室和具体责任人员的重要措施。加强全员消防演练培训，做到不走过场，根据实地情况设计各类火情状况，定期开展对消防器具使用演练，保证每人都能进行实操。

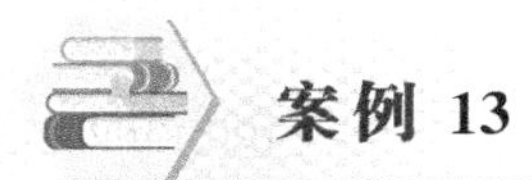

案例 13

一、场景

临时献血场所电缆线、插线板线的安全布置。

二、事实描述

在团体外出和流动献血活动中，采血车需要电缆接电，献血征询、检查、服务场所需要插线板接电。因场地和布局所限，有时电缆电线不可避免经过人员流动区域，而电缆电线由于盘绕收纳，和地面并不贴伏，甚至高低曲折，很不规整。不但影响场所的整洁有序，更影响行人安全。

为此，在上述献血活动中，血站要求所有经过行人区和工作人员活动区的电缆电线均要用 5 cm 宽黄色胶带每间隔 50 cm，做贴合地面处理，保证电缆电线平、直、无凸起。这样既显得整齐有致，也避免了因绊跌带来的安全问题。

三、依据

《血站质量管理规范》5.1 条款："必须具备整洁、卫生和安全的采供血作业场所。"

四、点评

对于临时献血场所，虽然是临时的，但整洁、卫生和安全的要求并不能降低。"乱线丛生"既影响整洁、卫生的观感，更会带来安全隐患。反之，整齐有致的电缆电线布置，会让献血者和献血单位感受到血站工作细致认真，对献血者安全呵护备至。因此，改善观感，提升献血者和献血单位的满意度，应从细节做起。

附件：排线前后地面照片

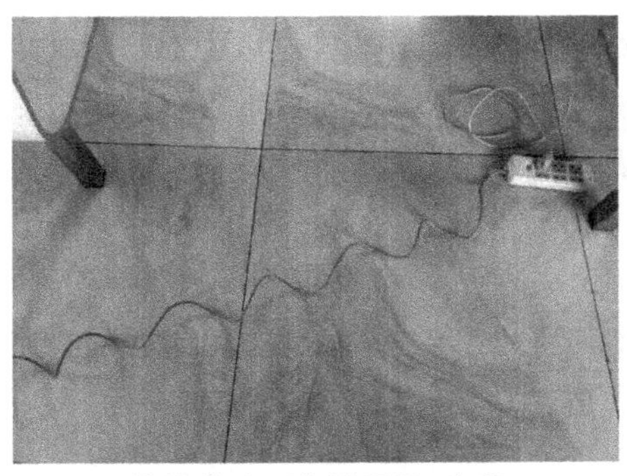

排线前地面电线明显、杂乱

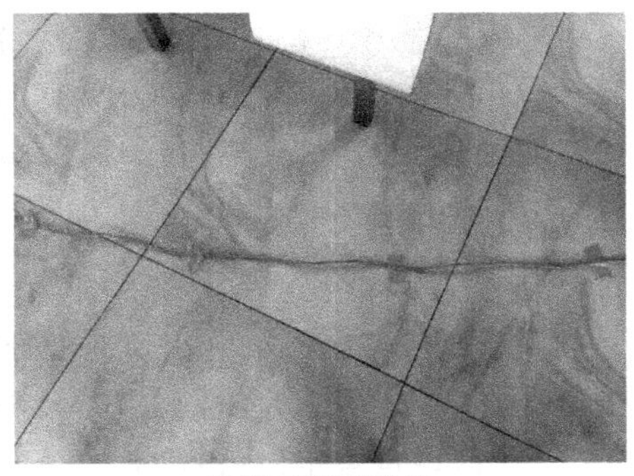

排线后地面整洁

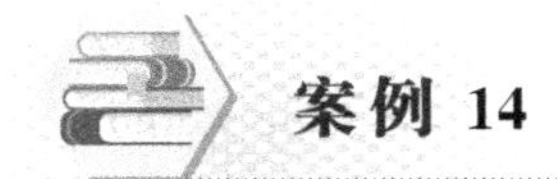

案例 14

一、场景

血站开展采供血业务场所“6S”规范化管理，“6S”就是整理（seiri）、整顿（seiton）、清扫（seiso）、清洁（seiketsu）、素养（shitsuke）、安全（safety）六个项目，因均以“S”开头，简称“6S”。血站把“6S”管理引入到采供血业务管理中，是为了提高采供血业务场所规范化管理水平，提升工作效率和工作形象，预防和减少不必要的差错，确保血液质量和血液安全。

二、事实描述

1. 编制方案，召开启动会

质量管理部门按照血站年度工作总体安排，组织制定“6S”规范化实施方案，明确实施目标、责任部门、内容和具体要求，由血站质量负责人组织召开业务场所6S规范化实施启动会。

2. 分工协作，细处落实

（1）按照科室工作职责，对科室内务和业务情况进行梳理。

献血服务一科、献血服务二科、制备供应科、检测中心、质量法规部和输血医学研究所等业务科室的业务场所均纳入“6S”规范化管理。

明确业务场所静态布局。各科室确定工作开始前后设备、设施、物料、记录资料以及其他物品等的摆放位置、清洁和维护要求，以及物料的数量控制标准。

明确业务场所动态布局。确定科室工作中设备、设施、物料、记录资料以及其他物品等的摆放位置、清洁和维护要求，以及物料的数量控制标准。

明确科室内业务场所的整理、消毒、清洁和维护要求，落实责任人及分工，及时清理不必要或不使用的物品，全面实施业务场所规范化要求。

（2）办公室、总务科等科室根据职责，在统一宣传设计、统一制作和后勤保障等方面给予支持。

3. 梳理流程，各具特色

（1）规划梳理流程：各科室对业务场所的流程重新进行梳理，对于每个工作场所的布局，要按业务流程进行系统规范，使之有序化，便于工作人员操作。

（2）区域定点定位：各科室建立业务工作场所设备、物品以及文件资料的动态和静态规范化放置标准，明确在工作过程中和工作结束后的摆放和使用要求。对业务场所的设备、材料、可移动手术推车、工作服、桌面办公用品、垃圾桶和清洁消毒用品等,要根据易取、易放和易管理“三易”原则放置,然后根据定位、定量和定标准的“三定”原则,明确位置、数量,定点定位标识由科室提出申请,后勤服务科室协助完成。

(3) 规范场所标识:各科室对所有资源进行标签化管理,清除不规范标签。业务场所的公告、海报、标语、通知,以及工作服挂钩上标示的工号等,由科室提出申请,办公室统一安排制作。业务场所的柜子、抽屉等需要标示的,统一贴在左上角,由科室提出具体需打印的内容和数量的电子版,交后勤服务科室协助打印。

(4) 保持场所清洁:各科室按规定的频次对工作场所及设备物品进行清洁消毒,保持工作场所干净整洁,创造良好的工作环境。对柜子和抽屉内部,要经常整理,保持整洁。

对于不再使用的设备和物品,应根据血站相关规定处理,不再放置在主要业务场所。电脑、电话和仪器设备的电线线路等,统一整理。设备和物料所用外包装盒等,应及时清理。

4. 监督检查,持续改进

(1) 建立定期检查监督机制:各科室建立清洁检查制度,工作人员每周检查至少 2 次,科室质量管理员每月不定期复查至少 4 次。

责任科室每月检查至少 1 次。

各科室对监督过程中发现问题而未及时整改的,按血站考核制度进行处理。

(2) 科室动态调整“6S”规范化标准:各科室建立持续改进机制,在“6S”规范化运行 3～6 个月之后,可根据实施效果进行评估,如需调整,经论证后实施,并将修改后的标准交责任科室。

(3) 建立定期通报机制:责任科室每月定期对各科室“6S”执行情况进行监督检查,发现问题及时反馈给科室,由科室确定责任者,按血站考核制度处理,记录检查结果,在每月的科主任会议上通报月度检查情况。

三、依据

《血站质量管理规范》5.1 条款:“必须具备整洁、卫生和安全的采供血作业场所。”

《血站质量管理规范》5.2 条款:“采供血作业场所的布局应满足业务需求,流程要合理有序,防止人员和血液受到污染。”

《血站质量管理规范》8.5 条款:“作业区域内不得饮食、吸烟和佩戴影响安全与卫生的饰物。应具有与工作场所和工作性质相适应的防护措施和相关安全标示。”

《血站质量管理规范》8.6 条款:“制定消毒与清洁程序,规定需消毒与清洁的区域、设备和物品及其消毒清洁方法和频次,保持作业区卫生整洁。”

四、点评

血站启动采供血业务场所“6S”规范化管理,全站献血服务、成分制备、血液检测、血液供应、质量管理和输血研究所等科室对业务工作场所使用的设备、设施、物料、记录资料以及其他物品,依据要求进行定位和定量,摆放整齐,明确标示和区域,实现“整齐有序、标示清晰、清洁到位”的目标。建立科室员工自查、科室专人复查和责任科室监督检查机制,提高工作人员的工作效率,全面提升血站的整体形象。

附件 1:“6S”规范化实施方案时间表

采供血业务场所“6S”规范化实施方案时间表

序号	要求	完成时间	备注
1	6S 规范方案上交	4 月 30 日	
2	需上墙等内容提交办公室	4 月 30 日	
3	需打印标签电子版交后勤服务部	5 月 8 日	
4	6S 规范方案评审	5 月 8 日	
5	各科室落实 6S 方案	5 月 15 日	
6	组织验收	5 月 22 日	
7	科室整改	5 月 29 日	
8	常态运行,科室自查、质量法规部监督	6 月 1 日起	

附件 2:采供血业务场所“6S”规范化管理现场照片

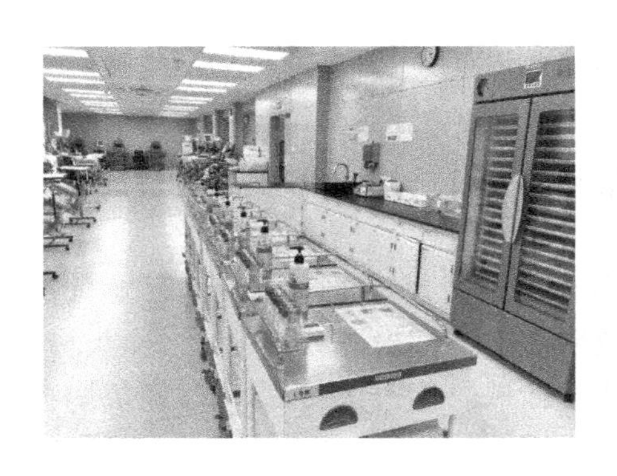

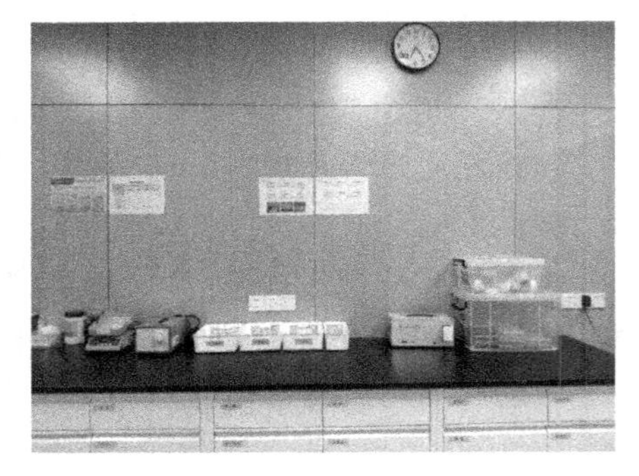

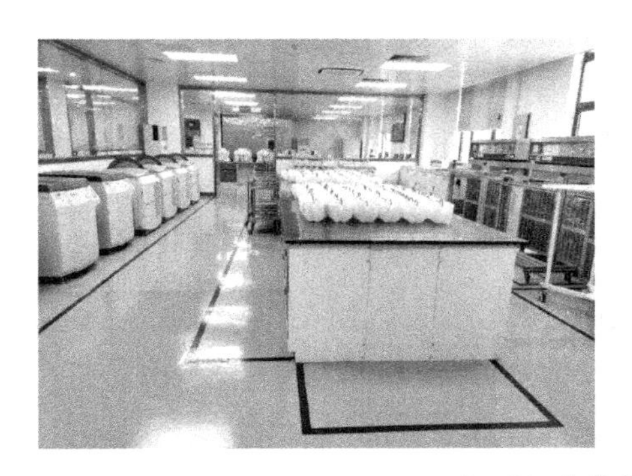
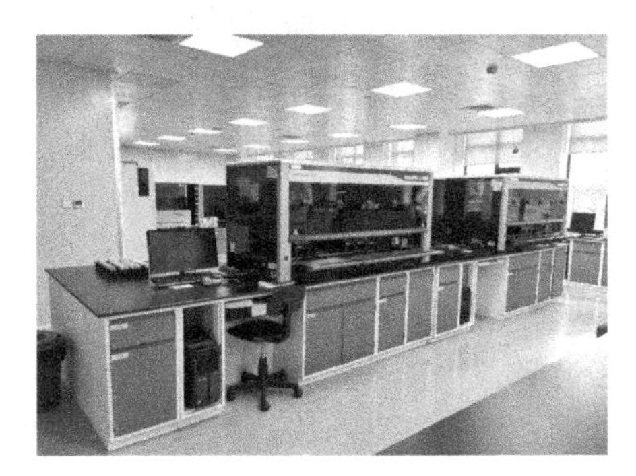

"6S"规范化管理现场照片

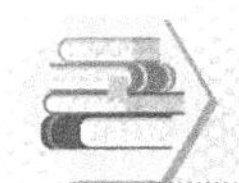

案例 15

一、场景

血站配备应急供电保障设施设备，建立配电房工作制度，每月进行发电机组维护保养，每年度开展应急供电演练，确保血站电力正常供应。

二、事实描述

血站配置应急供电设施设备，制定相关制度，进行相关应急演练，形成《血站专用变电所预防性试验报告》，做好发电及维护保养相关记录。

1. 配备应急供电设施设备

(1) 采用 10 kV 双重市政电源供电，当一路电源发生故障时切换至另一路电源。

(2) 考虑血站设施配置，按面积指标进行总负荷估算，配置 80 V·A/m^2 变压器，将照明、采供血业务、动力、空调分成四组，便于管理。

(3) 低压系统(0.4 kV)按照变压器的分组配置标准分 2 个线段。低压系统中照明与采供血业务变压器在低压侧进行单母线分段，设置应急母线段Ⅰ，主要承担火灾事故照明、弱电设施以及重要医疗设施电源；动力与空调变压器在低压侧进行单母线分段，设置应急母线段Ⅱ，主要承担消防动力设施电源。

(4) 配置可快速自启动柴油发电机组，在 15 min 内向血库、实验室、机房供电。

(5) 配置 EPS 和 UPS 蓄电池，EPS 提供应急照明电源，满足安全照明、疏散照明和备用照明要求，供电时间 20 min 以上，对应箱体设置在配电房内；弱电系统、血液检测设备和血液采集设备等设置 UPS，供电时间 20 min 以上，对应箱体设置在相应科室内。

2. 建立健全配电房安全制度

工作人员持证上岗，定期复审。工作人员每班巡视并记录，按计划对电气设备进行定期停电检修。

3. 发电机组维护保养

发电机组每月开机维护保养并自发电一次，检查机组的电瓶、水、机油以及各种仪表读数是否正常并及时补充和校准，确保发电机组有 24 h 应急供电能力，及时填写《自发电机组维护保养记录》《自发电机组发电记录》。

4. 应急供电演练

每年度组织开展应急供电演练，对变压器、高压柜真空断路器、10 kV 保护装置、3H 主电源总开关、4H＃1 变开关、5H 联络开关、8H 备用电源总开关、综保装置、高压电缆、高压母线、低压母线、低压电容、接地电阻和柴油发电机维保等内容进行测试，若发现电力保障中存在问题，及时纠正和改进。

三、依据

《血站质量管理规范》5.3 条款："具有安全有效的应急供电设施。"

四、点评

血站有大量涉及血液安全的用电设施设备，如血液保存、关键物料储存、血液信息系统和血液标本检测过程的正常运行都需要安全有效的电力保障，应急电源的设置对保障血液安全起到重要作用。血站配置完善的应急供电设施设备，建立配电房和发电机日常管理及维护保养制度，组织开展每年度的应急供电演练，发现问题及时纠正和改进，确保血站电力正常供应。

第五节　设　备

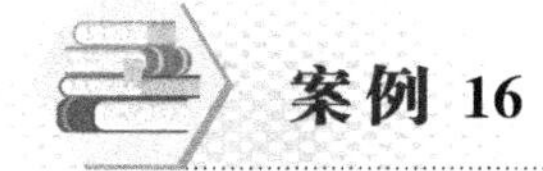

案例 16

一、场景

检验科高压灭菌室采用化学及生物方法监测高压灭菌效果。

二、事实描述

检验科实验室采用化学指示卡对压力蒸汽灭菌器进行常规消毒效果监

测，灭菌结束后将变色的指示条粘贴于消毒记录粘贴处。每季度用嗜热脂肪芽孢杆菌作为热力灭菌生物指示剂对消毒效果进行监控与评价。

三、依据

《血站质量管理规范》6.2 条款“必须建立和实施设备的确认、维护、校准和持续监控等管理制度，以保证设备符合预期使用要求。计量器具应符合检定要求，有明显的定期检定合格标识。”

ISO 15189 CNAS-CL02:2012 中 5.2.2 e)条款：

“5.2.2　实验室和办公设施

实验室及相关办公设施应提供与开展工作相适应的环境，以确保满足以下条件：

e) 提供安全设施和设备，并定期验证其功能。”

四、点评

实验室应建立设施设备安全验证管理制度，除案例中提到的用嗜热脂肪芽孢杆菌作为热力灭菌生物指示剂对高压灭菌效果进行定期验证外，其他如应急疏散装置、冷藏或冷冻库中的对讲机、警报系统、应急淋浴和洗眼装置等，都要建立相关的定期验证制度。

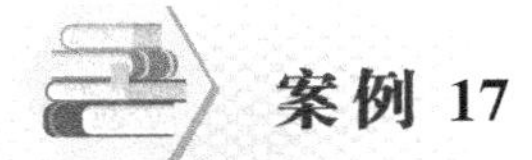

案例 17

一、场景

成分制备科使用的紫外线杀菌灯，采用血站每半年检测一次紫外线强度和科室每月验证紫外线强度相结合的方法，监测紫外线灯消毒效果。

二、事实描述

成分制备科使用移动式紫外线杀菌灯照射进行空气消毒，其紫外线强度的检测，由血站质量管理科每半年检测一次，本科室每月使用紫外线强度指示卡验证紫外照度，确保紫外灯照度满足消毒要求。

三、依据

《血站新冠病毒感染常态化防控工作指引》四、(一)、3 条款：“非工作状态时开启紫外线照射(应当验证紫外照度)。”

四、点评

成分制备场所是血站业务工作的重要场所，每天的空气消毒效果直接关系到血液质量安全和工作人员的身体健康。血站常规使用紫外线强度测试仪和指示卡，对紫外线灯照度进行定期检测，确保其功能和效果。

注：

紫外线强度指示卡使用方法

打开紫外线灯 —5 min后→ 放指示卡 —1 min后→ 看结果

（将指示卡置于距紫外线灯管下方垂直1 m中央处，将有图案一面朝向灯管）

第六节　物　料

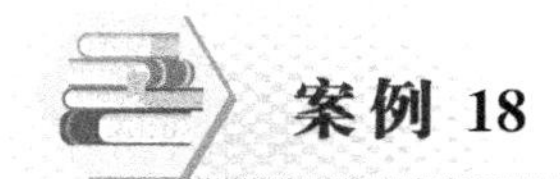

案例 18

一、场景

利用计算机管理软件实现对采供血关键物料的精准化管理，提高管理效率，减少人工操作带来的差错，不断完善物料管理。

二、事实描述

1. 建立有效的仓库管理制度

满足《血站质量管理规范》相关要求。

2. 建立仓库管理软件

该软件可以是独立软件，也可以是第三方公司开发的血液管理信息系统下的子系统模块，后者更有利于采供血系统中人、机、料、法、环、信等要素的综合查询和管理。

3. 组织实施人员培训

包括仓库管理软件使用人员，领料人员、审核人员的培训，培训内容包括：软件使用权限、关键物料的发放和使用等。

三、依据

《血站质量管理规范》7.1 条款："采供血所用的物料符合国家相关标准，不得对献血者健康和血液质量产生不良影响。应制定管理制度，明确关键物料清单，对采供血物料的购入、验收、储存、发放、使用等进行规范的管理。"

《血站技术操作规程（2019 版）》3.10 质量记录条款："3.10.2　制备记录应可追溯到起始血液、制备人员、制备方法、制备环境、使用设备和物料"；

“3.10.3　记录宜以电子记录为主，以手工纸面记录为补充”。

《血站技术操作规程（2019 版）》9.1 条款：“必须应用计算机管理采供血和相关服务过程”。

《血站技术操作规程（2019 版）》10.1 条款：“必须建立和实施血液标识的管理程序，确保所有血液可以追溯到相应的献血者及其献血过程、所使用的关键物料批号以及所有制备和检验的完整记录”。

四、点评

利用计算机系统管理物料，是对采供血所用物料规范化管理的必要保障，特别是对一些关键物料的发放和使用，起到很好的追溯作用。仓库管理软件可以减少人员操作带来的差错，减轻工作人员的工作强度。将仓库管理软件与采供血信息管理系统结合，完善了组合查询功能，进一步提高了信息管理系统对采供血全过程的管理。

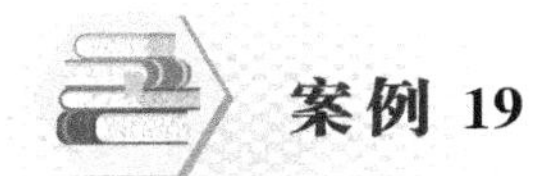

案例 19

一、场景

血站物料仓储实现信息化管理。

二、事实描述

血站所用物料从采购申请、审核、批准、入库、发放全部实现信息化全覆盖，使用科室在物料放行后方可使用，对使用科室人员根据工作需求予以授权。

仓库管理人员可以通过信息系统对物料库存情况进行查询，实时查看血站库房（一级库）及各科室（二级库）内物料的批号、有效期和数量。一旦发现物料接近失效期，及时提醒使用科室，并与使用科室进行沟通，确认是否可以在有效期内使用完毕，如不能使用完毕，立即与其他科室调剂使用，或实施退库处理，确保物料在有效期内使用。

三、依据

《血站质量管理规范》7.1 条款：“应制定管理制度，明确关键物料清单，对采供血物料的购入、验收、储存、发放、使用等进行规范的管理。”

《血站质量管理规范》7.6 条款：“物料应按规定的使用期限存放，遵循先进先出的原则，保证在物料的有效期内使用。”

四、点评

物料仓储管理实行信息化，既符合相关的法律、法规、标准、规范要求，又能减少员工的工作量，降低差错发生率。

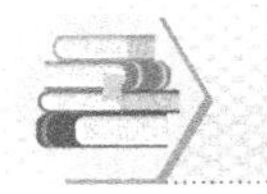

案例 20

一、场景

加强采血点关键物料管理，避免物料过期使用。

二、事实描述

（1）规定采血点当班人员每天检查、清点所有关键物料的有效期，做好记录，如发现物料在近失效期三个月内，应立即向科室业务主管汇报。

（2）规定采血组长每周检查采血点所有关键物料的有效期并记录。

（3）规定科室业务主管每月抽查采血点关键物料的有效期并记录。

（4）在物料信息系统上标记科室关键物料的临近效期预警，要求所有物料应在失效期前一个月用完。

三、依据

《血站质量管理规范》7.1 条款："采供血所用物料应符合国家相关标准，不得对献血者健康和血液产品质量产生不良影响。"

《血站技术操作规程（2019 版）》2.4.6 条款："血液采集所使用的物品及消毒剂均应在有效期内。"

四、点评

科室平时经常开展关键物料安全使用的培训，强化员工责任心教育，确保物料按规定的使用期限存放，遵循先进先出的原则，防止关键物料的过期使用，保证血液质量和临床输血的安全。

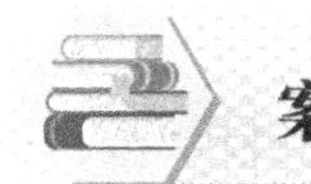

案例 21

一、场景

献血服务科关键物料管理。

二、事实描述

献血服务科作为采血一线科室,为保障血液质量和安全,对关键物料的管理显得尤为重要。为保证有充足的物料使用,又能最大限度地控制物料的过期报废,献血服务科通过建立健全的物料管理程序和制度,明确责任,主要从以下三方面进行管理。

1. 入库管理

献血服务科建立科室《关键物料领用记录》,入库时,接收者要详细登记耗材领取日期、物品名称、数量并签字,便于追溯。

2. 使用管理

在采血过程中,对使用关键物料加强管理,建立科室《关键物料核查记录》,包括物品名称、生产批号、有效日期、库存数量、预计使用天数等,每周核查一次。发用遵循先进先出原则。

3. 库存管理

每月对关键物料进行盘库并做好记录。建立科室《关键物料盘库记录》,主要包括:关键物料名称、上月剩余数、本月领取数、实际使用数、本月剩余数。对关键物料的使用进行持续控制,便于追溯并能及时发现异常情况。

三、依据

《血站质量管理规范》7.6 条款:“物料应按规定的使用期限存放,遵循先进先出的原则,保证在物料的有效期内使用。”

四、点评

通过加强在血液采集中,对关键物料使用的各个关键点的管控,有效避免使用过期物料、物料不足或物料积压的现象。

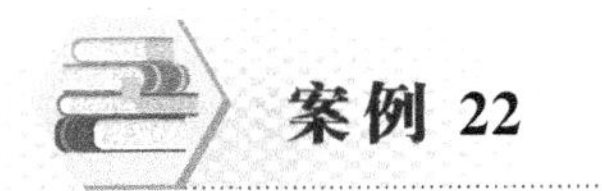

案例 22

一、场景

对血站关键物料的入库、质检、使用等环节进行信息化管理,通过信息系统对采供血全过程中关键物料的使用进行质量控制。

二、事实描述

血站在血液管理信息系统基础上新增了物料管理模块,对物料进行信息化管理。

1. 加强库存管理

通过物料管理系统，对血站总库存及科室库存进行管理。

(1) 物料管理部门对关键物料进行管理，利用物料管理模块实时监控库存量，及时进行物料采购，确保采供血过程物料充足。采购申请由使用科室提出，分管领导审批，专职人员采购，质检合格后才能领用。优化了采购流程，规范了入库管理。

(2) 关键物料使用科室以往通过人工管理，物料过期现象无法杜绝。利用物料管理信息系统，科室库存物品在临近失效期前1个月时会有提示，在避免浪费的同时，及时补充库存。

2. 加强物料使用管理

关键物料使用条码进行管理，在采供血各使用环节扫码关键物料，做到单个消库，实现对关键物料的全过程追溯和管理。利用信息系统实时检查各科室关键物料使用情况，与实际库存核对，确保关键物料有效使用。

3. 加强供应商资质管理

物料管理信息系统设置了供应商资质管理，包括各关键物料供应商的证照管理，证照即将到期时系统有预警提示。

三、依据

《血站质量管理规范》7.2条款:“购进关键物料的生产商和供应商具有国家法律、法规所规定的相应资质，每年应对其进行一次评审，从具有合法资质的供应商购进物料。”

《血站质量管理规范》7.3条款:“对关键物料的质量进行控制，保证只有合格的物料才能投入使用。”

《血站技术操作规程(2019版)》2.4.6条款:“血液采集所使用的物品及消毒剂均应在有效期内，涉及有包装的，使用前应当确保包装完好。”

四、点评

应用物料管理信息系统，规范了库房物料管理和供应商资质管理，保证了采供血全过程关键物料的有效使用。物料送达血站后，从验收入库到质检通过，最后申领、发放、使用，整个过程可追溯。物料管理信息系统可以方便各类物料的精确统计，为财务部门进行各类物资消耗报表核对提供依据，物料管理工作更加规范。

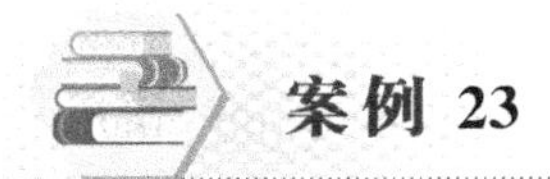

案例 23

一、场景

对体采科物料采取精细化控制措施，在街头采血点和团体采血现场进行关键物料管理，确保物料先进先出，在有效期内使用。

二、事实描述

（1）体采科不设二级库，各采血点根据采血量从血站总库房领用物料。

（2）领至各采血点的物料按照储存要求存放，核酸试管和血型试剂等放入储血冰箱专设位置。

（3）各采血点每日工作前后盘点，记录关键物料领用和使用情况，具体包括：厂家、批号、有效期、领用量、使用量和库存量。

（4）根据物料的有效期，遵循先进先出原则使用物料。

（5）含碘消毒剂、棉签、棉球、血型试剂、ALT 试条、HBsAg/TP 双金标、手消毒凝胶等，打开后均应标注启用日期、有效期并签名，每日工作前后检查。

三、依据

《血站质量管理规范》7.6 条款：“物料应按规定的使用期限存放，遵循先进先出的原则，保证在物料的有效期内使用。”

《血站技术操作规程（2019 版）》2.4.6 条款：“血液采集所使用的物品及消毒剂均应在有效期内。”

四、点评

采血点每日盘点记录关键物料使用情况，消毒剂和采血物品等启用时标注打开日期和有效期并签名，每日工作前后检查，确保物料先进先出，在有效期内使用。

第七节　安全与卫生

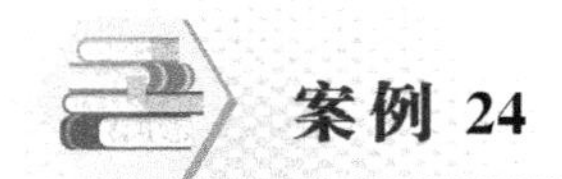

案例 24

一、场景

检验科、质量管理科和研究室每年联合开展实验室生物安全演练。

二、事实描述

1. 制定生物安全演练计划

每年年初由检验科牵头制定生物安全演练计划，包含演练目的、方法、参加人员、方式、内容、预期效果和评估。

2. 记录实施过程

形成生物安全应急演练报告，报告中记录演练时间、参加人员、演练内容及当事人员的处理方式。演练内容包括下列但不限于以下场景：

(1) 试验过程中不小心将血液样本或试剂液体溅入眼睛，进行紧急处理。

(2) 血液样本溅洒于试验台，进行紧急处理。

(3) 试验过程中不小心被自动加样器的加样尖刺破手指，进行紧急处理。

(4) 血液样本离心后破损，进行紧急处理。

3. 对当次生物安全应急演练进行评估

(1) 对操作人员的处理措施进行评估：工作人员处理措施需符合要求。

(2) 对体系文件的可操作性进行评估：演练按照血站《职业暴露的预防与控制操作规程》《实验室应急预案操作规程》实施，在实施过程中验证文件的可操作性。

(3) 对应急设备的功能、状态进行评估：实验室水池功能应良好，能正常使用。急救箱物品需齐全，均在有效期内。

三、依据

《血站质量管理规范》8.9 条款："应执行有关规定，制定针对用电安全、化学、放射、危险品等的使用和防火的相应程序，确保献血者、员工、环境和设备的安全。定期进行模拟有关突发事件的演练。"

四、点评

血站强化生物安全工作管理，将责任落实到岗位。每年通过生物安全演练，用实战的方式提升实验室工作人员的专业技术水平和生物安全防护意识，提升实验室工作人员在生物安全突发事件中的应变能力、专业技术素养、安全防护水平及对于应急预案的执行效率，验证实验室应急设备在发生生物安全危害时的效能，切实保障工作人员和血液安全。

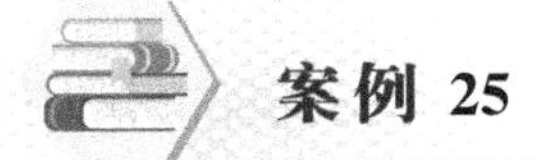

案例 25

一、场景

全面落实医疗废物管理相关规定，使用防渗漏、防遗撒的专用运输工具转运各采血点医疗废物，最大程度地防止医疗废物渗漏或遗撒导致的污染。

二、事实描述

医废转运人员着工作服，穿戴口罩、帽子、手套，与街头固定采血点工作人员交接当天产生的医疗废物，在记录好交接时间、来源、种类及重量等后，转运人员将包装好的医疗废物袋放入专用转运箱内，盖好顶盖，确认箱体密闭后固定于转运车内，按照规定的路线运送至站内医疗废物暂存点，交给医疗废物管理员，填写交接记录，与管理员共同签字确认。每天运送工作结束后，转运人员按血站规定对运送工具及时进行清洁和消毒。

三、依据

《血站质量管理规范》8.8 条款："应执行医疗废物管理的有关规定，对医疗废物进行收集和处置"。

四、点评

血站认真落实《血站质量管理规范》8.8 条款内容，依据《医疗废物管理条例》第十八条："医疗卫生机构应当使用防渗漏、防遗撒的专用运送工具，按照本单位确定的内部医疗废物运送时间、路线，将医疗废物收集、运送至暂时贮存地点"，抓环节，抠细节，做到医疗废物管理的全覆盖。特别是在街头固定采血点的医废收集和运输的管理上，采取积极有效的措施，在已有双层包装袋防护的基础上，使用防渗漏、防遗撒的专用运送工具进行转运，最大程度地避免了医疗废物流失、泄漏、扩散。

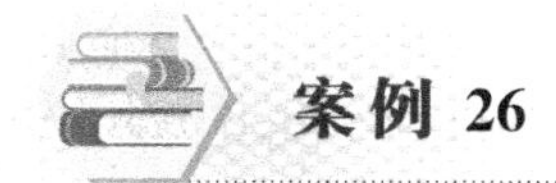

案例 26

一、场景

建立工作场所标识管理制度，统一管理各类安全和生产相关标识。

二、事实描述

1. 系统分类

全面识别和梳理采供血工作流程、场所常用的各类标识，将血站标识分为：血站徽标、安全警示、设备状态、物料状态、空间定位、导向标识、宣传板块等。

2. 统一设计

（1）直接采用：国家或行业规定的专业标识，图形要素全部直接采用，根据场所情况确定大小规格，如禁烟禁食、设备状态、医疗废物、消防等标识。

（2）招标设计：国家或行业没有规定的标识，通过招标设计确定，如单位标识（logo）、物料状态、空间定位、引导标识等。

3. 规范使用

制定各种标识的使用说明清单，明确标识的使用场景和范围，确定标识的规格和材质，规定标识的制作流程和安装事项等。

三、依据

《血站质量管理规范》8.5 条款："作业区域内不得饮食、吸烟和佩戴影响安全与卫生的饰物。应具有与工作场所和工作性质相适应的防护措施和相关安全标识。"

四、点评

血站建立标识管理制度，统一设计和制作采供血场所各类安全、生产和其他相关标识，使血站各类标识规范统一、容易识别、整洁实用，不仅方便相关资产管理、减少安全隐患，还优化了工作环境、提高了工作现场管理水平。

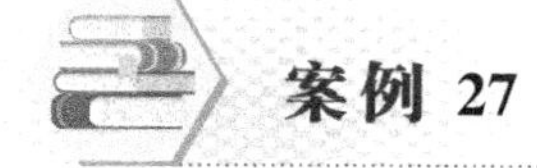

案例 27

一、场景

做好新型冠状病毒感染的预防与控制，有效降低采供血机构传播风险，确保血液安全，保障医疗用血。

二、事实描述

1. 建立组织，制定文件

发生新型冠状病毒肺炎疫情后，血站立即成立了新型冠状病毒感染疫情工作领导小组，同时制定《血站疫情防控应急采血预案》，做到及时、迅速、有序地保障疫情防控和临床急救用血的需求。

2. 开展疫情相关知识和采供血工作要求的培训

采用 QQ、微信、视频会议等方式，对全站员工开展新冠感染防控知识，疫情防控期间采供血场所消毒、献血者接待、健康征询与初筛检测等培训，及时传达上级决策部署和工作要求。

3. 加强场所管理，确保环境安全

增加办公、公共区域，实验室和采供血场所的消毒频次，有门窗的场所实施每日两次通风和定期消毒，对献血咨询、健康检查、采血区域、采血设备清洁消毒，献血者和采血人员防护等进行严格管理。

4. 调整工作模式，细化工作流程

调整献血方式，对团体献血进行分段、分时、分流的统筹安排，采用电话预约、网上预约、主动上门接送献血者等措施，让献血者放心、安心献血。

5. 疫情常态化防控管理

为落实疫情常态化防控工作要求，按照《血站秋冬季新冠肺炎疫情防控工作指引》《血站新冠肺炎疫情常态化防控工作指引》的要求，对血站《安全与卫生管理程序》进行修订，完善《疫情期间血站采供血工作安全管理制度》《血站新冠疫情应急预案》，增加《疫情防控责任承诺书》《工作人员外出申请表》《血站疫情防控期间员工外出登记表》《新冠疫苗预防接种知情同意书》等相关记录。

三、依据

《血站质量管理规范》8.1 条款："制定并执行安全与卫生管理制度，至少应包括组织和员工的职责，保证工作场所安全与卫生。"

《血站秋冬季新冠肺炎疫情防控工作指引》。

《血站新冠病毒感染常态化防控工作指引》。

四、点评

疫情期间，血站强化疫情防控工作管理，将责任落实到岗位和个人，严格执行采供血机构疫情防控措施，做好工作场所的清洁消毒工作，强化献血者征询标准，齐心协力加大献血招募力度，保证疫情防控期间临床用血的足额供应。加强内部管理，严格人员管控，做好防控物资储备，确保物资充足，切实保障献血者、工作人员和临床用血安全。

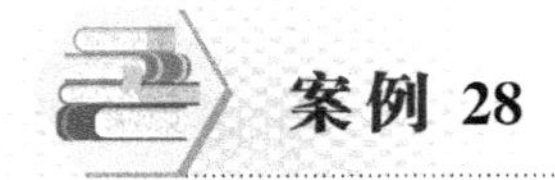

案例 28

一、场景

建立和实施《职业暴露预防和控制程序》，预防血源性职业暴露事件的发生，及时处理、检测以及预防性用药，保护工作人员安全。

二、事实描述

1. 培训

职业暴露预防和控制作为新进人员必需培训内容，以及每年度全站继续教育内容，工作人员应掌握标准的职业暴露预防及处理流程。

2. 预防

采供血全过程采取标准防护，规定个人防护用品使用及预防措施，严格执行操作规程和消毒隔离、手卫生和医疗废物管理制度，保持工作区域安全卫生。

3. 支持及保障

血站提供个人防护用品，如手套、口罩、帽子、工作服等，提供减少刺伤的设备如锐器盒，提供冲洗、消毒、包扎、快速检测试剂等职业暴露紧急处置物品。

4. 紧急处置

皮肤、黏膜或外伤性暴露时，按《职业暴露预防和控制程序》进行反复冲洗、消毒以及伤口包扎。

5. 暴露源检测及暴露者基线血液检查

及时进行暴露源快速检测，提交暴露源标本、暴露者血液标本，实验室尽快完成检测。

6. 报告

暴露者报告科室负责人。填写《职业暴露个例登记表》，并报职业暴露管理部门。一旦疑似发生艾滋病职业暴露，管理部门及时报分管领导及市疾病预防控制中心。

7. 预防性用药

由有资质的医疗机构或疾病预防控制中心根据暴露级别和暴露源病毒载量水平对其实施预防性用药方案，预防性用药尽快实施。

8. 随访和咨询

职业暴露管理部门定期随访和咨询，于暴露后第 4 周、第 8 周、第 12 周、6 个月进行相应的检测。暴露源传染性指标经检测为阴性的暴露者，于 6 个月后再进行相应检测。艾滋病病毒职业暴露做好保密工作，涉及暴露者个人的相关资料，不得向无关单位和人员泄露。

三、依据

《血站质量管理规范》8.3 条款："建立和实施职业暴露的预防与控制程序，包括职业暴露的预防和处理、职业暴露的登记、监控和报告。"

四、点评

血源性职业暴露指从事采供血业务的人员在工作过程中，皮肤或黏膜直接接触了献血者的血液或被可能携带献血者血液的针头或锐器刺破皮肤的情况。血源性职业暴露是血站工作中最易发生、最常见、威胁最大的职业暴露类型。

该血站通过加强职业暴露预防和处置的培训，提高防护意识及防护水平，掌握职业暴露标准预防及暴露后的处理流程，提供完善的防护用品，有效防止血源性职业暴露事件的发生，即使在发生职业暴露后，也能得到有效的处置。

附件：职业暴露个例登记表

职业暴露个例登记表

<table>
<tr><th colspan="8">一、基本情况</th></tr>
<tr><td>编号</td><td></td><td>性别</td><td></td><td>年龄/工龄</td><td>/</td><td>职业</td><td></td></tr>
<tr><td>工作单位</td><td colspan="7"></td></tr>
<tr><td>发生时间</td><td colspan="3"></td><td>发生地点</td><td colspan="3"></td></tr>
<tr><td colspan="3">暴露时从事何种防治活动</td><td colspan="5"></td></tr>
<tr><td colspan="3">是否接受过安全操作培训</td><td colspan="5"></td></tr>
<tr><th colspan="8">二、暴露方式</th></tr>
<tr><td colspan="8">(一) 接触暴露</td></tr>
<tr><td colspan="4">1. 皮肤　无破损 □　有破损 □</td><td colspan="4">2. 黏膜 □</td></tr>
<tr><td colspan="4">3. 接触部位</td><td colspan="4">4. 接触面积　　cm^2</td></tr>
<tr><td colspan="2">5. 暴露量和时间</td><td colspan="3">量小暴露时间短 □</td><td colspan="3">量大暴露时间长 □</td></tr>
<tr><td colspan="2">6. 污染物来源</td><td colspan="2">(1) 血液 □</td><td colspan="2">(2) 体液 □</td><td colspan="2">(3) 其他：</td></tr>
</table>

续表

(二) 针刺或锐器割伤			
1. 何种器械	(1) 空心针 □	(2) 实心针 □	(3) 其他器械：
2. 损伤程度、危险度	表皮擦伤、针刺　低危 □	伤口较深、见血液　高危 □	
3. 污染物来源	(1) 血液 □	(2) 体液 □	(3) 其他：
(三) 其他方式			
致伤方式	抓伤□　咬伤□　其他□	破损、出血　有□　无□	
三、暴露后紧急处理			
(一) 皮肤	1. 清水冲洗　是□　否□	2. 是否用肥皂　是□　否□	
	3. 是否挤出损伤处血液　是□　否□	4. 消毒物品	
	5. 冲洗时间：　min		
(二) 黏膜	1. 生理盐水 □	2. 清水 □	
	3. 其他液体：	4. 冲洗时间：　min	
四、暴露源严重程度			
1. 暴露源序列号：		2. 即时快速检测项目和结果：	
3. 实验室检测项目和结果(附检测结果)		4. 病毒含量　滴度低 □　滴度高 □	
五、评估			
(一) 暴露级别	(1) 1 级暴露 □	(2) 2 级暴露 □	(3) 3 级暴露 □
(二) 暴露源严重程度	(1) 轻度 □	(2) 重度 □	(3) 不明 □
		评估人	
六、暴露后预防性治疗方案			
1. 是否需要预防性用药　是 □　否 □			
2. 用何种药物及用量	(1)		
	(2)		
	(3)		
3. 用药时间	开始：	停止：	
4. 修改治疗方案			
5. 副作用			
肝功能检查			
肾功能检查			

续表

<table>
<tr><td colspan="5">**七、症状**</td></tr>
<tr><td colspan="5">暴露 4 周内是否出现急性病毒感染症状　　是 □　　否 □</td></tr>
<tr><td>何种症状</td><td colspan="2"></td><td>持续时间</td><td></td></tr>
<tr><td colspan="5">**八、输血相关传染病检测（附检测结果）**</td></tr>
<tr><td></td><td>序列号</td><td>日期</td><td>项目</td><td>结果</td></tr>
<tr><td>暴露后当天</td><td></td><td></td><td></td><td></td></tr>
<tr><td>4 周</td><td></td><td></td><td></td><td></td></tr>
<tr><td>8 周</td><td></td><td></td><td></td><td></td></tr>
<tr><td>12 周</td><td></td><td></td><td></td><td></td></tr>
<tr><td>6 个月</td><td></td><td></td><td></td><td></td></tr>
<tr><td></td><td></td><td></td><td></td><td></td></tr>
<tr><td colspan="5">**九、结论**</td></tr>
<tr><td colspan="2">1. 暴露后未感染 □</td><td colspan="3">2. 暴露后感染 □</td></tr>
<tr><td colspan="2">填表人____________</td><td colspan="3">审核人____________</td></tr>
<tr><td colspan="2">填表时间____________</td><td colspan="3">联系电话____________</td></tr>
<tr><td colspan="5">保存期:10 年</td></tr>
</table>

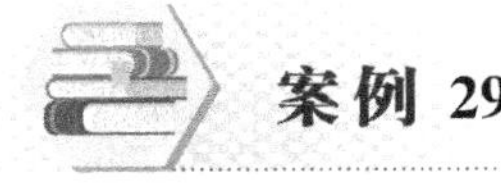

案例 29

一、场景

成分制备科在洁净室工作台内，开放性操作制备病毒灭活血浆过程中，穿刺时，工作人员佩戴防护面屏进行个人防护，有效预防血浆外溅造成的职业暴露。

二、事实描述

进入洁净室工作人员个人防护要求：穿隔离衣，戴一次性帽子、口罩、手套、鞋套、防护面屏，做好个人防护后按无菌操作技术，通过穿刺血袋导管将血浆袋与亚甲蓝病毒灭活器材连接。

三、依据

《血站质量管理规范》8.3 条款："建立和实施职业暴露的预防与控制程序，包括职业暴露的预防和处理、职业暴露的登记、监控和报告。"8.7 条款：

"采取有效措施对献血者和员工进行防护;避免采血、检验、制备、储存、包装和运输过程中血液、血液标本、环境受到污染。"

《血站新冠病毒感染常态化防控工作指引》(二)血站工作人员防护中条款2:"血液制备人员血液加工、制备和贴签等操作期间,均应当穿戴工作服、医用外科口罩并定期更换,根据情况选择工作帽(一次性),注意手卫生。建议在易发生血液喷溅的岗位,穿防渗性一次性隔离衣,戴防护面屏/护目镜,穿工作鞋等。"

四、点评

血源性职业暴露是血站工作中最易发生、最常见、威胁最大的职业暴露。成分制备过程中,在洁净台上进行操作,是血站易发生职业暴露场所之一。该血站努力做好员工的个人防护,预防职业暴露的发生,其中戴防护面屏可以有效预防血液喷溅造成的职业暴露。

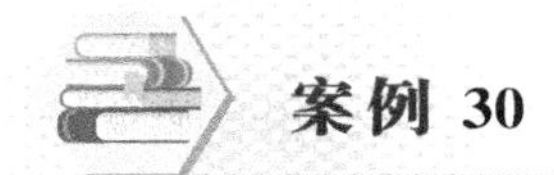

案例 30

一、场景

建立和实施医疗废物信息化管理程序,对报废血液、医疗废物收集实施信息化管理。

二、事实描述

1. 在血液管理信息系统中增加"核销"功能

报废血液在相关科室报废后,需要交给医疗废物处理人员进行处理,在血液管理信息系统中增加医疗废物处理人员"核销"功能,每一袋报废血液均需在系统中进行扫码交接,做到实物与信息一一对应。经核销后的报废血液由医疗废物处理人员负责高压灭菌后,交医疗废物集中处置机构。

2. 在OA办公系统中,建立医疗废物交接记录(流程)

各科室产生的医疗废物由医疗废物处理人员进行转运,交接时要求记录类别、重量、时间,将交接记录表格设计在OA办公系统中,同时进行流程设置,由各医疗废物产生科室填写医疗废物的类别、重量和交接时间等。

三、依据

《血站质量管理规范》8.8条款:"应执行医疗废物管理的有关规定,对医疗废物进行收集和处置。"12.4条款:"建立和实施不合格品控制程序,确保能够及时发现、标识、隔离、评价和处置不符合要求的血液和物料等,防止不合格品的非预期使用。”

四、点评

血站对报废血液的管理增加交接核销环节，即医疗废物收集人员接收到的报废血液实物信息明确，接收后直到交到医疗废物集中处置单位，做到涉及血液报废所有环节无缝对接，责任明确，报废血液处置实现闭环管理。

医疗废物收集人员穿戴专用工作服、手套，收集医疗废物时带纸质记录，有可能会污染纸质记录，各科室交接人员签名时存在生物安全危害。将医疗废物交接记录设计在OA办公系统中，由各科室交接人员在自己的手机或电脑中填写，避免纸质记录有可能带来的生物危害。

血站利用计算机系统对报废血液和医疗废物交接进行控制，实现报废血液全流程管理并追溯。同时对医疗废物转运交接时的生物危害进行充分考虑，利用计算机软件进行记录，记录及时、完整。

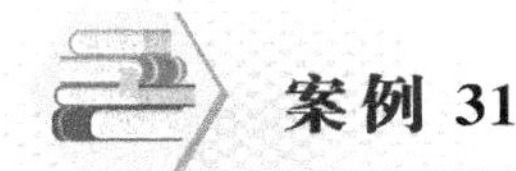

案例 31

一、场景

采取理论知识和实际操作相结合的方式开展消防演练，有理论知识的培训，有实际操作的演练，提高了消防演练的有效性。

二、事实描述

1. 培训

每年开展不少于一次的消防演练，血站全部工作人员（包括新进人员）参加。演练前请消防大队老师来血站授课。培训内容包括：播放案例视频，讲解消防安全相关知识，灭火基本原理、灭火剂类型以及火灾发生后的处置、逃生方法等各方面的防火安全知识。

2. 消防演练

讲座结束后，依据制定的演练方案进行消防演练，包括火灾疏散演练和灭火器操作演练，消防大队老师现场指导。

三、依据

《血站质量管理规范》8.9 条款：“应执行有关规定，制定针对用电安全、化学、放射、危险品等的使用和防火的相应程序，确保献血者、员工、环境和设备的安全。定期进行模拟有关突发事件的演练。”

四、点评

突发事件发生时的正确处置至关重要，为验证应急预案有效性，要对应急预案进行演练，一是培训作用，使相关人员在发生突发事件时能够有条不紊地应对，二是在演练过程中发现预案的不足之处，及时修订预案。

血站经过长期的实践，形成了自己独特的专家讲解、消防演练流程。在演练前外请专家讲解消防安全相关知识，特别是播放的案例视频对每一个参加培训的人员都是一种视觉冲击，再通过随后的模拟演练，能够快速、有效地提高员工消防意识、正确应对火灾的处置能力和火灾发生后的逃生能力。

第八节　计算机信息管理系统

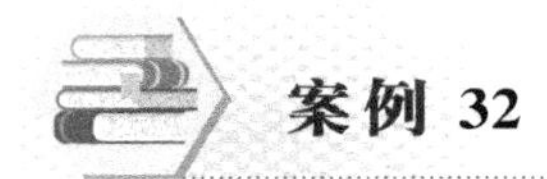

案例 32

一、场景

加强和规范信息化建设，提高精细化管理水平，落实信息化建设规划，完善信息化管理，全力打造“互联网＋智慧血站”建设。

二、事实描述

1. 编制信息化计划

血站成立信息化建设领导小组，领导信息化建设工作。领导小组按年度信息化建设需求，依据国家和行业有关信息安全的法律、法规和政策，批准单位信息安全总体规划、管理规范和技术标准；制定年度单位信息化工作计划，计划包括应用系统建设、基础设施建设、信息安全建设、信息化项目管理等。

信息化建设领导小组依据血站业务工作分类，确定各相关科室的工作职责，对单位信息安全工作进行监督、检查和常规管理，及时掌握和解决影响网络安全运行方面的有关问题，组织力量对突发事件进行应急处理，确保血站信息工作的安全。

2. 信息化基本建设

血站信息科遵照信息化领导小组统一制定的信息化远景规划，依据信息化建设实际需求，按照程序申请经费、实施政府采购，采用统一、规范及具有前瞻性的标准来采购应用系统、基础设施、服务外包等。其中，应用系统建设应遵循国家信息安全等级保护制度的要求，血站内部所有科室不得在任何计算机内安装、使用非正版的软件。单位所有硬件、软件、桌面设备应采用标准化的配置。单位所有重要系统设备及数据库应具备高可用性，应保障业务的安全稳定运行。

信息科配备专门信息安全管理人员，负责血站信息安全的建设和管理工作。信息科建立信息安全事件管理机制，明确信息安全责任，并制定相应的信息安全事件的处理流程。

信息科进行信息安全等级测评工作，按照等保二级的标准，通过有服务资质的第三方测评机构对信息系统进行安全可靠的测评工作，同时建有重特大风险的防范和控制机制。信息科配备必要的信息安全技术防护手段，并定期进行安全更新，以保证整体的保密性、完整性、可用性。信息科对应用系统、基础设施等建立应急预案，并定期进行演练和优化。

3. 信息化相关管理

信息科按照血站相关规定定期对信息安全管理体系内容进行审核、改进和调整，以保证信息安全管理体系建设与业务需求的紧密关联性及体系的持续完善性，并建立完善的项目管理机制。

信息科定期负责对单位的信息资产进行统筹管理；建立完善的信息资产管理体系，提高信息资产的使用效率，降低资产的总体拥有成本。

4. 开展信息化培训

信息科将信息系统专业培训列入年度培训计划，利用多种形式定期组织培训，加强血站各科室人员信息系统理论知识和技能学习，不断提高相关工作人员网络信息系统的操作水平。2020 年，信息科共开展各类工作人员的信息化专项培训 3 次，形式包括集体讲座培训、特邀专家培训、专门科室专业培训、外出交流等。

三、依据

《血站质量管理规范》第 9 条款："计算机信息管理系统"。

四、点评

血站制定的信息化建设管理制度，严格遵循国家和行业有关信息安全的法律、法规和政策，符合所在地法规规定及政府管理部门的政策要求，涵盖血站各项数据的记录、上报、传输、存储、维护，保证血站信息化涉及的物理、网络、信息系统、应用平台等多方面安全，满足《信息系统安全等级保护基本要求》中的二级安全要求。在此基础上，保证血站数据和主业务系统均采用有效备份方案，保证系统正常运行。总体上，该制度应用于采供血工作关键信息各个层面的信息化系统安全，满足大数据时代背景下的资源共享和利用，为建成"智慧血站"奠定基础。

附件：血站信息安全管理制度

××血站信息安全管理制度

第一条 信息化建设领导小组领导管理单位的信息安全工作，建设适用于本单位的信息安全管理体系。

第二条 ××血站的信息安全管理体系应包括人员组织、制度流程及技术手段。

第三条 信息科应设置专职的信息安全管理组织，人员组成须包括专职的信息安全管理人员及业务人员，负责单位信息安全的建设和管理工作。

第四条 信息科应采取有效的信息安全事件管理机制，明确所有员工的信息安全责任，并制定相应的信息安全事件的处理流程。

第五条 信息科应进行信息安全等级测评工作，按照等保二级的标准，通过有服务资质的第三方测评机构对信息系统进行安全可靠的测评工作，同时应建立重特大风险的防范和控制机制。

第六条 信息科应基于信息系统等级保护相关法律法规和相关要求，拟定对应的安全保护策略，并定期进行应急演练，确保业务的持续性运作。

第七条 信息科应具备必要的信息安全技术防护手段，并定期进行安全更新，以保证整体的保密性、完整性、可用性。

第八条 信息科应定期对信息安全管理体系内容进行审核、改进和调整，以保证信息安全管理体系建设与业务需求的紧密关联性及体系的持续完善性。

第九节 血液的标识及可追溯性

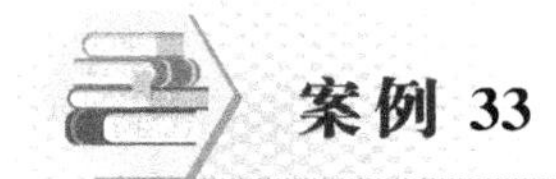

案例 33

一、场景

建立血液标签编码规则及分配管理程序，通过采用单一血型标签、重新定义献血条码组成规则等措施，更加精准实现血液及相关流程的可追溯性。

二、事实描述

1. 重新定义献血条码规则

采用印刷单一血型标签，在条码原规则框架内，增加自定义规则，具体为：

（1）机构代码：采用原规则，前五位为机构代码。

（2）年份代码：第六位和第七位代表条形码编制年份（取编制年份的后两位数）。

（3）血型代码：第八位数字代表血型，分别为：数字1和5为A型，2和6为B型，3和7为O型，4和8为AB型。

（4）地点代码：第九位数字代表献血点。

（5）顺序代码：第十到第十五位为自然顺序代码。

（6）校验码：采用原规则。

2. 明确标签分配规则和制作流程

根据“先规划、再分配、后印刷”和“三方全程审核确认”的原则制作标签。

（1）规划：根据规则编制条码制作规划方案，确定号段及数量，经集体审核后批准执行。

（2）分配：根据批准后的条码制作规划方案，在信息系统相关模块进行条码预分配。

（3）印刷：选择已预分配号段，印刷标签。

（4）审核：由标签使用科室、制作科室和质量管理科室进行全程的三方审核确认。

三、依据

《血站质量管理规范》10.1条款：“必须建立和实施血液标识的管理程序，确保所有血液可以追溯到相应的献血者及其献血过程、所使用的关键物料批号以及所有制备和检验的完整记录。”

四、点评

血站在遵守ISBT-128基本规则的前提下，扩展了条形码组成规则，对条码号部分位点进行了新的定义，通过条码可以确定相关产品采血地点、年份、血型，不仅为后期管理提供便利，还可以有效预防相关差错的发生。采用印刷单一血型的标签，避免了四种血型标签因手写笔误，导致同源的血液制品、标本及登记表血型选择不一致，以及信息管理系统血型录入错误等；通过严谨的标签制作流程，对标签的规划、预分配和印刷进行了全程控制，确保标签分配规划号段的准确性及其与信息管理系统和标签实物的一致性，确保标签印刷的正确、有效、可使用。

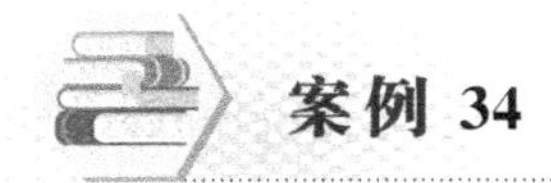

案例 34

一、场景

成分制备科在血液接收、过滤、分袋、灭活等操作时，使用成分核对小精灵(PDA)或者滤白灭活管控系统进行献血条码一致性核对。

二、事实描述

(1) 成分制备科在接收全血时使用成分核对小精灵逐个核对全血血袋、血浆袋、空转移袋、红细胞添加液袋上的献血条码，确保所有血袋上条码一致，并在业务系统进行检查核对数量与交接血液数量一致，进行记录。

(2) 分袋时使用核对小精灵每袋进行献血条码一致性核对。

(3) 过滤和灭活操作时使用滤白灭活管控系统逐袋进行献血条码一致性核对，保证同一血液来源的血袋献血条码一致，制备完成后人工检查电子数据记录情况。

三、依据

《血站质量管理规范》15.9 条款:“在整个制备过程中，所有血液及其包装均应正确标识。使用联袋时，在原袋和转移袋分离之前应检查每个血袋上献血条码的一致性。对血液进行过滤、汇集、分装或者冰冻等操作而需要采用非一体性的血袋时，必须保证在每一个血袋贴上正确的献血条码。对合格血液进行贴签时，应对标签中的信息再次进行核对。”

《血站技术操作规程(2019 版)》3.8.1 条款:“使用联袋制备时，在原袋和转移袋分离之前，应当检查每个血袋上献血条码的一致性。宜采用计算机系统进行核对，以避免人为差错。”3.8.2 条款:“需要连接新的血袋(过滤、分装等)时，应当保证每一血袋献血条码一致。宜采用按需打印方式产生标签，粘贴完毕，经计算机系统核对无误后，才给予断离。”

四、点评

成分制备过程中，对血液进行转移、汇集和分装等过程中，易导致母袋和子袋标签不一致。在接受起始血液时，使用核对小精灵逐个核对全血血袋、血浆袋、空转移袋、红细胞添加液袋上的献血条码，确保同一血液来源的血袋上条码一致，在使用联袋或非联袋制备血液产品时，在血袋分离前使用 PDA 等电子设备进行献血条码一致性核对，并人工核对电子记录数量与制备血液数量一致，确保献血条码的一致性。

第十节 记 录

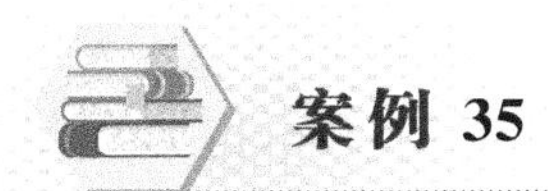

案例 35

一、场景

建立保存在科室记录的检索、销毁制度，对记录进行有效管理。

二、事实描述

1. 记录保存年限的设定

编制《记录控制程序》对质量管理体系中产生记录的保存期限规定：有具体法律法规规定的，执行法规规定；法规中没有明确规定保存期限的记录，由各科室自行制定。依据省执业验收及质量管理体系认证周期为三年，相关记录应保存三年以上。

2. 归档案室记录的规定

质量管理体系产生的记录经质量管理委员会讨论通过后，决定保存期限，10 年以上记录归档档案室，10 年以下记录，由科室自行保管。

3. 建立检索、销毁制度

所有存放在科室的质量记录按档案管理要求，科室定点存放。

在档案管理软件中建立“质量记录库”，专用于保存在科室质量记录的归档（录入信息），建立检索系统。到期需要销毁时，备注销毁时间，然后向质量管理科提出销毁申请，经审核后，档案管理人员监督销毁。

三、依据

《血站质量管理规范》11.3 条款：“记录档案保存期限应符合国家相关规定，献血、检测和供血的原始记录应至少保存十年。记录应安全保管和保存，防止篡改、丢失、老化、损坏、非授权接触、非法复制等。应对记录进行分类管理，并建立检索系统。”

四、点评

在质量管理体系文件管理中，质量记录，特别是保存在科室的质量记录管理，一直是质量管理工作的一个难点，因其归科室自行管理，经常发生记录找不到、到期不销毁等情况，可能存在记录遗失或已失去提供证据意义的记录过期保存的风险，该血站通过运用档案管理软件对保存在科室的质量记录建立检索系统、销毁制度，对于质量记录的管理提供了一个可供借鉴的思路和方法。

第十一节　监控和持续改进

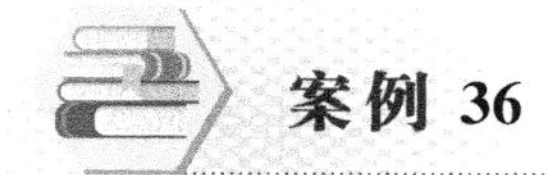

案例 36

一、场景

质量管理部门建立和实施常态化过程审核机制，对内审员进行常态化培训，开展内审员之间的交流。

二、事实描述

1. 编制审核计划

血站质量管理部门按照年度审核计划要求，制定年度过程审核计划，过程审核计划包括：审核范围、审核准则、审核分工、审核分组、审核要求等。

血站共有 38 位内审员参加过程审核，38 位内审员分成 10 个小组，每个小组 3～4 位内审员，每个月有 2 个审核小组共 5 个月开展过程审核活动。每个审核小组成员组成秉承老带新的原则，审核小组组长由质量管理部门制定计划时指定，原则为老内审员轮流担任审核小组组长，新增加内审员被安排在最后担任审核小组组长。审核小组组长负责组内人员工作分配，包括编制检查表、实施审核、验证不符合项纠正情况、编制总结材料等。

审核小组分工由质量管理部门依据《血站质量管理规范》和《血站实验室质量管理规范》的条款及审核所需时长，确定审核要素，将其均衡分配至 10 个审核小组，审核场所覆盖要素涉及的所有科室，另每个审核小组需要审核一个采血点。

2. 实施审核

每个审核小组现场审核前，做好充分准备工作，如编制检查表、熟悉法律法规、评审文件等。

每个审核小组现场审核时，详细记录审核证据，即事实描述而非评价性结论。审核记录与检查表在同一张表上，表格版式见附件。现场将发现的不符合情况反馈给相关科室，要求科室及时改进。

审核结束后，审核小组组长编制审核小结。小结内容包括：审核小组组成、审核内容、审核范围、审核情况、需要改进项等。

3. 审核总结

质量管理部门年终编制过程审核总结,包括:实施情况、内审员参加情况、条款未审核情况、发现的问题及建议改进情况及对下一年度过程审核安排的建议等。

4. 开展内审员培训

为丰富内审员的审核知识,质量管理组织内审员就质量管理审核知识、所在科室特点进行讲解及审核经验交流,20××年度共开展了10次内审员培训,内容包括审核注意事项、ISO9001相关知识、文件管理、检查表制定与审核心得知识、成分血采集相关知识讲解、全血采集相关知识讲解、核酸检测简介、输血研究室血型参比组相关工作简介、成分制备相关知识简介、献血服务科简介等。

三、依据

《血站质量管理规范》12.7条款:“内部质量审核员须经过培训,具备内审员相应的资质和审核能力。”

四、点评

血站开展的过程审核是对《血站质量管理规范》和《血站实验室质量管理规范》每个条款涉及的所有部门进行审核,一方面帮助内审员掌握过程审核方法,增加审核员的实践机会,掌握审核技巧,对内审员进行持续的培训,使内审员具备业务知识和审核技能双重能力,有效提高内审员综合能力,进而提高血站质量管理水平和成效;另一方面,过程审核作为一年一次内部审核的补充,较好地达到了对血站质量管理体系持续监控和改进的目的,确保血站质量管理常态化。

附件:现场检查表

现场检查表

审核部门:

要素	要素内容	现场审核记录

内审员　　　　审核日期

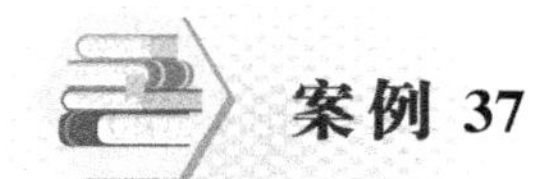

案例 37

一、场景

建立和实施内审员考核激励机制，对内审员的审核能力进行综合考评，培养一支合格的内审员队伍。

二、事实描述

1. 建立内审员考核激励机制

血站建立内审员考核激励机制，对内审员进行系统的内审相关知识和技能的培训和考核，综合各项考核结果，每年对优秀内审员进行表彰，调动内审员参与审核积极性，促进内审员综合素质的全面提高。

2. 制定内审员考核标准

血站制定《内审员考核标准》，以红头文件形式发布实施。

(1) 审核工作能力考核：包括审核准备工作能力、现场审核能力、编写审核文件及相关报告能力和跟踪验证与监督审核能力，主要通过每次参与审核的表现进行考评。

(2) 审核基本素养考核：包括学习能力、沟通能力、分析判断能力、独立工作能力，主要通过理论学习和现场表现进行考评。

(3) 制定各项能力的细化考核清单及评分标准：从知识和技能方面进行评估，各分项必须≥80％分值为合格。知识方面采用书面试卷，实践技能方面包括文件管理、文件评审、编制审核检查表、现场审核、解决实际问题等。

(4) 能力加分项：联合内审审核员分享其站外审核经验，审核组长审核前对审核重点进行培训；质量管理知识授课；参加审核活动；在质量分析会提出改进建议；在血液质量管理领域发表论文。

三、依据

《血站质量管理规范》12.7 条款："内部质量审核员须经过培训，具备内审员相应的资质和审核能力。"

四、点评

血站通过建立和实施内审员考核激励机制，对内审员培训、聘任、考核和评价进行了系统的管理，从知识和技能方面对内审员的工作能力和基本素养进行评估考核，提高了内审员综合素养，调动了内审员的工作积极性，对于年轻审核员的快速成长起到积极作用，提高了审核质量，促进血站各科室、各岗位过程的规范化，促进血站质量管理体系更加有效运行并得到持续改进。

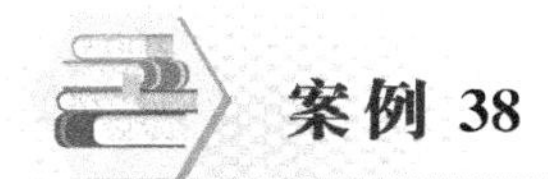

案例 38

一、场景

创新审核模式,调动员工积极性,做好动态审核。

二、事实描述

动态审核开展一段时间后,审核员和受审核方都呈现倦怠。20××年,血站对动态审核进行了一些新的尝试,从审核策划到实施都有一些创新。首先是审核组的创新,从以往指定审核员改为从全站职工中招募自主报名者参与动态审核。48 小时共有 12 人踊跃报名。本次招募的审核员大都是第一次参加审核者,为了保证审核质量,首先要通过培训提升审核员的能力,质量管理科开展了两轮培训,第一轮是资深审核员对动态审核员进行审核基础知识和检验过程审核关键控制点的培训;第二轮是要求每个审核员对照审核准则对自己从事的采供血过程关键控制点进行总结和归纳,制作培训课件,将自己工作过程的关键控制点通过授课的形式传送给其他的动态审核员。课件的准备和培训过程,对于每位审核员都是一次学习和领悟标准的过程,学习关键控制点的过程,同时锻炼了审核员的演讲能力。在现场审核方面,为了保证审核质量,我们拉长了审核时间,审核前要求动态审核员先编写检查表,资深审核员带领新招募的动态审核员同组审核:一边观察他们的审核,一边对审核不到位的地方进行指导。由于审核准备充分,抽样合理,审核中共发现 53 个问题点,开具了 5 个不符合项。

三、依据

《血站质量管理规范》12.7 条款:“内部质量审核员须经过培训,具备内审员相应的资质和审核能力。”

四、点评

人是血站质量管理体系中最具有主观能动性的要素,血站通过招募自主报名者参与动态审核,最大限度地发挥动态审核员的积极性。通过授课和以老带新形式加深动态审核员对标准的理解和思考,促进质量管理意识,能站在审核员角度思考和反思问题,并把这种理念贯穿到工作中,促进血站质量管理体系的整体提升。

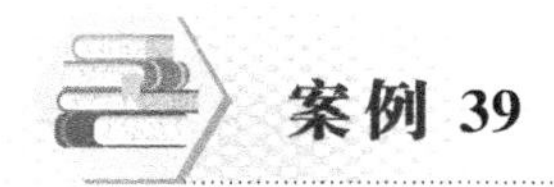

案例 39

一、场景

质量管理部门每月对血站报废血液统计分析发现：20××年连续两个月的血浆破损渗漏报废率偏高，达 0.7%以上，进一步分析发现，均由于操作方式不当而导致。

二、事实描述

血站规定，全血采集后于当日制备成新鲜冰冻血浆，交代检库保存，待检库根据各血型冷沉淀的库存量按照先进先出的原则选择部分新鲜冰冻血浆进行冷沉淀的制备。

冰冻后的血浆从成分制备→待检库→再次制备→成品库，在此过程中，经过多次搬运与扫描，变硬变脆的新鲜冰冻血浆容易受损破裂。经过调查分析新进人员的增加和冷沉淀制备量加大是其中的影响因素。因此，一是要加强对新员工的培训，要求每位员工在操作过程中必须轻拿轻放。二是加强对离心装杯的培训，减少因装杯不当造成的离心破损。三是增添设备和重新设计血液贮存框，在条件允许的情况下添置低温冰箱按血型和日期贮存新鲜冰冻血浆；将原先镂空的贮血框改为底部和四周均封闭的贮血框，减少搬运过程中血浆与其他物品的摩擦。

通过落实上述措施，血浆破损渗漏报废比例明显下降，目前控制在 0.2%左右。

三、依据

《血站质量管理规范》12.4 条款："建立和实施不合格品控制程序，确保能够及时发现、标识、隔离、评价和处置不符合要求的血液和物料等，防止不合格品的非预期使用。"

四、点评

血液资源宝贵，应控制好血液非正常报废，减少不必要的损失。通过每月血液报废统计分析，及时发现血液报废变化趋势，来查找原因，提出切实可行的改进措施，使血液报废控制在较为理想范围之内。

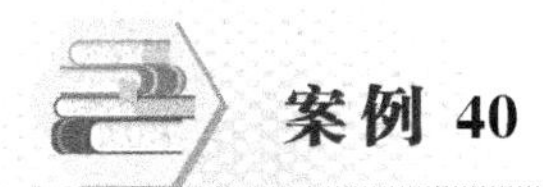

案例 40

一、场景

对审核中发生的不合格项进行跟踪验证，提出可行性预防再次发生的措施，并在工作中加以实践和证明。

二、事实描述

1. 编制不合格项报告

内审员对检查过程中发现的不合格编制《不合格项报告》，描述不合格的发生时间、地点、不合格事实，以及不符合的相应条款和严重程度。

2. 反馈不合格项报告

责任科室收到《不合格项报告》后，分析发生不合格的原因，采取相应的纠正措施和预防措施，防止不合格项再次发生。

3. 跟踪验证不合格项

在规定整改时间内，质量管理部门或内审组到责任科室现场查看纠正措施完成情况，并留存相应的整改记录。

4. 改进措施可行性

针对责任科室提出的预防类似不合格项再次发生的改进意见，提交质量分析会讨论其可行性。如果措施可行，将以质量分析会报告的形式下发全站，予以试运行。在试运行期间内，质量管理部门将跟踪该措施的运行效果。

5. 措施形成文件

对运行效果良好的改进措施，质量管理部门组织相应科室形成文件化的规范和制度，并纳入质量管理体系文件。

三、依据

《血站质量管理规范》8.1 条款：“制定并执行安全与卫生管理制度，至少应包括组织和员工的职责，保证工作场所安全与卫生。”

《血站质量管理规范》8.7 条款：“采取有效措施对献血者和员工进行防护；避免采血、检验、制备、储存、包装和运输过程中血液、血液标本、环境受到污染。”

四、点评

在血站日常过程质量检查、内部质量审核以及外部审核过程中，都会发现不合格项。这些不合格项是质量管理体系在运行过程中产生的偏差，必须加以纠正。为了避免类似差错再次发生，要针对性地提出改进措施，并在实际工作中进行实践，以最终形成能够保障质量管理体系有效运行的规范和制度。这也是质量管理中 PDCA 方法的要求和实际运用。

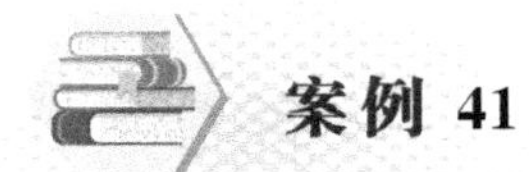

案例 41

一、场景

在新型冠状病毒流行及常态化防控期间，血站加强了对业务流程的防控督查与质量检查，确保工作人员、献血者和血液安全，有效降低新冠病毒传播的风险。

二、事实描述

血站构建了三级监控机制。一级监控以站领导为主体，对采供血场所进行不定期巡查。二级监控以质量管理部门为主体，每月巡查采供血全部业务场所两次以上，同时增加不定期抽查频率。针对防控薄弱环节，适当提高巡查频次及强度，重点检查工作人员防护、献血者征询和回访、消毒等情况，并用采样方法对消毒效果进行监测。三级监控以各科室科长或科室内质量管理员为主，每日对科室防控工作执行情况进行督促和巡查。

质量管理部门制定了新冠病毒流行期间的采供血过程质量管理计划并制定相应的现场检查表，后期根据防控形势变化又调整了检查表。检查表依据《××血站的防控献血场所要求(暂行)》《医疗机构消毒技术规范》《关于新型冠状病毒疫情防控期间采供血工作的若干工作建议(第一版)》《血站新冠病毒感染常态化防控工作指引》《2019 新型冠状病毒肺炎防控期间临床输血血型血清学实验室生物安全防护指南(第二版)》等相关文件的要求制定，根据形势变化形成了《新冠期间采供血过程质量管理检查记录表》和《新冠常态化防控期间采供血过程质量管理检查记录表》，采用根据要素勾选式的检查表单，迅速获得有效信息，缩短检查场所逗留时间，避免不必要的接触。巡查时对照条款检查且留有详细记录，发现问题及时提出，巡查人员在后续工作中对纠正预防措施进行追踪，确保问题整改到位。

疫情防控期间，质量管理部门加强对工作人员手卫生、采供血环境卫生的检测，由原有的每月一次改为每月两次，并加入了物体表面消毒效果的采样监测，对离心机表面、采血操作台台面、冰箱门把手及团体采血时的运血箱表面消毒效果的监测。

三、依据

《血站质量管理规范》8.1 条款:“制定并执行安全与卫生管理制度,至少应包括组织和员工的职责,保证工作场所安全与卫生。”

《血站质量管理规范》8.7 条款:“采取有效措施对献血者和员工进行防护;避免采血、检验、制备、储存、包装和运输过程中血液、血液标本、环境受到污染。”

四、点评

血站强化疫情防控工作管理,在各科室严格落实采供血机构疫情防控措施、做好工作场所的消毒清洁工作、严格献血者征询标准的情况下,质量管理部门设计了专门的巡查表格对防控情况进行巡查,发现问题及时指出并督促责任科室进行改进,切实保障了临床用血安全和献血者安全。

血站作为公益事业单位,在重大卫生公共事件突发和疫情情况下,必须保障每一位献血者和员工健康、血液制品的安全。此次疫情中及后疫情时代,血站不仅迅速建立了相应的防控系统,更由质量管理部门牵头制定三级防控督查机制,中心领导、质量管理科及业务科室全方位监督防控措施的落实情况,对不符合要求的地方及时整改,保证相关防控措施在采供血过程中得到贯彻和落实,保障了疫情防控期间及后疫情时代人员、血液的安全,为血站开展疫情下质量管理体系的监控提供参考。

附件:采血部门防控检查表

采供血过程质量管理检查记录表

<table>
<tr><td>时间</td><td colspan="4"></td></tr>
<tr><td>科室</td><td colspan="4"></td></tr>
<tr><td>现场工作人员</td><td colspan="4"></td></tr>
<tr><td rowspan="4">现场记录</td><td colspan="4">新冠防控期间检查记录—体采科、机采科:
依据《血站新冠病毒感染常态化防控工作指引》《××血站新型冠状病毒感染肺炎的防控献血场所要求(暂行)》等相关要求文件编制</td></tr>
<tr><td>要求</td><td>是</td><td>否</td><td>其他</td></tr>
<tr><td>1. 工作人员在工作场所,着工作制服(可穿一次性隔离衣),戴口罩(口罩必须遮住口鼻,4 小时更换一次),戴工作帽(建议戴一次性桶形工作帽,应将发辫全部置于工作帽中;不建议戴护士帽)。</td><td></td><td></td><td></td></tr>
<tr><td>2. 每接待一位献血者必须进行手消毒或更换手套。</td><td></td><td></td><td></td></tr>
</table>

续表

<table>
<tr><td rowspan="14">现场记录</td><td>要求</td><td>是</td><td>否</td><td>其他</td></tr>
<tr><td>3. 工作场所工作时必须使用多功能动态杀菌机全程开启消毒，并留有记录。</td><td></td><td></td><td></td></tr>
<tr><td>4. 献血工作场所及入口常规配备速干手消毒剂，便于各类人员手消毒。</td><td></td><td></td><td></td></tr>
<tr><td>5. 室内和车内工作台、门把手和相关设备仪器应用含有效氯 500 mg/L 以上的消毒液进行擦拭，后用清水擦净，每日不少于 1 次（建议工作开始前和结束后各 1 次），试剂冰箱每周应使用含有效氯 500 mg/L 以上的消毒液进行擦拭，后用清水擦净，并做好相关记录。</td><td></td><td></td><td></td></tr>
<tr><td>6. 地面每日（建议工作开始前和结束后各 1 次）应使用含有效氯 500 mg/L 以上的消毒液进行湿式拖地，并做好相关记录。</td><td></td><td></td><td></td></tr>
<tr><td>7. 献血工作场所入口，铺放经消毒液喷洒过的脚垫，便于各类人员鞋底消毒。</td><td></td><td></td><td></td></tr>
<tr><td>8. 献血场所产生的医疗废物，应严格遵循有关规定收集、分类、包装、运输和交接。</td><td></td><td></td><td></td></tr>
<tr><td>9. 一次性隔离衣、口罩和乳胶手套等按感染性医疗废物处理。</td><td></td><td></td><td></td></tr>
<tr><td>10. 使用《无偿献血征询体检补充表》加强对献血者的献血前征询，重点征询是否有中高风险地区居住史，近期是否有咳嗽、低烧、乏力等症状或接触疑似人员；新冠疫苗注射情况。</td><td></td><td></td><td></td></tr>
<tr><td>11. 加强对献血者的献血前体检，准确测量献血者体温，超过 37.2 ℃暂缓献血（并根据其是否有流行病学史，告知献血者注意事项或报告相关部门）。接触式体温计，每次使用后必须即刻消毒。</td><td></td><td></td><td></td></tr>
<tr><td>12. 加强献血后 15 天内的保密性弃血告知和回访工作，保证血液安全。</td><td></td><td></td><td></td></tr>
<tr><td>13. 机采科献血者盖毯消毒，并留有记录。</td><td></td><td></td><td></td></tr>
<tr><td>备注</td><td colspan="4"></td></tr>
</table>

被检者签字：__________

检查者签字：__________

______年______月______日

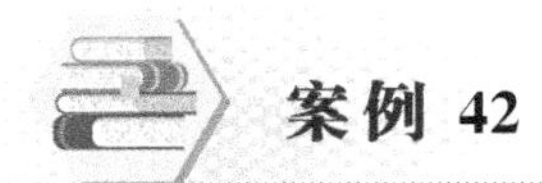

案例 42

一、场景

质量管理部门建立和实施常态化质量巡查体系，以“一法两规”的管理思想为指导，监控和持续改进质量管理体系。

二、事实描述

1. 编制年度审核计划

质量负责人按照“一法两规”和《省采供血机构技术审查及执业验收标准》的要求，建立年度审核计划，包括：日常质量监控巡查、内部质量审核、年度管理评审等。

日常质量监控巡查每月组织一次，由质量管理部门负责实施，巡查人员由单位内审员构成，检查内容按照质量管理规范要素设计，涵盖所有要素及部门，重点检查质量管理体系运行情况、质量目标完成情况、不合格项及不合格品的管理、安全与卫生等。

2. 实施质量巡查

质量管理部门按照年度审核计划组织有关人员开展质量巡查工作，检查后形成《质量巡查问题整改分解表》，对检查中发现的问题、责任人、整改计划、进度、内容和整改完成日期进行记录，同时质量管理部门在月底及下月度检查中对整改完成情况进行追踪。

每月召开工作例会，各部门对质量体系运行情况进行汇报，对上月度质量巡查发现的问题进行整改报告。会议中对日常质量监控巡查发现的问题进行讨论、分析，确定整改的时间及需提供的资源。

每月召开考核工作小组会议，对因人为原因未能及时整改的部门进行考核。

三、依据

《血站质量管理规范》12.1 条款：“建立和实施质量体系的监控和持续改进程序，以保证质量体系有效运行和持续改进。”

四、点评

血站按照质量管理体系的要求开展了日常质量巡查、年度内部质量审核、管理评审等监控工作。通过实施监控，综合评估质量管理体系运行状况，持续改进质量管理体系建设，实现以问题为导向，从“事后把关”向“事先预防”转变，建立长效监控和持续改进管理机制，使血站质量管理体系建设稳步提升。

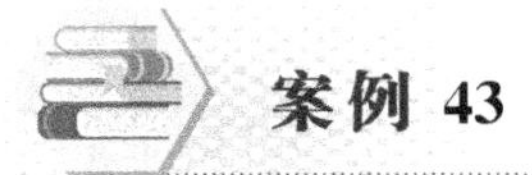

案例 43

一、场景

明确确认职责，优化确认流程，监督确认过程，确保确认的有效性。

二、事实描述

1. 明确职责

(1) 应用或使用部门(软件确认由归口部门)负责人履行确认主要责任，相关部门协同确认。

(2) 在确认活动过程中，质量管理部门为各部门提供指导、协调，对确认过程实施监控和验证。

2. 优化确认流程

(1) 应用或使用部门提出初步确认计划，相关部门、质量管理部门对计划进行补充。

(2) 应用或使用部门完善确认计划后各部门会签，经分管领导审批后，相关部门按计划实施。

(3) 提出部门收集各部门确认数据，形成确认结论。

(4) 质量管理部门验证资料，满足要求，经分管领导批准后，可投入使用。

三、依据

《血站质量管理规范》12.3 条款：“建立和实施确认程序，对新的或者有变化的过程、程序、设备、软件、试剂或者其他关键物料进行系统检查，以保证在正式使用前符合预期的使用要求。”

四、点评

血站根据“谁使用，谁负责”的质量职责明确应用或使用部门负责人履行确认主要责任。对确认流程进行优化，相关部门参与到计划的制定、实施之中，质量管理部门参与监控、验证，保证确认计划的完整性、可实施性和实施及时性等。通过这些操作可以确保新的或者有变化的过程、程序、设备、软件、试剂或者其他关键物料在使用前进行了实实在在的系统检查，在满足所有要求后投入使用。

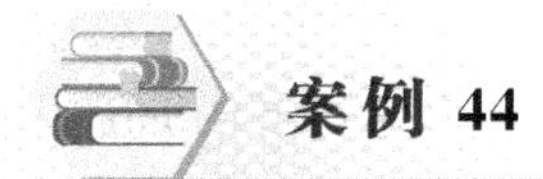

案例 44

一、场景

建立和实施不合格项管理制度，通过科室业务沙龙、专题质量分析会、综合目标考核等形式加以预防和纠正，防止类似不合格项的再次发生。

二、事实描述

1. 建立“不合格项控制程序”

血站质量管理部门按照文件管理要求，组织各部门编制不合格项控制程序，内容包括：文件编制目的、适用范围、职责、控制要求等。

文件实施前由质量管理部门组织全站职工培训，并且经评估表明合格，确保职工能正确理解并掌握程序标准。

2. 管理措施

血站在日常业务过程中对各岗位关键控制点主动实施监控，制定全年质量管理体系审核计划，包括：过程质量检查、内部审核、管理评审等活动，每月至少召开一次质量分析会，多举并用及时发现不合格项，制定有效的预防和纠正措施发生。通过建立相关机制，完善不合格项管理。

科室业务沙龙：为加强业务交流，增进岗位间相互沟通，促进岗位之间的资源整合、知识结构互补，按照血站统一要求，各科室形成每周召开一次业务沙龙机制。每次沙龙确定一个关键控制点为主题，各位职工提出控制方法，分享成功工作经验或易出差错操作工作环节，并提出规避措施建议。科室负责人安排专人记录会议情况，整理需要提高的改进项，并负责跟踪监督实施。

3. 专题质量分析会

采供血过程中发生的一般不合格项或严重不合格项，由血站质量管理部门牵头召开专题质量分析会。保存不合格项登记报告、原因分析、整改落实、跟踪验证全过程管理的记录。

当不合格项发生后，当事人应及时将事件经过报告部门负责人，经部门负责人审核后，视差错的严重程度分别向质量管理部门和分管领导汇报，并记录不合格项经过。

质量管理部门协助各科室调查不合格原因；收集、分析、汇总不合格数据和信息；责任人递交差错报告，差错报告主要包含差错的过程描述、对差错的认识、整改措施三项内容。

质量管理部门尽快组织召开专题质量分析会，不合格项发生科室全体职工、整改相关职责部门安排人员参加会议，必要时邀请站领导参加。会议流程包括当事人汇报差错报告内容；科室相关人员结合不合格项内容谈认识，给予当事人必要的帮助；相关管理人员提工作要求；科室负责人做会议总结。会议明确整改要求，形成会议纪要发放至相关人员。质量管理部门负责监督、验证纠正和预防措施实施情况，评价纠正和预防措施的有效性。

4. 综合目标考核

血站制定《综合目标考核责任状》，年初由各科室负责人向单位主要领导递交综合目标考核责任状。综合目标考核内容包含不合格项管理等质量管理相关内容。每月由站考核小组进行考核，将考核结果以文件形式通报全站，纳入年终先进科室创建评比。

三、依据

《血站质量管理规范》12.5 条款："建立和实施不合格项的识别、报告、调查和处理程序，确保能够及时发现、识别不合格项，分析产生偏差的原因，采取措施消毒产生不合格项的原因，防止类似不合格项的再次发生。"

四、点评

血站通过不断总结创新不合格项管理举措，坚持纠正与预防并举的不合格项管理措施，确保能够及时发现、识别不合格项及潜在风险，分析产生偏差的原因，采取有效措施消除产生或可能产生不合格项的原因。血站通过多项举措建立了一个全员参与、全面控制、持续改进的综合性质量管理体系，树立员工"质量第一"的意识，在充分保障血液质量、有效降低血液报废率、大力提升血站服务能力、增强员工质量意识、规避风险、努力推进血站整体质量体系持续改进等方面取得了显著效果。

附件：相关资料

《不合格项控制程序》

《科室业务沙龙计划》

《专题质量分析会会议纪要》

《综合目标考核责任状》

《差错报告》

《不合格项报告》

《预防纠正措施报告》

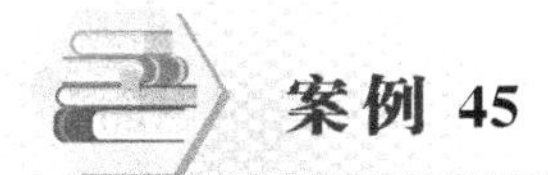

案例 45

一、场景

内部审核工作以“一体两翼”的模式开展，确保中心血站和两家分站质量管理体系符合国家相关法律法规、标准、规范的要求，满足献血者、受血者及医院的期望，持续有效地运行和改进质量管理体系。

二、事实描述

1. 统一血站质量体系文件

2007 年 9 月，省卫生行政部门正式批复本地两家县级市血站成为中心血站分站，2009 年中心血站质量体系文件由 B 版改为 C 版，将两家分站纳入统一的质量体系文件，统一了质量手册、程序文件，数年来完成同步修订和改版，为促进三站质量管理体系规范化实施提供文件支持。

2. 内部审核工作涵盖三站，联合内审与动态检查互为补充，实现内审全覆盖

以《血站管理办法》《血站质量管理规范》《血站实验室质量管理规范》《医学实验室质量和能力认可准则》和中心血站质量管理体系文件等为准则，每年对本血站(含两家分站)质量管理体系所覆盖的采供血全过程(包括献血服务和临床用血服务所涉及的所有部门和场所)进行审核。

(1) 文件评审：三站每年对质量体系文件各自组织文审，对于第一、第二层次需要修改的内容，及时沟通后修改，统一发放，实现了质量体系文件的持续改进。

(2) 联合内审：上半年组织一次三站联合内审，由质量管理科制定计划，将三站内审员合理分工，对三站采供血过程各环节进行质量体系实施的符合性与有效性审核，通过审核发现问题，通过讨论分析问题，促进三站之间工作的交流和发展。下半年参加省内联合内审，邀请省专家库内审员对三站进行采供血过程内部质量审核，加强省内采供血机构交流，促进三站按照相关法律法规要求对各关键控制点进行把控，不断提升操作规范化及血液质量安全。

(3) 管理评审：三站分别就全年质量体系运行情况进行汇报、分析问题和讨论，提出改进建议，对三站血站质量管理体系运行的适宜性、有效性和充分性进行评价，实现总目标一致，分目标体现个性化，达到一体两翼管理要求。

(4) 动态检查：本站每月安排动态检查 1～2 个科室，将动态审核工作覆盖到采供血每个环节及相关科室。除了两次内审外，每年另外对每个分站进

行上半年动态审核一次及下半年质量检查一次，对分站实现全过程质量管理。

(5) 内审员培训：为加强三站内审力量，提升内审质量，壮大内审员队伍，本年度组织完成一次全市采供血机构内审员培训班，由三站六位内审专家授课，授课内容主要围绕：内部审核基础知识、血液采集、成分制备隔离与放行、血液检测、设备物料与安全卫生以及血站质量审核的技巧与案例解析展开。共有70余名血站工作人员参加，对内审员需要具备的条件及能力、审核的实施等基本知识，以及采供血过程中的关键控制点都有了深刻的理解和学习。通过培训工作的开展，血站内审员队伍得到进一步扩充，并且使内审员培训工作不仅局限于省一级培训，可以让更多工作人员熟悉审核工作，掌握审核要求，成为血站质量管理的内审预备军，为加强现有内审员的能力提升提供了继续教育的机会，促进三站在日常工作中筑起质量防线，严格把关，保障血液质量安全，更好地为全市临床用血安全保驾护航。

三、依据

《血站质量管理规范》12.6 条款："建立和实施内部质量审核程序。内部质量审核应覆盖采供血及相关服务的所有过程和部门。内部质量审核应预先制定计划，规定审核的准则、范围、频次和方法。内部质量审核包括对质量体系的审核和对质量体系执行状况的审核。"

《血站质量管理规范》12.7 条款："内部质量审核员须经过培训，具备内审员相应的资质和审核能力，并且与受审核方无直接责任关系。内部质量审核员须经法定代表人任命。"

四、点评

中心血站和分站拥有独立人事、财政管理权限，但是分站质量管理体系是中心血站质量管理体系的重要组成部分，运用内部审核、管理评审等手段是加强分站规范性质量管理最直接有效的方法。中心血站以两次联合内审为主，动态检查及质量检查作为有效补充，能够尽可能实现分站质量审核的目的，促进全市血站一体两翼发展，共同提升本市采供血同质化管理，确保血液安全。

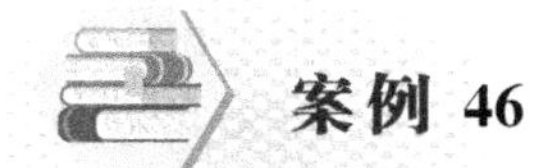

案例 46

一、场景

建立内审员梯队建设和评价制度，加强内审员培训和管理，提高内审员的审核能力。

二、事实描述

1. 内审员基本要求

具有大专以上学历或初级以上技术职称，科室/部门质量管理员且已担任 1 年以上，或科室/部门业务骨干；能够以口头和书面形式清楚、流利地表达思想和意见；恪守职业道德：诚实、正直、谨慎和保守秘密；公正表达：正当地获取和公正地评定客观证据；不受任何方面的影响和干扰，真实和准确地反映客观事实和报告审核结果；具备良好的职业素养：在审核过程中，尊重对方，处理好不同类型人员的关系，具有判断力等。

内审员授权前必须经过审核基础知识的培训并评估合格。

2. 内审员梯队建设

（1）内审员分类

① 资深内审员：具有较强的理解、观察与语言表达能力，善于协调沟通，审核活动中能辨识关键过程，控制审核节奏，注重审核方法与技巧的应用。

② 一般内审员：能独立进行审核，在审核方法、技巧等方面需进一步提高。

③ 实习内审员：掌握初步审核方法和技巧，尚不能独立审核，需进一步审核带教。

（2）内审员晋级

① 实习内审员若满足以下条件中任意一项，可成为一般内审员：

- 被评选为优秀实习内审员；
- 获得专业培训机构颁发的适用管理体系内审员证书，由其所在部门负责人主动向审核组长提出晋升申请并获得质量负责人批准者；
- 参与兄弟血站内审活动 1 次及以上；
- 参与全国血站技术核查 1 次及以上。

② 一般内审员若满足以下条件中任意一项，可成为资深内审员：

- 获得国家注册审核员资质（包括 ISO9000、ISO14000、ISO15189 等）；
- 作为国家卫健委专家库成员参与全国血站技术核查 1 次及以上；
- 参与兄弟血站内审活动 2 次及以上；
- 担任质量管理部门主管工作 2 年及以上；
- 一般内审员连续 2 年评选列前三名。

3. 内审员评价

每年一次；评估内容：基本素质、工作质量、工作态度、审核能力；合格标准：不少于 60 分可保持内审员资格。连续两个年度评价不合格的，将暂停或撤销其内审员资格。

三、依据

《血站质量管理规范》12.7 条款：“内部质量审核员须经过培训，具备内审员相应的资质和审核能力。”

四、点评

内部审核的深度和成效，依赖于内审员的审核能力。血站加强对内审员的管理，对内审员从科室推荐提出较明确的要求，内审员实施梯队晋级管理，资格的保持和评估，均保证了内审员具备一定的能力。

附件：内审员考核表

内审员考核表

被考核审核员：　　　　　　考核人：　　　　　　考核日期：

序号	考核内容	考核结果	分值	得分	总分
1	审核（监控）前准备情况	未做准备，勉强完成任务	0～5		
		准备一般，能够完成任务	6～10		
		准备充分，能较好地完成任务	11～15		
2	审核（监控）配合情况	配合工作差，未能完成任务	0～5		
		配合工作一般，能够完成任务	6～10		
		配合工作积极，效果良好	11～15		
3	不符合项验证及材料的收集整理	不符合项关闭迟缓滞后	0～5		
		不符合项关闭及时	6～10		
		不符合项关闭及时，效果良好	11～15		
4	审核记录填写情况	记录填写混乱，缺乏可追溯性	0～5		
		记录填写基本符合要求	6～10		
		记录填写清晰、齐全	11～15		
5	对工作中发现问题和情况的处理	未能及时与本单位领导或质管科沟通	0～5		
		及时与本单位领导或质管科沟通	6～15		
		及时与本单位领导或质管科沟通并采取措施效果良好	16～20		
6	执行质量管理体系文件的要求（所在科）	执行不到位，发生差错或不能表述其内容	0～5		
		基本能执行	6～15		
		能较好地执行，并起表率作用	16～20		

注：（1）得分<60 分，为不合格；60 分≤得分<80 分，为合格；得分≥80 分，为优秀。（2）内审员在考核期内，工作发生严重失误或失职行为，考核得分即<60 分，注明原因，无需逐项打分。

第十二节　献血服务

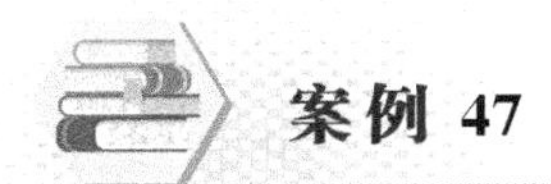

案例 47

一、场景

血站于20××年开始筹备“×××劳模先进创新工作室”，两年后创建，目前设有5个工作小组，核心成员26人，其中党员12人，已成为血站的智囊团和创新源，有力地推动创新活动的深入开展。

二、事实描述

工作室创建以来，大力开发献血点，以守住街头、巩固团体、开发流动为重点，完善“三位一体”招募长效机制，组织安排“五进”工作，着力打造“中法友好献血点”。创新无偿献血招募方式；通过“血液与健康”宣讲团、“血液的奥秘”科普馆、新媒体团队建设等一系列有效措施，融合媒体资源，开拓宣传渠道。以献血者为中心，创新服务理念，普及血液与健康知识，为广大献血者提供专业的护理和优质的服务。招募合格的无偿献血志愿者，积极开展无偿献血宣传、招募和服务，大力弘扬“奉献、友爱、互助、进步”的志愿精神，凝心聚力，创新优势志愿项目。每季度召开例会，组织培训，交流经验，总结评估，创新无偿献血管理方式。多措并举，无偿献血采血人数和采血量显著上升，积极推动采供血事业高质量发展。

劳模创新工作室围绕血站“两保一促”（保障临床供血、保证用血安全、促进采供血机构持续健康发展）的中心工作，积极配合血站工作以创新献血者招募模式为基础，以创新无偿献血宣传渠道为抓手，以创新无偿献血服务理念为纽带，以创新无偿献血管理方式为路径，以创新志愿者服务项目为特色，做好“传帮带”，不断提升工作室的科学化管理水平和服务质量，积极实施“双创双提升”工程，促进支部党建工作与创新工作室有机结合，积极传递工作室干事创业的热情和活力。我们以劳模工作室创建为点，以推动无偿献血事业发展为面，深入开展面向全社会的无偿献血宣传服务工作，为新一轮的全国文明城市创建，推进全面小康、全民健康伟大进程贡献力量。

三、依据

《血站质量管理规范》13.3 条款:“建立和实施献血者招募指南,以自愿无偿的低危人群作为征募对象,确保献血者教育、动员和招募工作的实效性,鼓励自愿定期无偿献血。”

四、点评

“×××劳模先进创新工作室”的成立对无偿献血的宣传招募工作起着非常积极的促进作用。开展包括“血液与健康”宣讲团、“血液的奥秘”科普馆、新媒体团队建设、志愿者招募等多项活动,丰富了无偿献血招募方式,取得了显著的效果。

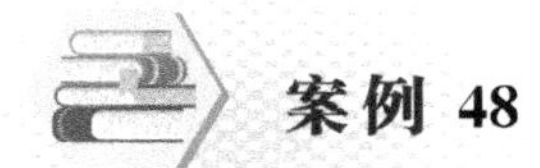

案例 48

一、场景

做好献血者关爱,对单采血小板定期献血者及相关重点人群进行铁蛋白监测。

二、事实描述

(1) 根据《血站技术操作规程(2019 版)》的相关要求,血站机采部门使用半定量铁蛋白快速检测试纸对部分单采频次较高的定期献血者进行铁蛋白检测。

(2) 该检测试纸采用免疫层析胶体金法用于体外半定量检测血清、血浆及全血中的人血清铁蛋白(SF)含量。

(3) 对于 SF 含量≤20 ng/mL 的献血者会劝其暂缓献血,并在了解其日常饮食生活习惯的基本情况后给与补铁知识宣传及指导,并嘱咐其调整一段时间后再来检测。

(4) 检测操作方法

① 无菌操作采集全血标本后立即检测,避免使用溶血、乳糜、黄疸及受细菌污染样本。

② 取出检测卡(如检测卡冰箱保存则需平衡至室温后再打开包装)水平放置。

③ 准确吸取 20 μL 全血样本,加入样本加样孔(S 孔),待样本完全渗透后在样本稀释液孔(B 孔)垂直加入 1～2 滴(50～80 μL)样本稀释液,开始计时。

④ 在加入样本稀释液 15～20 min 内将检测线与色卡进行颜色比对,观

察判断检测结果(不可超过 20 min)。

(5) 结果判断:

① 只出现一条质控线或检测线的颜色低于或等于比色卡 5 ng/mL 线,说明样本的铁蛋白含量低于 5 ng/mL,检测线颜色在 5～50 ng/mL 之间和比色卡比较半定量判断结果。

② 检测线颜色强于比色卡 50 ng/mL 红线,说明样本铁蛋白含量高于 50 ng/mL。

③ 检测样本铁蛋白含量小于或等于 20 ng/mL,提示可能存在铁储备不足,大于 20 ng/mL 提示铁储备可能正常。

④ 不出现质控线或仅出现一条检测线,为无效结果。

三、依据

《血站技术操作规程(2019 版)》1.11.2 条款:"献血者关爱。各血站应当制定献血者关爱策略,注意关注单采血小板固定献血者以及相关重点人群的铁蛋白代谢等有关指标。"

四、点评

1. 优点

样本收集简单易操作。由于可以使用全血样本做检测,即可以直接使用献血者初筛检验血样,无需另外留取标本。

操作相对较简单便捷,工作人员经短时间学习均可独立操作完成。

检测过程中无须另外准备任何仪器设备。

判断结果方便,检测使用时间相对较短(20 min 之内)。

判断结果简单,通过比色卡颜色比对可以得出结果。

2. 缺点

由于需通过比色卡判断结果,检测结果可能会因操作人员不同判断而出现差异,检测结果准确性相对定量检测较低。

3. 结论

铁蛋白(SF)检测试剂盒(胶体金法)用于单采血小板定期献血者铁蛋白筛查有较明显的优势,虽然检测结果的准确性相对定量检测较低,但因其操作简便,结果判断方便,非常适合用于单采血小板定期献血者及相关重点人群的铁蛋白监测工作。

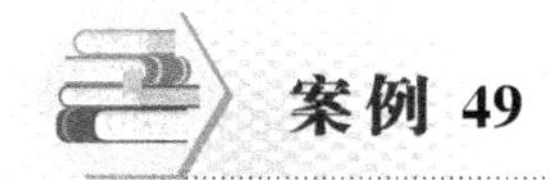

案例 49

一、场景

做好新冠疫情期间捐献单采血小板献血者的献血后回访工作。

二、事实描述

自新冠肺炎疫情发生以来，根据国家下发的血站疫情防控一系列工作指引制定了血站疫情防控制度，明确了疫情防控具体操作。根据中国输血协会的建议，2020 年 2 月 6 日起血站机采部门对捐献单采血小板的所有献血者在献血后第 2 天和第 14 天开展 2 次回访。回访内容是询问献血者有无发热、干咳、乏力、气促等新冠病毒感染的相关症状或被要求隔离等情况，同时了解献血者献血后的恢复情况以及对献血服务的意见或建议。

三、依据

中国输血协会 2020 年 2 月 5 日发布的《关于新型冠状病毒疫情防控期间采供血工作的若干工作建议(第一版)》中的“在献血者回告方面”中的“书面告知献血者，如在献血后 14 天内出现发热、干咳、乏力、气促等新型冠状病毒感染的相关症状，或被要求隔离时，向采供血机构进行回告。应请献血者签名，确认知情同意”“血站安排专人在献血后回访时，了解上述情况，再次告知。”及“疫情严重的地区，条件许可时，可在进行常规血液检测和分离时，暂时锁定采集的血液，待献血后 14 天对献血者进行回访后，或献血者回告身体无异常后，再放行相应的血液”的条款内容。

四、点评

1. 及时掌握献血者健康状况

单采血小板间隔期短，在此期间献血者如果发生一些健康方面的问题时会忽略向血站告知。主动电话回访可以及时掌握情况，避免陷入被动。

2. 为新冠疫情常态化管理做好宣传教育

献血者由于年龄、受教育程度、个人理解等方面的差异对疫情常态化管理表现出不同的遵守态度，在回访过程中，血站可以再次提醒献血者疫情常态化管理中一些措施的必要性，提高献血者对疫情的重视程度，减少因献血者自身对疫情轻视引起的传播危险。

3. 为巩固献血者队伍，招募保留献血者奠定良好基础

在回访过程中，初次献血者会就上次献血经历反馈出对再次献血的可能

性，多次献血者会就血站献血服务提出意见建议，负责回访的工作人员可以和献血者建立良好的沟通互动，为再次动员献血者奠定良好基础，建立起一支相对稳定的定期献血者队伍。

4. 宣传无偿献血知识、政策法规及无偿献血奖励制度的作用

有相当一部分献血者对于无偿献血知识、政策法规和政府对无偿献血者的奖励激励制度不甚了解，在回访的过程中，可以进行宣传，增强献血者今后继续坚持参加无偿献血的动力和积极性。

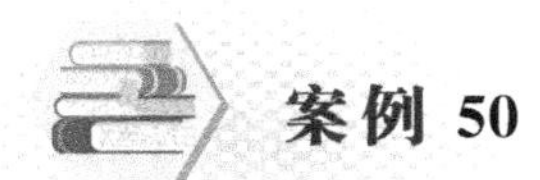

案例 50

一、场景

建立机制，提高初筛血型正确率。全血采集结束后，血液采集部门将标本信息移交检验部门前进行血型复核。

二、事实描述

全血采集结束后，穿刺针扎入抗凝标本管橡胶塞中，距离穿刺针 3 cm 左右热合分离导管，将抗凝标本管按血型分类摆放。每次血液标本信息移交检验科前，更换血型检测人员，使用新开封的血型检测试剂，选择明亮、温度适宜的环境，按血型集中进行复核。

三、依据

《血站技术操作规程(2019 版)》1.8.1 条款："在献血前采集献血者血液标本做检测。在采集血液标本前应核对献血者身份。检测项目包括血红蛋白(Hb)，单采血小板献血者还应检测红细胞比容、血小板计数等项目。各地可以根据实际情况以及疾病流行情况，增加 ABO 血型、丙氨酸氨基转移酶(ALT)等检测项目。记录检测结果和结论并签名。"

四、点评

(1) 更换工作人员和分血型复核可减少人为因素，如定型错误、贴签错误、留样错误或者血型信息录入错误引起的初筛血型检测错误。

(2) 更换试剂可减少试剂原因造成初筛血型检测错误。

(3) 初筛检测环境有限尤其是团体采血过程，选择适宜环境可减少环境因素导致初筛血型检测错误。

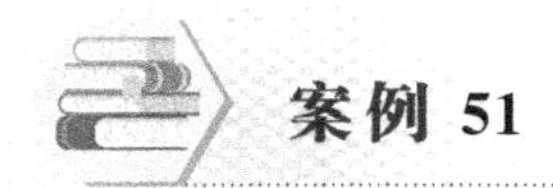

案例 51

一、场景

建立献血者归队机制。以往被屏蔽献血者可在省内任一血站申请归队，经省血液中心确认合格后可回归献血者队伍。

二、事实描述

血站对 HBV、HCV、HIV 及梅毒 4 种病原体用 ELISA 进行 2 种试剂筛查的模式，对于出现单试剂反应性结果，血站的做法是淘汰血液，屏蔽献血者。随着献血者权益意识和献血意识的增强，这类由于单试剂反应性而被屏蔽的献血者越来越多地希望回归献血者队伍。在全省统一开展献血者归队前，由于省内血站检测信息未实现共享，被屏蔽献血者只能在屏蔽地血站抽血化验，无法异地归队。

2014 年 5 月，省输血协会发布《省献血者屏蔽、保留与归队指导原则》和《省献血者屏蔽、保留与归队工作技术要求》，“全省献血者屏蔽管理平台”和“献血者归队管理系统”两大信息管理平台相继上线。同年 10 月，在全省范围内开展献血者归队工作，由省血液中心承担献血者归队的最终检测。被省内任一家采供血机构屏蔽的酶免单试剂反应性献血者，以及酶免双试剂阳性，但献血者强烈要求等情况亦可申请归队，在省内任一血站就近申请归队、采集归队标本。

1. 献血者归队管理

献血者被省内任何一家血站屏蔽至少 6 个月，且未曾有过归队记录者，可以在任何一个城市的献血点提出归队申请、采集标本。当地血站检验科进行常规血液筛查，合格者则将其标本送至省血液中心检验科，同时将献血者信息录入归队系统。省血液中心对其进行归队检测，合格者解除屏蔽，任何一项不合格则永久屏蔽。

2. 献血者归队检测

省血液中心先按常规血液筛查（NAT 采用罗氏单检），然后再针对原屏蔽项目加做以下确认/补充试验。

（1）对原屏蔽项目为 HBsAg 者：采用 ECLIA 法检测乙肝 5 项血清学指标。只有 4 种模式符合归队条件：① 5 项均为阴性；② 仅抗- HBs 阳性，且 5 年内注射过乙肝疫苗；③ 仅抗- HBc 阳性；④ 抗- HBs、抗- HBc 同时阳性，且抗- HBs≥200 IU/L。

(2) 对原屏蔽项目为抗- HCV 者:采用 ELISA 法,选用省内血站未用于血液筛查的第三方抗- HCV 试剂盒。

(3) 对原屏蔽项目为抗- HIV 者:不再做确认试验,仅做常规 ELISA 和 NAT。抗- HIV 以疾控中心确认结果为准。

(4) 对原屏蔽项目为抗- TP 者:采用凝集法 TPPA 试剂盒。

三、依据

《血站质量管理规范》13.1 条款:"建立、实施、监控和改进献血服务质量体系,确保为献血者提供安全优质的献血服务,从低危人群中采集血液,确保血液的质量。"

《血站技术操作规程(2019 版)》1.11.1 条款:"献血者捐献血液的检测结果中,乙肝、丙肝、艾滋病任意一项中血清学检测和核酸检测同时呈反应性,则永久性屏蔽;梅毒血清学检测双试剂呈反应性,则永久性屏蔽。"

《××省献血者屏蔽、保留与归队指导原则》条款六:"献血者屏蔽、保留与归队的管理"。

四、点评

献血者归队的意义在于:一是正确告知献血者的身体状况,关爱献血者;二是稳定无偿献血者队伍,缓解血液供应紧张;三是通过开展确认试验来提高实验室血液检测水平。

江苏省献血者归队的有以下几点特别之处:一是全省统一开展,省内 14 家血站全部参与。二是异地归队解锁,方便献血者。既往献血者如对屏蔽结果有疑义,可在省内任何一家血站提出归队申请,不受屏蔽地点限制,免去了献血者奔波之苦。三是简化归队流程,提升归队适用性。与中国输血协会《反应性献血者屏蔽与归队指南》及团体标准所推荐的技术路径相比简化了流程,屏蔽期统一为 6 个月,提升归队项目的可操作性。

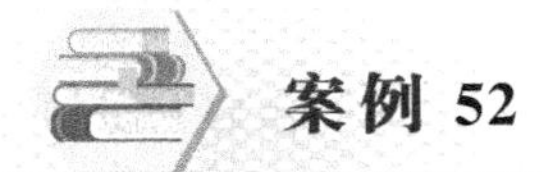

案例 52

一、场景

单采部门拓展成分献血者招募方式,不断提高献血服务质量。定期检查、考核人员执行和落实情况,成分献血者队伍得到不断发展壮大。

二、事实描述

针对成分献血的特点建立献血者招募方式,制定服务规范,细化招募服务指标，并通过定期检查、考核确保所制定的措施落实到位。

1. 开展多样化的招募方式，不断扩大成分定期献血者队伍

（1）电话招募：进入血站信息管理系统（BMIS）中的“献血招募”模块，根据采血时间、血型等多种条件选择待招募人员名单，通常选择有多次全血捐献经历的献血者进行电话招募，是目前最重要的成分献血者招募方式，也是扩大成分献血队伍的有效方式。

（2）现场招募：工作人员利用机采现场有利条件，动员来机采室本打算捐献全血的献血者。这是成功率非常高的招募方式。

（3）献血者同伴招募：通过在单采过程中的沟通，动员献血者向身边的朋友、亲人和同事介绍成分献血，让更多的人加入成分献血者的队伍中来。前提一定要做好献血服务，让他们对成分献血服务感到满意。这也是重要的招募方式。

（4）召回献血间隔时间长、次数少的成分献血者：对间隔期在 3 个月以上和年成分献血次数在 1～2 次的献血者进行再召回，巩固现有的成分献血队伍。

2. 建立符合成分献血特征的全过程献血服务

（1）献血者预约献血成功后会接收到血站短信或微信的温馨提醒，具体包括献血前的饮食、睡眠等注意事项、献血当天天气状况，对于首次献血者发送血站位置定位，并表达感谢之情。

（2）献血前提供早餐，献血中夏天提供水果、冬天提供热饮，献血后提供午餐服务。献血过程中保持良好互动、充分沟通交流。

（3）献血后对献血者进行电话回访慰问并表达再次感谢。

3. 建立成分献血招募指标量化考核制度

细化招募工作各项指标，对指标落实和完成情况每天进行沟通，定期分析、开展月度和年度进行考核，确保工作落到实处。

三、依据

《血站质量管理规范》13.3 条款：“建立和实施献血者招募指南，以自愿无偿的低危人群作为征募对象，确保献血者教育、动员和招募工作的实效性，鼓励自愿定期无偿献血。”

四、点评

血站针对成分献血的特点建立多种成分献血者招募方式，不断扩大成分定期献血者队伍。建立符合成分献血特征的服务规范，通过优质高效的服务保留住成分献血者并进一步扩大成分献血影响力。献血者招募不同于血液

采集，其工作量不易量化考核，如何确保该项工作真正执行落实到位而不是流于形式就显得十分重要。细化招募工作各项指标，每天进行沟通，定期分析，月底、年度进行考核，确保该项工作落到实处。通过采取的一系列切实可行的措施，20××年单采血小板采集量 5 793 治疗量，同比增加 32.1%，献血人数 1 101 人，同比增加 33.45%。对比 2015 年单采血小板采集量增加 177.58%，成分献血人数增加 374.6%。长期坚持加强成分献血队伍的建设，着眼于长远，紧紧围绕发展扩大定期成分献血者队伍，降低因献血群体过于集中可能带来的风险。优先采集首次和少次成分献血者，降低长期定期献血者的献血频次，把多次长期定期成分献血者作为应急献血者，彻底改变过分依赖多次成分献血者的做法。不断发展壮大成分献血者队伍，保证临床单采血小板的需求。

附件 1：机采室日常工作情况统计表

机采室日常工作情况统计表

日期：____年____月____日：　　星期____　　编号：R/ZBGY-335-06

一、采集情况

1. 采集血小板人数/治疗量________ / ________。

1.1 其中多次献血者人数________；近3年内1-2次献血者人数________；

1.2 其中新增人数：________________；

① 3年前献血回归者________；　② 机采现场招募________；

③ 机采电话招募________；　④ 献血者招募________；

⑤ 采血点招募________；　⑥ 同事招募________。

2. 献血反应______________。

3. 异常情况：冲红__________；凝聚__________；故障__________其他__________。

二、服务情况

1. 首次献血回访______________；2. 献血反应回访______________；

3. 提示短信______________；4. 接听处理疑难电话______________。

三、订单完成及招募情况

1. 梳理出暂缓献血者成功人数______________；★梳理者______________；

2. 安排主动预约献血者______________；

3. 电话召回3年内1-2次献血者______________；★★招募者______________；

4. 电话召回3年前献血回归者______________；★★招募者______________；

5. 机采电话招募人数______________；★★★招募者______________；

6. 机采现场招募人数______________；★★★招募者______________。

附件 2：机采室血小板采集统计表

机采室血小板采集统计表

年度：________														编号：RZBGY-335-07
月份	采集人数	采集量	多次献血者	近3年1-2次献血者人数	新增人数						献血反应	异常情况		
					3年前献血回归者	机采现场招募	机采电话招募	献血者招募	采血点招募	同事招募		冲红	凝集	故障
1月														
2月														
3月														
4月														
5月														
6月														

附件 3：机采室员工招募工作量统计表

机采室员工招募工作量统计表

年度：________																							编号：RZGY-335-07	
月份	3年内1-2次献血者召回人数						3年前献血回归者召回人数						机采电话招募人数						机采现场招募人数					
	工作人员一	工作人员二	工作人员三	工作人员四	工作人员五	合计	工作人员一	工作人员二	工作人员三	工作人员四	工作人员五	合计	工作人员一	工作人员二	工作人员三	工作人员四	工作人员五	合计	工作人员一	工作人员二	工作人员三	工作人员四	工作人员五	合计
1月																								
2月																								
3月																								
4月																								
5月																								
6月																								
7月																								

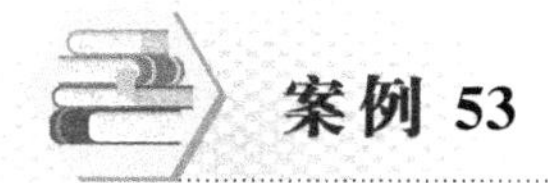

案例 53

一、场景

体采部门建立和实施献血者无偿献血奉献奖申报制度，常态化开展无偿献血奉献奖申报业务，发展和壮大定期献血者队伍。

二、事实描述

1. 明确申报相关人员责任

(1) 无偿献血者本人是表彰申报的第一责任人。

(2) 献血服务人员负责国家表彰及省“三免”政策的日常宣传、献血总量的统计、提醒并指导献血者申报工作。

(3) 献血办工作人员负责奉献奖名单的统计、确认及线上申报等后续工作。

2. 制定常态化献血量统计流程

(1) 献血者常态统计献血量:在《无偿献血登记表》“献血者基本信息”栏内增加献血者既往献血量的内容,献血者每次献血都要填写。

(2) 献血服务人员常态统计献血量:在《无偿献血登记表》“既往献血史查询”栏内添加献血者累计献血量,由献血服务人员查询并填写献血者在本站的献血总量。

(3) 献血量常态化确认处置:献血者对献血总量有疑问时,根据实际情况,进入相应的工作流程进行合理处置。

3. 制定常态化表彰申报工作流程

(1) 献血者知情同意:在《无偿献血登记表》“献血者知情同意书”中增加献血者应主动申请无偿献血奉献奖表彰条款,每次献血都要书面告知并签名确认。

(2) 献血者主动申报:当献血者献血量达到表彰条件时,立即填写《无偿献血奉献奖申请单》。

(3) 献血服务人员核实:献血服务人员全程指导献血者填写《无偿献血奉献奖申请单》,必要时指导献血者提供相关献血证明,对重要信息核实无误后,填写《无偿献血奉献奖申报汇总表》。

(4) 献血办工作人员申报:献血办工作人员接到《无偿献血奉献奖申请单》后,确认献血者申请内容的符合性,对于不符合申报条件的献血者及时反馈,对于符合申报条件的献血者进行统计汇总,履行向国家申报表彰的后续工作。

三、依据

《血站质量管理规范》13.13 条款:“建立和实施献血者服务规范,制定献血者接待和护理程序,履行献血前告知义务,遵循献血知情同意原则。对献血者献血前、献血中和献血后进行全程护理和情感交流。”

《全国无偿献血表彰奖励办法》第十六条:“无偿献血表彰奖励,一般按下列程序进行:(一)个人、集体、省(市)和部队符合相应奖项获奖标准的,由个人、单位或当地采供血机构提交申请材料,并按照规定的表彰奖励权限上报地市卫生计生行政部门、红十字会和军队有关单位。”

四、点评

血站创新无偿献血奉献奖申报机制,把关爱献血者、维护献血者权益落在实处。通过常态化宣传国家无偿献血奉献奖表彰条件和省“三免”政策,引导和激励献血者成为定期献血者;通过常态化进行献血量统计,既可以鼓励献血者制定近期或长期献血目标,还可以尽早发现和解决献血信息异常情况,还有利于提醒献血者准备相关献血证明,为及时准确申报打下基础;通过开展常态化的无偿献血奉献奖申报工作,最大限度地确保献血者得到及时表彰,尽快享受“三免”待遇,提高献血者的获得感;通过常态化的“献血者应主动申请表彰”的告知和签署知情同意,强化了献血者的责任意识,配合“信息系统统计与献血者申报相结合”表彰统计原则,可以最大限度地降低漏报的风险。

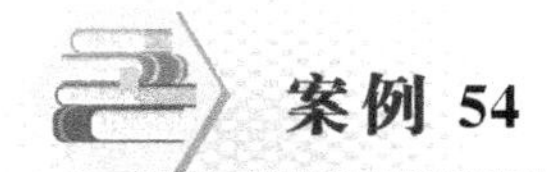

案例 54

一、场景

在新媒体时代背景下,全市所有献血点统一配置智能手机并注册工作微信账号,由体采部门统一规划和管理,利用电话、微信等平台开展献血者服务。

二、事实描述

1. 统一配备各献血点手机

各献血点统一配备智能手机,统一分配手机号码,并在微信公众号等平台向大众公布。体采部门统一制定献血者电话招募、献血者回访、献血常识宣传等的计划和实施细则。

2. 智能手机的使用

(1) 电话功能:献血者电话招募,每季度开展一次。由体采部门统计可以招募的献血者名单,名单内容包括献血地点以及采血人员,根据献血者最后一次献血地点将献血者名单分配到各献血点,各献血点按照谁采血谁招募的策略开展献血者电话招募。

(2) 微信功能

① 建立工作微信:各献血点均使用手机号注册微信号,微信号同献血点名称一致,均命名为“×××献血”。例如步行街献血点,微信号即为“步行街献血”。

② 添加献血者的微信:工作人员在献血服务过程中建议献血者添加献血点工作微信。统一制定献血者命名规则(命名三要素):献血者血型+姓名+献血日期。对于再次献血的献血者,请其及时更新献血日期。

③ 利用微信开展献血者献血后回访和招募:各献血点利用微信开展献血者献血后的回访以及到期献血者的招募工作。根据献血者献血日期,通过微信群发功能开展献血者回访和招募。

特别是新冠疫情期间,各献血点利用两次回访工作,通过微信提醒献血者,如献血后出现新冠病毒感染相关症状时,须及时回告血站。

④ 利用微信朋友圈功能开展献血常识的宣传和血液需求的发布。利用朋友圈点赞功能,对于献血者朋友圈关于献血等内容进行点赞留言,增加与献血者之间的互动。

(3) 无线热点功能:本站采取线上征询填表为主、纸质征询填表为辅的模式。各献血点利用手机为献血者开启无线热点服务,并将无线网络名称和密码粘贴在显眼位置。

(4) 拍照功能:为献血者开展献血留影服务。各献血点均配置各类主题宣传手牌,根据献血者意愿选取合适的主题宣传手牌进行拍照,并通过微信将照片传给献血者。经献血者同意后,还可以在微信朋友圈进行献血宣传。

三、依据

《血站质量管理规范》13.1 条款:“建立、实施、监控和改进献血服务质量体系,确保为献血者提供安全优质的献血服务,从低危人群中采集血液,确保血液的质量。”

四、点评

血站充分利用智能手机的各项功能平台,通过便捷、高效、定制化的服务,增加献血者的献血体验感、荣誉感,进一步增强了献血者对于自发无偿献血的积极性。通过谁采血谁招募的策略,既提高了献血者电话招募的成功率,也有效减少献血者的反感度;通过微信添加献血者好友,便于献血者献血后在第一时间联系到工作人员进行献血后的回告或问题咨询,可有效减少因沟通不畅而产生误解和矛盾;通过微信互动和献血留影,可以增进工作人员与献血者之间的感情,使献血者有归属感和荣誉感,从而自发进行无偿献血宣传。

统一规划智能手机各项功能平台的使用,既保证了手机的充分利用,也有利于全市无偿献血服务的统一化管理,为打造该市特色的无偿献血服务品牌奠定基础。

附件1：利用微信开展的献血者服务

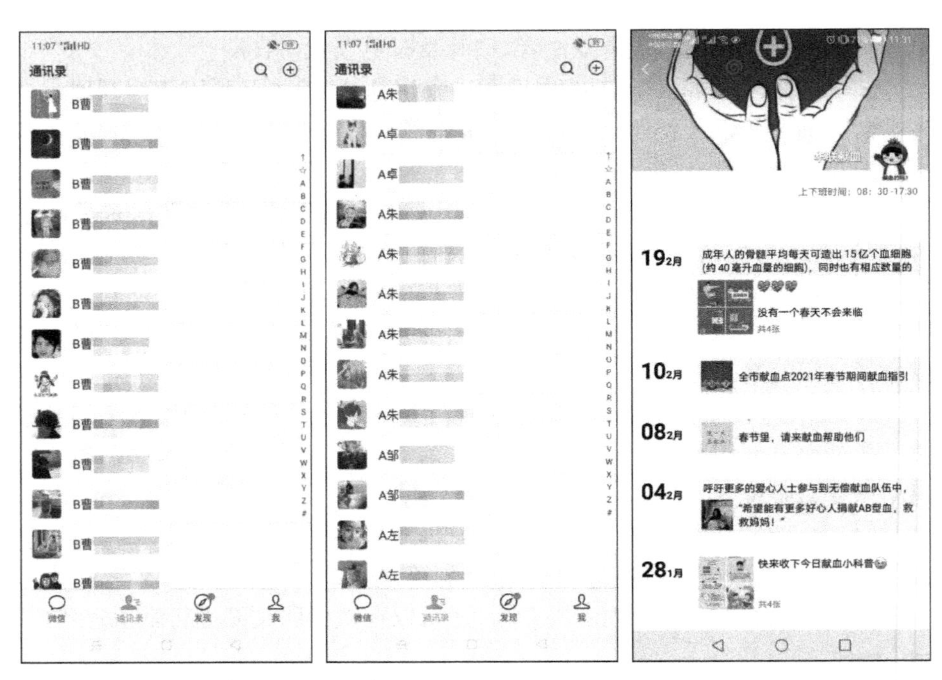

附件2：献血者献血后回访记录

<table>
<tr><td>×××市红十字中心血站</td><td></td><td></td><td></td><td></td><td></td><td></td></tr>
<tr><td colspan="8">献血者献血后回访记录</td></tr>
<tr><td colspan="6">采血点：</td><td colspan="2">临时表单-02</td></tr>
<tr><td rowspan="2">献血日期</td><td colspan="3">第一次回访</td><td colspan="3">第二次回访</td><td rowspan="2">备注</td></tr>
<tr><td>回访日期</td><td>回访结果</td><td>回访人</td><td>回访日期</td><td>回访结果</td><td>回访人</td></tr>
<tr><td></td><td></td><td></td><td></td><td></td><td></td><td></td><td></td></tr>
<tr><td></td><td></td><td></td><td></td><td></td><td></td><td></td><td></td></tr>
<tr><td></td><td></td><td></td><td></td><td></td><td></td><td></td><td></td></tr>
<tr><td></td><td></td><td></td><td></td><td></td><td></td><td></td><td></td></tr>
<tr><td></td><td></td><td></td><td></td><td></td><td></td><td></td><td></td></tr>
<tr><td></td><td></td><td></td><td></td><td></td><td></td><td></td><td></td></tr>
<tr><td></td><td></td><td></td><td></td><td></td><td></td><td></td><td></td></tr>
</table>

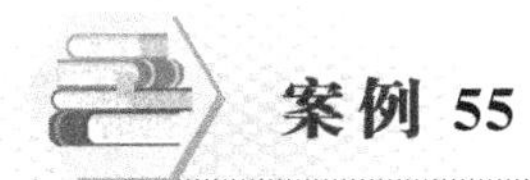

案例 55

一、场景

献血服务部门不断优化团体献血组织招募流程，充分利用微信平台分时预约献血、线上征询及登记表打印等功能，全流程为献血者和献血单位提供快捷、优质的献血服务。

二、事实描述

在原有团体招募流程的基础上，增加了线上预约献血服务等内容，优化团体献血服务流程，提高服务水平。

1. 团体献血前期服务

在团体献血前期组织沟通阶段，增加分享流动献血点或献血单位献血点预约献血二维码，指导团体献血者提前进行线上预约登记和健康征询。

2. 团体献血现场服务

（1）专人指导献血者进行线上填表及征询，并核实关键信息。

（2）开通穿越信息系统《献血登记表》打印服务。

（3）现场摆放献血相关线上操作步骤及注意事项内容的宣传板。

（4）通过设置导向牌、隔离栏、定位凳、一米线等，加强现场人流管理。

3. 团体献血后期服务

（1）及时统计并向团体献血单位反馈献血情况。

（2）提前制作、现场颁发团体献血感谢状。

（3）有宣传需求的单位，根据前期确定的宣传主题布置献血现场，实时进行宣传报道并做好后续收集保存入档。

（4）约定下次献血大致时间。

三、依据

《血站质量管理规范》13.1 条款："建立、实施、监控和改进献血服务质量体系，确保为献血者提供安全优质的献血服务，从低危人群中采集血液，确保血液的质量。"

《血站质量管理规范》13.2 条款："建立和实施献血场所管理程序，保证献血安全和血液质量。"

四、点评

血站充分利用微信公众号平台，结合新冠病毒感染防控要求，通过线上线下与献血者互动，献血前、中、后与献血单位联动，优化了团体献血服务流程，增强了团体献血服务能力，提高了团体献血单位和无偿献血者的满意度。

基于流动献血点或献血单位献血点的分时预约献血，不仅方便了献血者自我安排献血时间、自我进行填表征询，避免了手工填写不规范等问题，还为献血现场的献血者人流管控进行了前期分流，还可以为后期对献血活动的评估、总结和改进提供帮助；有序的团体献血现场管理，控制了献血者流量及流向，避免了人员聚集现象，保证了献血过程的舒适性，提高了工作效率；周到细致的全程与献血单位的沟通合作，推动了团体献血组织工作的有序发展，调动了团体献血单位参与无偿献血的积极性，逐步形成了血站与团体献血单位、献血者三方共赢的良好局面。

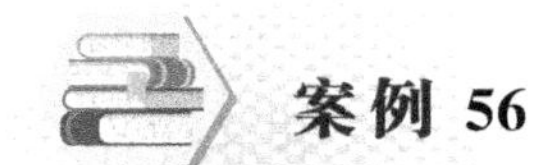

案例 56

一、场景

体采部门建立和实施献血不良反应预防流程，通过图表化管理，扎实有效地预防献血不良反应的发生。

二、事实描述

1. 制定详细的操作规程和系统的献血者关爱措施，全面预防献血不良反应

(1) 计算血容量：在《无偿献血登记表》中增加“身高”和“血容量估算”栏目，由工作人员根据献血者体重指数(BMI)确定计算公式计算。

(2) 确认献血相关血管迷走神经反应(DRVR)易发人群：在《无偿献血登记表》中增加 DRVR 人群判断栏目，在“征询表”中增加献血者自我评估内容。由工作人员根据献血者血容量及自我评估情况，结合献血者既往献血史和当时状态，判断献血者是否为 DRVR 易发人群，并记录在《无偿献血登记表》上。

(3) 指导献血者进行肌肉收缩和舒张活动(AMT)练习：制作图文并茂的 AMT 动作分解图片，方便献血者练习掌握动作要领，根据是否为 DRVR 易发人群，适时指导献血者在献血前、中、后练习 AMT。

(4) 指导针眼按压：制作图文并茂的针眼按压示范图片，指导献血者规范按压针眼，工作人员须适时帮助献血者按压，确认献血者知晓献血后注意事项。开展献血历相关宣传交流，重点是赞美感谢，并进行个性化的献血知识宣传及应急队伍招募，邀请到期再来献血。

(5) 提供糖盐饮品：献血车备有不同口味的泡腾片、运动饮料等糖盐饮

品,指导献血者献血前、中、后适时饮用。

(6) 献血后回访:通过微信对献血者进行两次回访,再次提醒献血者献血后注意事项,对于献血者反馈的迟发性献血不良反应及时进行处理、报告并反馈。

2. 培训与监督

(1) 培训:定期进行献血不良反应预防和处置相关培训,体采部门2020年组织3次献血不良反应相关培训,内容主要包括2019年献血不良反应案例统计分析、《献血相关血管迷走神经反应预防和处置指南》以及《血站急救药品、物品应知应会》。

(2) 监督:将献血不良反应预防措施的执行情况,如AMT指导、帮献血者按压针眼纳入献血者满意度调查表。

三、依据

《血站质量管理规范》13.14条款:“应建立和实施献血不良反应的预防和处理程序,包括献血不良反应的预防、观察、处理、记录、报告、评价和随访,以正确处理和减少献血不良反应。”

四、点评

血站通过实施献血不良反应预防的精细化管理,将预防措施融入日常献血服务工作流程中,通过表单、图文卡片、满意度调查等方式指导和督促工作人员规范操作,既提高了预防措施的实施效率,也增加了工作人员与献血者之间的情感交流,将预防献血不良反应工作落在实处。

血站实行的献血不良反应的预防制度,内容详细、分工明确,护理流程更加合理化。一方面,通过定期培训和监督管理,巩固了工作人员的护理知识,提高了工作人员的业务能力和水平。另一方面,献血不良反应预防措施的图表化管理,既指导了工作人员的规范操作,通过科学的计算指导献血者选择适合自己的献血量,降低了人为因素导致的献血不良反应的发生,同时又提高了献血者的信任感和接受度,有利于医护人员与献血者之间建立信任关系,从而降低献血过程及献血后的不良反应率,提升献血者对献血过程的满意率,对献血者的再招募、发展和壮大定期献血者队伍工作具有积极有效的推动作用。

附件1:《无偿献血登记表》增加献血者血容量估算、献血者自我评估以及献血者DRVR判断的内容

□知晓并符合《献血者特殊情况征询表》要求
□以上答案为本人在微信公众号上所选

健康码颜色：绿色□　黄色□　红色□

★您害怕从你的手臂抽血吗?
A 不害怕　B 有点害怕　C 比较害怕　D 很害怕　E 极度害怕

献血者签字:　　　　　　　　　　　　征询者签字:
日期:　　年　月　日　　　　　　　　日期:　　年　月　日

献血前检查记录（以下由工作人员填写）

既往献血史查询	本站查询：□无　□适宜　□不适宜 全省查询：间隔期内　□是　□无					查 询 者		
体格检查	一般检查（以√表示正常×不正常）：□皮肤、巩膜无黄染　□皮肤无创面感染、无大面积皮肤病　□四肢无严重功能障碍及关节无红肿　□双臂静脉穿刺部位无皮肤损伤且无穿刺痕迹							
	体重	kg	血压	/　mmHg	脉搏	次/分	体温	□正常 □不正常____℃
	体检结论:	□合格	□不合格			体 检 者		
选择性项目：	HBsAg □阴性 □阳性		血型		ALT____U/L	TP □阴性 □阳性		其他____
必查项目：血红蛋白:□符合要求 □不符合要求			□检测结论:□合格 □不合格			检 测 者		
适宜性评估	□DRVR易发人群　身高____cm　血容量估算 ____ml					评估者签名		献血者签名
	□可以献全血______ml　□暂缓献血　□不宜献血							

附件2:初筛、采血台面防置AMT以及如何按压针眼的图文卡片，协助工作人员更好地指导献血者完成AMT

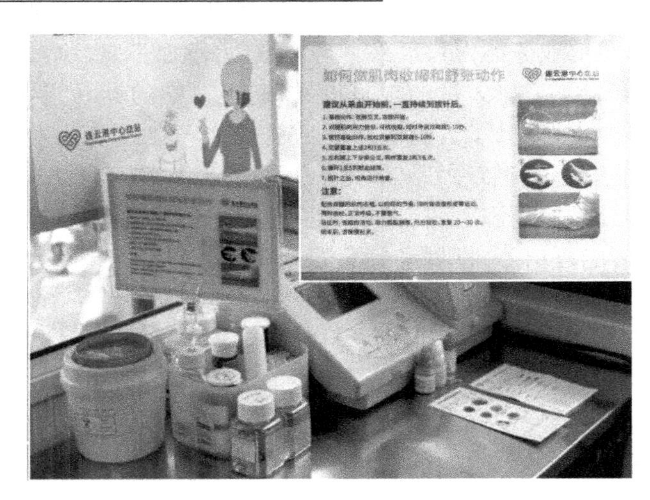

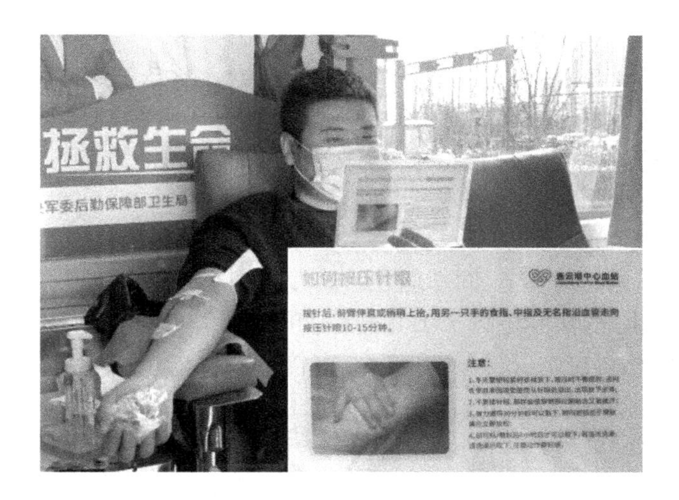

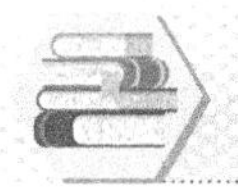

案例 57

一、场景

扎实推进无偿献血"五进"宣传工作，在高校无偿献血宣传内容中增加急救知识，把无偿献血宣传工作和高校的新生入学培训结合起来，让高校的无偿献血宣传工作变成高校的新生入学培训固定内容，让培训制度化，使每次宣传都能有效果。

二、事实描述

1. 提前做好年度计划

年初，血源管理部门按照《省无偿献血"五进"宣传招募工作方案》要求，结合单位日常工作中对接献血单位的实际情况，制定年度无偿献血"五进"宣传计划。

血源管理部门根据各单位的献血安排，结合实际情况，按照进农村、进社区、进学校、进企业、进机关的要求，既考虑了"五进"的全覆盖，又考虑到各单位献血者的特点，有针对性地进行"五进"宣传工作。

"五进"计划中，进高校无偿献血宣传，一般安排在每年 3 月和 9 月，正好是大学新生入学的时间段，新生对新事物比较好奇，参与率高，结合高校的新生入学培训计划加入急救内容的培训，学生处和学生会的配合程度高，学生们的到位率高，培训效果好。同时有了学校老师的参与，学生们响应率高，对于后期组织的无偿献血活动作用明显。

2. “五进”活动开展

20××年9月26日进入某大学进行无偿献血宣传，主题是“关注急救知识，关注无偿献血”。

活动举行前，学生处提前一周发放通知到各班级，学生会在主要活动场所张贴海报进行预告。

活动中学生处老师亲自主持讲座，12名学生会志愿者发放宣传资料，讲课中设置了现场互动环节，同学们在心肺复苏阶段的互动环节，积极参与，预计90分钟的讲座，实际进行了150分钟，得到老师和同学们的高度评价。

培训结束后，血站进行了无偿献血宣传活动评估，对于现场环境、人员配备、物资配备、活动效果、持续改进方面进行了评估，内容翔实，评估全面，特别是持续改进项目中，对于本次讲座进行了客观的评价，既肯定了本次活动的优点，活动中的不足也进行了重点总结，特别是对学生们的意见都做了汇总，在下次的“五进”宣传工作进行改进。

3. 总结

血源管理部门在开展无偿献血“五进”宣传进高校活动中，有计划、有记录、有报道。活动做到了提前计划，内容丰富，评估全面，效果明显。活动前进行预告提高知晓率，与学生处合作紧密配合新生入学培训，加入急救内容，提高了学生们的兴趣和参与率。活动后有全面的评估和总结，为下次培训提供了翔实的参考资料。当年该校献血人数同比上升率为47.1%。

三、依据

《血站质量管理规范》13.3条款：“建立实施献血者招募指南，以自愿无偿的低危人群作为征募对象，确保献血者教育、动员和招募工作的时效性，鼓励自愿定期无偿献血。”

四、点评

按照原省卫生计生委、省红十字会、省军区保障局发布的《省无偿献血“五进”宣传招募工作方案》的要求，为无偿献血宣传工作创建宣传模式。特别是在进高校的“五进”活动中，加入了急救知识宣传，让高校主动将“五进”活动直接纳入大学新生的入学教育培训中去，提高了同学的参与率，加强了讲座的科学性，对于后期的无偿献血活动的效果提升，起到了很好的推进作用。20××年该校献血人数同比上升率为47.1%。

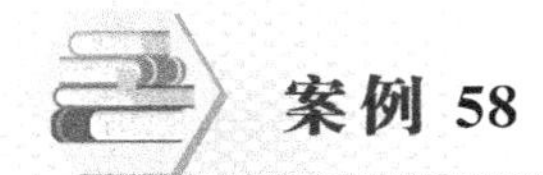

案例 58

一、场景

对单采成分血采集过程实施常态化检测干预机制，保障献血者安全，保证单采血小板的质量。

二、事实描述

GB 18467－2011《献血者健康检查要求》规定单采血小板捐献间隔为不少于2周，不大于24次/年。随着临床单采血小板用量的逐年递增，单采定期献血者捐献的频次也大大增加。根据文献报道：频繁捐献会导致部分献血者铁缺乏以及血小板一过性的降低，为保证产品的质量以及保障献血者安全，单采部门采取了以下措施。

1. 做好血细胞计数仪的质控和校准，确保检测数据的准确性

科室安排资深医护人员进行献血前初筛，血细胞计数仪每日开机后均按要求进行质控分析，自动形成质控图，如有发生质控失控或告警时必须认真查找原因，分析改进后再次进行质控，达到质控范围才能开始献血者检测。每年邀请厂家工程师进行机器的维保和校准，确保每个初筛标本检测结果的准确性。

2. 信息化自动传送检测结果，保证数据的真实可靠

血细胞计数仪与血站信息管理系统（BMIS）联网，实时将献血者的计数结果（血红蛋白、血细胞压积、白细胞、红细胞、血小板）传输至BMIS，系统依据《献血者健康检查要求》的规定自动判定该献血者是否适宜捐献血小板或全血，有效避免了人为输入性差错而导致的错误采集情况。

3. 适当延长采集间隔时间，预防铁缺乏的发生

在实际工作中，在保证临床供应的情况下，将单采血小板的献血间隔期适当延长，并做好捐献者的解释和动员工作。目前血站执行4周献血间隔期，有效减少了献血者铁缺乏的发生率。血液初筛工作人员依据血细胞计数结果进行早期研判，如有献血者血红蛋白、MCV、MCH均在正常值而RDW增大的情况，则有可能是铁元素缺乏的早期情况，动员其多补充含铁丰富的食物，暂缓捐献，3个月后可再次复查决定能否捐献。

三、依据

《血站质量管理规范》13.4条款："由接受过培训的医护人员依据《献血者健康检查要求》，对献血者进行健康征询和评估，保证不影响献血者健康以及

血液的安全性和有效性。”

《血站质量管理规范》13.17条款:“血液成分献血者应满足《献血者健康检查要求》以及相关的特定要求。”

《血站技术操作规程(2019版)》1.11.2条款:“献血者关爱。各血站应当制定献血者关爱策略,注意关注单采血小板固定献血者以及相关重点人群的铁蛋白代谢等有关指标。”

四、点评

按要求对献血者进行献血前健康检查,采用信息化传送检测结果,BMIS自动判断献血者是否符合献血条件,减少人为错误。单采部门将血细胞计数仪的质控校准纳入科室操作规程,每天通过质控品的检测,判定结果是否在控,保证了检测结果的准确性。适当延长间隔时间,把成分血捐献者的安全放在第一位。成分定期献血者是捐献血小板的中坚力量,保护好他们的健康才能保证血液产品的质量,有利于血站的长期持续发展。

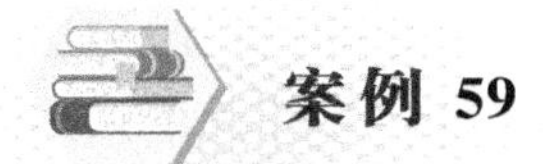

案例59

一、场景

通过献血者满意度调查,了解献血者对血站服务的满意程度和需求,发现服务改进方向,提升服务质量,不断巩固和优化献血者队伍,保障临床用血需求。

二、事实描述

1. 调查方法

信息管理人员通过市卫健委的短信平台,在每个工作日发送满意度调查短信给前一天献血的献血者。每周将收集到的反馈短信交至献血服务部门。由献血服务部门工作人员对回复“一般”或“不满意”的献血者一一进行电话回访,安抚有抱怨或不满的献血市民,收集献血者提出的意见或建议。必要时,由相关科室继续跟踪献血者,直至献血者满意。

2. 跟踪调查

质量管理部门负责对献血者不满意的调查处理情况每月进行跟踪,一方面确保选择“一般”或“不满意”的献血者得到满意的答复,另一方面落实不满意项是否一一整改到位。

3. 统计分析

质量管理部门每月对调查数据进行统计分析。内容包括各种满意度调查的相关数据、不满意因素分布、同期数据比较等。

质量管理部门每季度对满意度调查进行排名，与员工的绩效考核挂钩。

三、依据

《血站质量管理规范》13.15条款："建立并持续完善献血者跟踪和回访服务制度，实施献血者满意度调查程序、献血者投诉、反馈处理程序，确保献血服务的持续改进。"

四、点评

血站通过短信方式开展献血者满意度调查，其优点体现在以下几方面：一是调查短信以第三方平台进行发送，提高了调查的公正性；二是调查样本全覆盖，避免了调查人群选择的偏倚；三是市民献血完成后次日便收到短信，提升了调查的时效性；四是调查数据真实可靠，能针对性地改进献血服务；五是调查后落实整改，献血服务质量缺陷可以闭环。

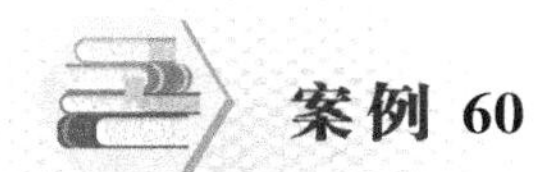

案例 60

一、场景

献血服务部门建立和实施献血者招募指南，对高校进行常态化献血者招募。

二、事实描述

1. 编制献血活动计划

献血服务部门根据年度无偿献血宣传招募工作计划和月度无偿献血宣传招募工作计划安排，制定献血活动计划，计划包括：活动预案、活动人员分工、前期宣传策划、活动效果评价等。

献血服务部门外采组建立宣传小组，科室副主任担任组长，主管担任副组长，组员6名。组长主要负责组内人员工作分配，包括联络高校负责人洽谈活动事宜、开展无偿献血知识宣传讲座、制作献血活动链接、建立高校微信群等。每位组员根据任务分配，各司其职，共同完成献血活动。

2. 实施过程

献血活动前期，宣传组联系高校无偿献血负责人，确定活动时间、活动场地。加强校园内宣传力度，以发放无偿献血宣传册、无偿献血知识讲座、道德讲堂——献血者故事等多种宣传形式，让大学生了解无偿献血的意义，提高大学生无偿献血知识知晓率。建立高校无偿献血志愿服务队，发挥高校志愿者服务队的集体优势，对志愿服务队员进行集中知识培训，与校志愿者负责人沟通，在校内网站上发布献血活动内容，以"班"为单位转发献血活动链接，提高献血活动曝光度。

献血活动中，开展趣味性游戏，招募献血者。向献血者发放宣传资料、献血后注意事项小卡片并建立高校微信群，将献血者或有意向献血者邀请入群，实时为献血者答疑解惑，保留定期献血者，招募潜在献血者。

献血活动后，由宣传组组长编制献血活动总结，包括活动实施情况、活动评价等。

3. 活动总结

献血服务部门根据活动期情况，编制活动小结，包括实施情况、活动效果、发现的问题、建议改进情况及对下次活动方案的合理意见等。

三、依据

《血站质量管理规范》13.3 条款："建立和实施献血者招募指南，以自愿无偿的低危人群作为征募对象，确保献血者教育、动员和招募工作的时效性，鼓励自愿定期无偿献血。"

四、点评

该血站献血服务部门开展的献血招募，一方面通过多样化宣传方式，宣传无偿献血公益性，使无偿献血知识深入人心；另一方面通过建立高校微信群实时在线答疑解惑等方式，保留定期献血者，招募潜在献血者，更体现了对献血者的关爱。

附件：无偿献血宣传招募工作计划

______年度无偿献血宣传招募工作计划

编号：CZBC-QRXF××-××××-×

时间：　　年

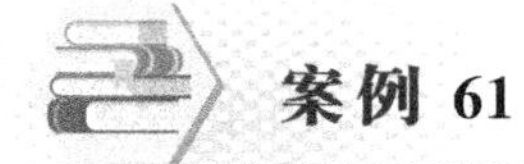

案例 61

一、场景

献血服务部门根据献血安排，对团体献血活动进行管理，临时献血场所提前进行周密安排，确保团体献血活动安全有序开展。

二、事实描述

献血服务部门制定《献血者招募指南》《献血场所管理制度》，根据文件规定对不同情况下的团体献血活动，实施献血场所安排和管理。

1. 分时段报名

献血招募人员请献血单位组织分时段（每半小时）报名，工作人员根据报名情况，与报名时段过于集中的献血者电话沟通，将每时段献血人次调整至与采集安排匹配。

2. 场地准备

体采工作人员和驾驶员预先察看献血车停放场地，检查电源匹配性，必要时做好车载自供电的准备。

3. 献血场所布局

与献血单位协商布置符合要求的献血场所，献血单位提供献血宣传、咨询（含与献血者个别交流区域）、体检、血液初筛以及献血休息等工作区域。献血场所分区标识明显、通风良好，献血流程顺畅，献血者流向和间距合理，场所评估符合采供血工作及疫情防控要求。血液采集、留样热合、献血证发放、献血不良反应处置场所均设置在献血车内。工作人员对临时献血场所进行提前布置和消毒。

4. 工作人员安排

根据献血人次，合理安排工作人员数量，现场组织管理有专人负责，确保献血活动正常开展。

5. 物资准备

按预计人数的150%准备物品，准备指定纪念品。

6. 工作场所清洁与消毒

献血活动工作前后应采用紫外线灯或空气消毒机对采血场所进行空气消毒，用消毒液擦拭工作台面、桌面、地面，保持献血场所的清洁、卫生。外出采血所产生的医疗废物在采血结束后带回血站统一处置。

7. 采血效果评价和持续改进

献血活动结束后对此次招募献血活动取得的效果进行评价：献血过程是否顺利，有无严重献血不良反应和投诉事件，流程是否符合防疫要求，采集人次是否达到预期采血要求等。根据评价结果采取相应的持续改进措施。

三、依据

《血站质量管理规范》13.2 条款：“建立和实施献血场所管理程序，保证献血安全和血液质量。献血场所应有充足的设施，布局合理，能满足献血工作和献血者以及员工的健康和安全要求。献血前征询和体格检查应对献血者的隐私和相关信息进行保密。应具有处理献血不良反应的设施和药品。每个采血工作位应有独立的采血、留样、记录、贴标签的操作设施和缜密流程，消除导致献血者记录或标识差错的潜在因素。”

《血站技术操作规程(2019版)》2.2条款“献血场所配置”的具体内容。

四、点评

团体献血活动中，各单位提供的献血场所各不相同，有大堂、会议室、食堂等，临时献血场所要因地制宜地进行安排和布置，确保临时献血场所满足献血工作、献血者及员工的健康和安全要求。团体献血活动中存在人员集中、献血等待时间长等问题，通过分时段报名，场地分区标识和合理流程布置，为献血者提供良好的献血体验。

附件：无偿献血招募评估记录

无偿献血招募评估记录

活动时间：
活动地点：
活动内容：
现场环境：
人员配备：
物资准备：
采血效果
持续改进：

评估人：

评估日期：

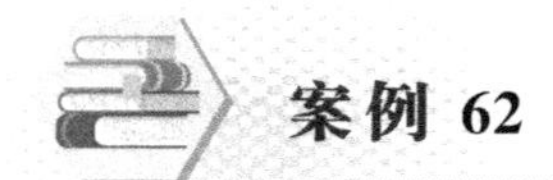

案例 62

一、场景

献血服务部门每年推进实施“点亮爱”无偿献血宣讲团的活动。

二、事实描述

1. 制定年度实施计划

献血服务部门作为无偿献血宣传“五进”工作的责任科室，根据《关于成立“点亮爱”无偿献血健康宣讲团的实施意见》制定每年的年度无偿献血宣讲实施计划，实施计划包括：宣讲活动的组织协调、场次时间安排及宣讲课题议定等。

2. 成立宣讲队伍

（1）宣讲领导小组组长：血站书记。

（2）宣讲领导小组副组长：血站三位副站长。

（3）宣讲成员团：各个科室推荐的职工、有爱心的志愿者代表和急救医生。

3. 实施步骤

根据要求定期深入学校、社区、乡镇、部队、企事业单位等进行宣传讲解，并依据人群特点按季度展开。把高校作为特殊性群体，将其固定在第二和第四季度开展，其余则平均分布在各个季度开展。开展形式主要是以无偿献血相关知识讲座、展台和发放献血宣传材料。宣讲内容灵活多变有针对性：中小学生，以宣讲血液知识及献血知识为主；对无偿献血了解不深的社区、企业等，以宣讲献血知识、政策为主；对有意向参加无偿献血的团体，以宣讲献血前后注意事项为主。同时，对每次活动效果进行评估，总结优点和缺陷，促进提升下一次活动效果，达到献血宣传的目的。

4. 落实责任

采用各科室落实责任，宣讲团形成分工协作的机制，根据各科室实际情况，制定相应的宣讲任务，并将宣讲参与次数列入年终科室考核内容。全年安排各科室不少于 24 人次参与宣教活动。

三、依据

《血站质量管理规范》13.3 条款：“建立和实施献血者招募指南，以自愿无偿的低危人群作为征募对象，确保献血者教育、动员和招募工作的实效性，鼓励自愿定期无偿献血。”

四、点评

血站“点亮爱”无偿献血健康宣讲团秉承“健康、志愿、爱心”的初心，目前已对全市 30 多家单位进行了宣讲，有效增强无偿献血宣传的力度和覆盖面。通过宣讲，不少单位切实感受到了无偿献血的公益精神，打消了疑惑和顾虑，志愿加入无偿献血者队伍中。特别是 2020 年在疫情严格防控的情况下，血站完成37场次的宣讲活动，增强了招募功能，全市全血采集量和机采血小板采集量分别增长7%和10%，为有效保障临床供血添砖加瓦。

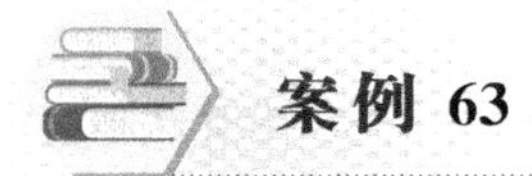

案例63

一、场景

机采科建立和实施献血者招募机制，对单采献血者队伍进行招募，强化单采成分献血者队伍的建设、补充和更新。

二、事实描述

1. 实施背景

随着临床血小板用量的大幅增长，单采成分献血者队伍年龄逐渐增大，成分献血者队伍增长缓慢，且老龄化比较严重，给成分血的采集和供应带来很多困难。血站机采科由站内1个地点采集血小板，改进为市区3个献血屋采集血小板，在方便献血者的同时，也为献血者招募带来新方案。

（1）招募原则：从多次全血献血者中主动招募成分献血者。

（2）招募方式

① 现场招募：对于前来献全血的献血者或其陪同人员进行成分血宣传，向其讲解血小板的临床作用，捐献血小板的意义及优点，动员鼓励献血者尝试捐献血小板或者3个月后捐献血小板。

② 电话招募：在穿越(PassSpring)血液管理信息系统中，用条件筛选出适合献血成分血的已捐献全血的献血者(筛选条件：最近一次献血时间：一年内；采血类型：全血；献血次数：至少8次；年龄：28～45岁；下次采集品种：单采血小板)，导出献血者信息。考虑到县区距离较远，招募难度较大，再次将献血地点筛选为市区各采血点汇总。根据筛选完成的招募表格进行电话招募，并将招募结果(坚决不献、犹豫、有意向暂时无法献和同意捐献等4类)在对应姓名旁进行标记，便于避免对献血者的重复打扰，提高招募工作效率。对于"犹豫"和"有意向暂时无法捐献"的这两类招募结果，在间隔适当的时间后再次电话招募，以增加招募成功的概率。

2. 后期跟踪回访

每天登记捐献血小板献血者信息时，对初次捐献血小板的献血者进行单独登记，在其献血一周后进行电话回访，询问其有无不适反应、是否愿意继续捐献血小板等内容并做好记录(附表1)；定期核对招募表格，对未能如期捐献的献血者电话回访，询问未捐献原因，动员鼓励其再次预约捐献。

三、依据

《血站质量管理规范》13.3 条款:“建立和实施献血者招募指南,以自愿无偿的低危人群作为征募对象,确保献血者教育、动员和招募工作的实效性,鼓励自愿定期无偿献血。”

四、点评

根据《血站质量管理规范》要求,从低危人群中采集血液,确保血液质量。当前无偿献血宣传主要以捐献全血为主,捐献成分血的宣传较弱,知晓人群较少,给成分血采集和供应带来很多不便。通过研究、开展切合现实情况的招募方案,有计划、有规律地从多次全血献血者中招募,化被动为主动,较好地达到了扩大更新成分献血者队伍的目的,确保成分血献血者教育、动员和招募工作的实效性。

附件:首次捐献血小板信息登记

首次捐献血小板信息登记

序号	姓名	血型	首次捐献日期	捐献治疗量	有无不适反应	是否愿意继续捐献

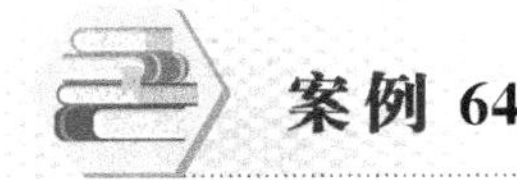

案例 64

一、场景

机采科建立和实施常态化质量监测,包括自我监测和对质量管理科质量监测结果的总结和改进。

二、事实描述

1. 制定机采科质量管理文件

机采科从采集血小板的人、机、料、法、环入手,包含了血小板采集的前、中、后各个环节,制定机采科动态检查表。

2. 实施情况

(1) 工作人员熟悉质量文件内容，在平时的工作中互相监督，自查自纠，互相帮助，每天认真做好相关记录。各组组长负责检查监督具体实施情况，评估实施效果，如：监测血细胞分离机的分离效果，出现问题及时与工程师联系，及时解决问题。举例：入冬后，天气严寒，为防止管路过冷导致采集出现气泡，血小板采集量下降。首先让管路在采前置于空调下，预热管路，同时联系工程师，把问题及时反映，工程师重新设置参数，使血浆采集量提升10 mL。并且在采集过程中及时观察产品情况，如有问题及时处理。组长协调好具体工作，有任何质量问题及时上报，科长定期检查各采血点，严把血小板质量安全关。

(2) 对质量管理科单采血小板抽检的结果分析总结，出现问题及时解决。质量管理科定期抽检血小板，如有抽检不合格情况，找原因，找方法，确保下次不再出现类似情况。举例：某月有一例抽检不合格，血小板采集量为 2.43×10^{11}/袋，低于质量标准要求（$\geqslant2.5\times10^{11}$/袋）。接到报告，我们从采集的各个环节分析，请教工程师，排除了采集前后环节，得到结论是由于采集过程中频繁报警导致。解决办法：保持采集中献血者舒适温暖的环境，报警频繁时提高警惕，增加血小板采集量至$(5.1\sim5.2)\times10^{11}$/袋，并联系工程师降低了冬季采集时的采集速率，以期降低报警频率。

(3) 定期开展培训，让每位工作人员熟知质量体系文件、掌握操作规程，定期召开质量分析会议，对出现的问题讨论原因，并且以报告形式呈现纠正措施和解决办法。增强每个人的质量安全意识，严格按照操作规程要求开展工作。

三、依据

《血站质量管理规范》13.18 条款："血液成分单采工作必须由接受培训的医学专业技术人员担任，应有接受过培训的医护人员负责监护。血细胞分离机应得到维护和监控，确保安全有效。必须使用符合国家食品药品监督管理局批准注册的一次性血液成分分离管路。应按程序安全弃置及销毁所有用过的一次性成分分离管路，杜绝非法复用。"

《血站技术操作规程（2019 版）》2.11.2 条款"单采血小板采集"的具体内容。

《全血及成分血质量要求》5.11 条款"单采血小板"的具体内容。

四、点评

血站机采科开展常态化质量监测，能够督促每位员工重视质量安全，严格按照操作规程作业，并通过对照机采科动态检查表和血小板采集前、中、后过程控制，严格自我规范及互相监督，同时对质控抽检反馈结果进行原因分析和持续改进，全方位保证产品质量，达到了监控和改进的目的。

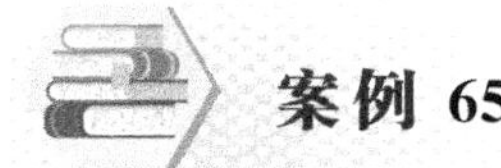

案例 65

一、场景

体采科、机采科使用计时器，严格控制采血部位消毒作用时间，保证消毒效果。

二、事实描述

（1）计时器设置时间 1 分钟(按消毒剂说明书)。

（2）在检验初筛和血液(全血和成分血)采集进行穿刺部位消毒后，启动计时器，倒计时 1 分钟，到达时间后计时器报警，提示达到消毒作用时间即可进行下一步操作。

三、依据

《血站质量管理规范》13.10 条款："制定静脉穿刺和血液采集工作程序。严格采用无菌操作技术进行静脉穿刺。血液采集过程中必须将血液与抗凝剂充分混合均匀。血液采集量应采用称量方法加以控制，应符合《全血及成分血质量要求》的规定范围。"

《血站技术操作规程(2019 版)》2.9.2 条款："用无菌棉蘸取适量消毒剂，以穿刺点为中心，自内向外螺旋式旋转涂拭，消毒面积不小于 6 cm×8 cm，作用时间不少于 1 分钟，消毒不少于 2 遍(或按消毒剂使用说明)。"

四、点评

消毒作用时间是静脉穿刺无菌操作的关键控制点，使用计时器是准确掌控消毒作用时间的一种经济又方便的方法。

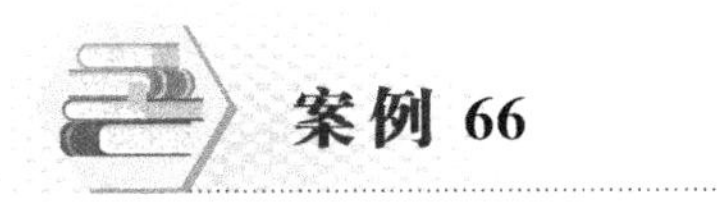

案例 66

一、场景

体采科利用微信、电话和短信等方式回访全血献血者，持续完善献血后回访和再招募工作。

二、事实描述

1. 微信回访

体采科各献血点配备工作电话，负责人开设献血点微信号；献血者献血后添加献血点微信好友，备注名为：献血日期＋姓名；献血后次日进行回访。

2. 电话回访

对于不使用智能手机或者不愿意加微信的献血者，在征得献血者同意后进行电话回访。

3. 短信回访

在微信和电话回访时，未能联系上献血者的情况下，发短信回访献血者。

4. 朋友圈发布

采血点微信号每月至少发布一次朋友圈宣传，内容包括但不局限于无偿献血知识、献血趣事、志愿者访谈、献血纪念品展示等。

三、依据

《血站质量管理规范》13.15 条款："建立并持续完善献血者跟踪和回访服务制度，实施献血者满意度调查程序、献血者投诉、反馈处理程序，确保献血服务的持续改进。"

四、点评

血站体采科通过添加献血点微信好友等通信方式，畅通采血护士与献血者的沟通渠道，及时为献血者答疑解惑，增加献血者对血站的信任感。潜移默化地宣传无偿献血，为再招募献血者提供基础。

第十三节　血液检测

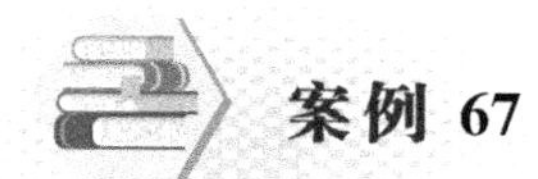

案例 67

一、场景

检验科酶免组 ELISA 加样环节中设置随机质控。

二、事实描述

检验科 ELISA 实验过程中，采用基于时间序列的随机质控加样数学模型，通过对时间中分钟和秒钟的末位进行计算，使质控品随着加样时间的变化，产生不同的位置结果，并依此进行加样，实现没有任何人工干预的质控位置的完全随机分配。

三、依据

ISO15189 CNAS-CL02-A004《医学实验室质量和能力认可准则在临床免疫学定性检验领域的应用说明》5.6 条款：

“5.6　检验结果质量的保证

5.6.2.1　实验室设计的内部质量控制方案应包括：

(c) 质控物位置：不能固定而应随机放置且应覆盖检测孔位(标本间隔)。”

四、点评

ELISA 实验，常规一般在固定位置加质控品，这种质控不能对 ELISA 板的每个孔位进行监测，也不能察觉边缘效应对检测结果的影响，也不符合 ISO15189 CNAS-CL02-A004《医学实验室质量和能力认可准则在临床免疫学定性检验领域的应用说明》相关条款的要求。基于时间序列的随机质控加样方法在满足 ISO15189 实验室认可中的相关条款要求的同时，摒弃了传统随机加样中人为选择质控位置以及手工移动质控样本带来的多种弊端，实现没有任何人工干预的质控位置的完全随机分配。适用于全国各血站实验室和其他酶免检测医学实验室。

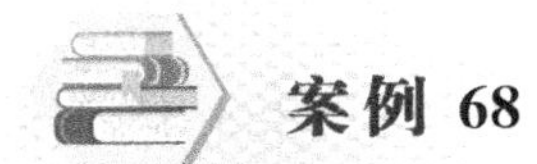

案例 68

一、场景

质量管理科规范质控抽检程序，实现血液制品质检全过程规范化及可追溯性。

二、事实描述

为规范质控抽检程序，实现血液制品抽检全过程信息可追溯，血站质量管理科建立《质控实验过程记录》，将其纳入实验室质量体系文件中。该记录从抽检前、抽检过程中、抽检后三个环节入手，内容涵盖血液制品接收、标本留样处理、实验环境仪器耗材准备、设备运行试剂加样、检测全过程记录、结果核对发布报告、设备维护环境清洁、废弃物及标本处理以及血液制品回库等环节。每份记录与每批次所抽检血液制品相对应，不但能够作为质控检测报告的有效辅证，也保障了质控抽检环节的全过程信息可追溯，便于每周期抽检工作完成后，各部门进行梳理回顾和分析总结时的查缺补漏，进一步巩固“质控检测——反馈——改进——提升质量”闭环，更是全面质量管理理论“人、机、料、法、环”要素的充分体现。

三、依据

《血站质量管理规范》14.3 条款：“血站质控实验室应遵守《血站实验室质量管理规范》的相关要求。”

《血站技术操作规程(2019 版)》6.2 条款：“血液质量控制”的具体内容。

《血站实验室质量管理规范》4.1 条款“应建立实验室质量体系文件。实验室质量体系文件应覆盖检测前、检测和检测后整个过程，包括质量手册、程序文件、标准操作规程和记录。”

四、总结

质量管理科规范质控抽检程序，通过制定相关文件、记录表单，实现血液制品质检全过程规范化及可追溯性。

附件：质控实验过程记录

质控实验过程记录

编号：CZBC-QRZK48-2020-0

抽检品种：☐ 去白全血　☐ 悬浮少白红细胞　☐ 洗涤红细胞
☐ 冰冻解冻去甘油红细胞　☐ 辐照悬浮少白红细胞　☐ 辐照单采去白血小板
☐ 新鲜冰冻血浆　☐ 病毒灭活冰冻血浆　☐ 冷沉淀凝血因子

实验前过程记录

一、样本接收　样本来源　☐××市中心血站　☐××分站　☐××分站

检查样本数量、质量及送达温度，确保样本外观完好无破损、无脱离冷链，并于系统中完成交接或填写《留样送检单》。

接收时间：________________　操作者：__________

二、仪器设备　☐细菌培养仪　☐超净台　☐水浴箱　☐血细胞计数仪
☐离心机　☐血凝仪　☐生化仪　☐白细胞计数仪
☐显微镜　☐PH 计　☐热合机　☐无菌接驳机
☐微电脑采液控制器　☐亚甲蓝萃取装置　☐超纯水仪

开启或架设需预热、消杀及滤洗的设备，检查各仪器运行情况。操作者：__________

三、样本处理　称重时间：________________　操作者：__________

＊**如需取样**处理，品种名称：________________________

取样数量：______袋　取样量：______mL/袋

耗材使用情况：Tr100 转移袋______个；无菌接驳刀片______个

取样开始时间：________________

取样结束时间：________________　操作者：__________

注：需要取样的产品采用无菌接驳机密闭取样。

续表

* **如需解冻**处理,品种名称:________________
解冻数量:________袋　解冻开始时间:________________
解冻结束时间:________________　操作者:__________
注:需要解冻的产品采用 37 ℃恒温水浴箱进行解冻。
四、实验环境　18~26 ℃,湿度 30%~70%;样本未污染设备、实验台及地面。
操作者:__________
五、试剂准备
1. 试剂、质控品、校准品均保存于适温条件;在有效期内;外观无破损,内容物无变质;使用前充分混匀,于室温下平衡或复溶,最终配置、溶解或稀释成实验所需浓度。
2. 实验用水合格,电导率≤0.2 μs/cm;阻值≥5 MΩ。操作者:__________
* **如需复溶或平衡**,开始时间:______________　结束时间:______________
操作者:__________
备注:

实验中过程记录
一、设备状态　开机运行正常,选择并启动正确的检测程序,检测过程中无报警。
操作者:__________
* **如有报警**,仪器名称及型号:________________　报警代码:__________
原因分析:________________________________
解决措施:________________________________
操作者:__________
二、试剂加样　试剂、质控品、校准品均置于试剂仓内正确位置且足量;样本置于加样仓或孵育仓内正确位置且足量,无漏加及错加。操作者:__________
三、检测过程
1. 实验名称:______________
开始时间:________________　结束时间:________________
仪器设备名称及型号:______________　运行时长:________　操作者:________
仪器设备名称及型号:______________　运行时长:________　操作者:________
2. 实验名称:______________
开始时间:________________　结束时间:________________
仪器设备名称及型号:______________　运行时长:________　操作者:________
仪器设备名称及型号:______________　运行时长:________　操作者:________
3. 实验名称:______________
开始时间:________________　结束时间:________________
仪器设备名称及型号:______________　运行时长:________　操作者:________
仪器设备名称及型号:______________　运行时长:________　操作者:________

续表

4. 实验名称：______________
开始时间：____________________ 结束时间：________________
仪器设备名称及型号：____________ 运行时长：______ 操作者：______
仪器设备名称及型号：____________ 运行时长：______ 操作者：______
5. 实验名称：______________
开始时间：____________________ 结束时间：________________
仪器设备名称及型号：____________ 运行时长：______ 操作者：______
仪器设备名称及型号：____________ 运行时长：______ 操作者：______
6. 实验名称：______________
开始时间：____________________ 结束时间：________________
仪器设备名称及型号：____________ 运行时长：______ 操作者：______
仪器设备名称及型号：____________ 运行时长：______ 操作者：______
* **如有异常**，请说明：____
原因分析：____
解决措施：__________________________________ 操作者：______
备注：

实验后过程记录

一、结果核对

所有实验结果正常，原始检测数据均储存于系统，试剂、质控品、校准品批号正确，过程信息完整，样本、质控品、校准品结果均正常，未失控，原始结果经双人核对签字并提交报告。操作者：__________

* **如有异常**，请说明：____
原因分析：____
解决措施：__________________________________ 操作者：______

二、设备维护 & 实验环境清洁

所有仪器设备执行清洗维护程序，用清洗液冲洗管路维护，清洁内外表面、清空废液桶及废物仓等，并关闭电源；使用75%酒精擦拭精密仪器表面及内槽。使用500 mg/L消毒液______mL或5 500 mg/L消毒液______mL（如发生标本泄露污染）擦拭实验台面。操作者：__________

三、结果报告

各项目检测全部完成，各项原始数据完整，关键控制点已审核，检测明细和结果经双人核对无误后录入质控检测报告。操作者：____________

续表

如需发放质控检测报告,发放部门:________________ 发放内容:______________
发放部门:________________ 发放内容:______________
发放部门:________________ 发放内容:______________
发放部门:________________ 发放内容:______________

反馈记录 □是 □否 操作者:______________

四、实验废弃物及标本处理

实验过程中产生的所有废弃物分类(感染性/损伤性/其他)打包称重记录,与办公室后勤部门交接,由专人进行高压消毒灭菌处理;所有标本打包称重记录,归为感染性废弃物,与办公室后勤部门交接,由专人进行高压消毒灭菌处理。操作者:____________

***如需回库**,确定抽检产品于质控实验全程无脱离冷链。回库后需对抽检产品进行解锁,回库单详见质控检测报告。

回库品种:__________________________ 回库时间:____________ 温度:________
回库品种:__________________________ 回库时间:____________ 温度:________
回库品种:__________________________ 回库时间:____________ 温度:________
回库品种:__________________________ 回库时间:____________ 温度:________
回库品种:__________________________ 回库时间:____________ 温度:________
回库品种:__________________________ 回库时间:____________ 温度:________

操作者:____________

备注:

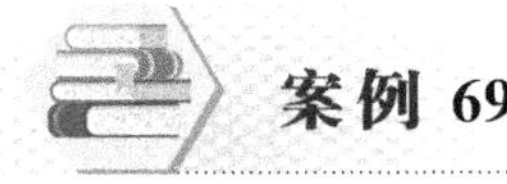

案例 69

一、场景

20××年×月,检验科酶免组实验室在对室内质控数据评审过程中发现:FAME(1021)所检测的所有项目质控变异系数较前一季度有明显升高,故对可能产生该趋势的原因进行了查找。

二、事实描述

实验室召开质量分析会讨论发现了原因,在上个月,实验室新购了一台FAME(3847),为了放置新设备,对FAME(1021)的位置进行了移动,导致FAME(1021)的部分孵育仓的位置正对中央空调的出风口,影响了酶免反应的孵育温度。

在发现了原因后，实验室对所有可能对设备温度造成影响的中央空调增加了空调挡风板，并于安装1个月后再次审核质控数据，发现FAME(1021)各项目质控变异系数出现了明显的回落。

三、依据

ISO15189 CNAS-CL02：2012《医学实验室质量和能力认可准则》5.6.2.3条款：

“5.6.2.3　质控数据

应定期评审质控数据，以发现可能提示检验系统问题的检验性能变化趋势。发现此类趋势时应采取预防措施并记录。”

四、点评

(1) 实验室应关注可能影响设备检测结果的环境条件的变化。

(2) 设备在维修和移动位置等，根据情况，做再确认。

(3) 实验应及时关注室内质控数据的变化趋势，并能在质控数据的监测中发现问题，并进行自我完善和持续改进。

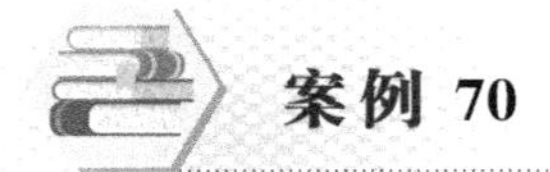

案例 70

一、场景

检验科建立完善性能监控的指标体系，持续改进实验室质量管理水平。

二、事实描述

1. 实验室性能监控指标的选择

实验室质量指标体系是以提供实验室质量体系运行信息为目的的系统化测量过程为基础。质量指标反映了实验室满足顾客特定需求的程度，包括所有临床实验室提供的服务和与之相关的健康保健的质量信息。质量指标又可分为总体指标、过程类指标和资源类指标。过程类指标分为检验前、检验中、检验后，资源类指标分为人员类、设备类、物料类、安全卫生类、信息类等。总体指标包括检测标本数、检测总不合格率、单项目检测不合格数和不合格率等。检测前指标包括标本质量不合格率(如脂血、溶血、凝块、色泽异常、血细胞压积异常、信息错误、运输温度异常)等。检测中指标包括实验无效率、室内质控失控率、室间质评合格率、同项目出现PT不接受数、仪器的维护保养率、文件操作符合率、动态检查问题解决情况、核酸混检阳性率、拆分阳性率等。检测后指标包括信息系统瘫痪、信息系统结果与原始结果一致率、信息系统权限、报告延迟发放次数、报告收回次数等。设备指标包括设备故障次数及原因分析、设备保养执行率、设备检测参数设置符合率等。试剂指标包括试剂使用率、试剂出现异常情况等。环境指标:环境不符合检测要求次数、员工意外事件发生次数、员工意外暴露及时报告率、实验室消毒效果监等。人员指标包括人员质量事件等。检验科共选择 65 项质量指标进行监测,按照文件的要求按月份、季度、年度进行收集。

2. 监控指标的分析和应用

根据收集的监控数据进行分析,包括对比往年及上月情况同比及环比分析,找出与既往数据的差距,结合质量目标完成情况,科室及时召开质量分析会议,切实找出问题产生的根本原因,确认实验室整改的方向,制定相应的预防措施,下一次质量分析会议分析验证整改情况。并且通过对指标的分析,查找出不同的影响因素对检测结果的影响程度,对不同的因素分层次进行重视整改。

三、依据

《血站技术操作规程》4.11 条款“质量控制和持续改进”的具体内容。

四、点评

科学合理地设置实验室监控指标,能够帮助实验室敏感、特异地监测整个流程中出现的偏差,为实验室的不断改进提供客观的数据支撑,及时调整实验室质量体系中的“人、机、料、法、环、测”六大要素,消除实验室中的质量和安全隐患,评估实验室的能力,达到促进持续改进的目的,不断提升实验室质量管理水平。

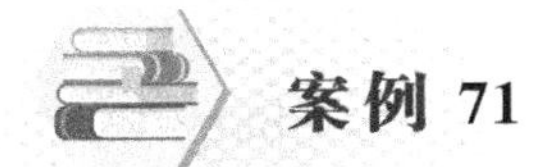

案例 71

一、场景

输血研究室建立疑难血型基因检测开放平台,解决临床难题,加强地区沟通,帮扶基层工作,共同构筑疑难血型精准检测安全防线。

二、事实描述

1. 建立疑难血型基因检测开放平台

血站从 20××年开始通过业务积累和数据整合,着力构建疑难血型基因检测开放平台,接收省内外各级临床机构及采供血单位送检的疑难血型疑似亚型的样本，通过基因检测技术筛查并精准确定血型基因型。检测项目包括疑难血型标本基因鉴定、RhD变异型基因检测、血小板CD36基因检测以及稀有血型的分子生物学检测确认。

2. 实施过程

20××年7月开始，血站筹建疑难血型基因鉴定开放平台，对内接收献血者血型疑难样本，对外接收省内外临床机构及采供血单位初检发现的疑难定型样本。所有研究对象均通过初检和/或复核后发现正反不符送至本室做进一步检测。

常规血清学方法复检血型检测情况后，提取样本DNA进行分子生物学检测。对其ABO或RHD/CE或H基因等变异情况进行PCR扩增后Sanger测序检测，根据变异位点精确判定血型基因型。根据初步结果必要时加做克隆测序。

3. 总结

通过实验流程、检索系统和资料库建立，血站输血研究室逐步完成疑难血型基因检测开放平台的建立。三年间，血站输血研究室已接收省内外多家采供血机构和医院送检的464例疑难血型基因检测(不含供血医院送检)。患者疑难血型系统涉及：ABO系统322例，Rh系统59例，H系统(类孟买)19例，Lewis系统2例，MNS系统2例，Kidd系统1例，P系统1例，以及血小板抗体阳性标本检测CD36基因58例。送检样本来源涉及全国十省三市30余家单位，除了献血者以外临床患者样本主要集中在血液科、肿瘤科、产科、心内科、风湿免疫科等。

高效准确地完成了平台接收的疑难血型样本基因检测，准确完成率100%。解决了多起由于基因变异出现的疑难血型经典事件，2019年协助广东某医院解决家族性血型疑难问题，相关“O型爸和A型妈生出B型宝宝”等话题被新华社等媒体报道，微博话题阅读量1.6亿。发现多个血型系统的多种新突变位点及亚型情况，并将相关信息上报至国际基因库(Genebank)。筛查Rh阴性及变异型献血者小因子抗原情况，相关抗原及基因检测数据库对国内大型活动等备血事件予以支持。

三、依据

《血站技术操作规程(2019版)》4.9.2.2条款：“血液ABO血型检测结果应与献血者历史血型结果或献血前血型检测结果进行比对。如果比对结果不一致，应当进行细致审慎调查，发现导致不一致的原因。正确无误加以解决后方可得出最终结论。”

四、点评

随着分子遗传学研究的发展，输血工作者对血型系统多态性的认识越来越清晰和广泛，应用血清学与分子生物学相结合的方法能够准确鉴定疑难血型，特别是精准解决亚型导致的血型鉴定困难。同时，在实际工作中需要规定血型鉴定的正确和完整操作步骤，加强正反定型同时检测，审慎判定每一份受检者血型。

血型基因检测的应用在临床输血安全管理中扮演重要角色，只有采供血机构及临床用血医院共同把关献血者和受血者的 ABO 血型鉴定，才能真正实效地保障临床输血的安全性。通过构建基因检测开放平台，解决临床难题，加强地区沟通，帮扶基层工作，共同构筑疑难血型精准检测安全防线。

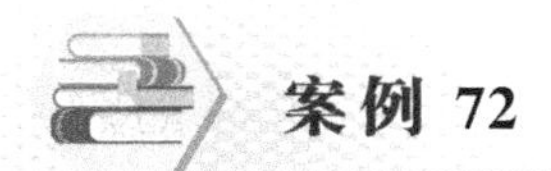

案例 72

一、场景

质量控制实验室协助机采室开展血细胞计数项目检测能力质量评价。

二、事实描述

1. 室间质评安排

每年两次，分别在上半年和下半年。

2. 具体做法

血站血细胞计数仪共 2 台，分别在质控实验室(型号 KX-21)、机采室(型号 XP-100)，仪器厂家均为希森美康，所用试剂均一致。国家临检中心血细胞计数标本由质控实验室、机采室共同检测，质控实验室检测结果上报至国家临检中心，机采室检测结果报至质控实验室，临检中心结果回馈后，质控室根据回馈结果统计分析，并将机采室检测结果以报告的形式进行反馈(报告见附件)。

3. 总结分析

室间质评质控实验室均为 100%通过。机采室 20××年 10 月项目：WBC，样本编号:201924，评价结果为失控。结果反馈后，机采室进行人员的培训，及时联系工程师对仪器校验，制定相应的措施。经过改进，下一年的两次质评 WBC 项目均为通过。

三、依据

《血站实验室质量管理规范》15.3 条款:“参加卫生部指定的实验室质量

考评，建立和实施相关程序。以日常检测相同的方式对质量考评的样品进行检测和判定。应全面分析质量考评结果和实验室所存在的差距，并制定和实施改进计划。”

四、点评

血细胞计数为机采室常规检测项目，检测结果准确性影响献血者献血条件的判断和单采血小板的质量。目前机采室工作人员均为护理专业人员，缺少对血细胞计数项目检测能力的质量评价，质控实验室在做好本实验室室间质评的同时，加强对机采室血细胞计数项目检测能力持续监控。通过参加室间质评，分析总结质评结果，查找出实验过程仪器、试剂、环境、人员操作等存在的缺陷，及时更改，确保实验室数据准确，提高机采室的检测能力。

附件：血细胞计数室间质评反馈表

血细胞计数室间质评结果反馈（××××年第××次）

科室：××市中心血站机采室　　　　测定日期：

检测设备：血液分析仪 XP-100

试剂厂家：希森美康

项目：

样本编号	你室结果	靶值	允许范围	评价结果

××市中心血站质控实验室

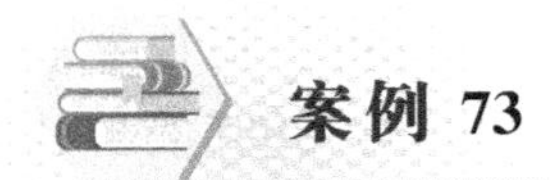

案例 73

一、场景

血液检测中心建立和实施试剂确认程序，对不同批次入库的试剂进行确认，确保试剂的有效性。

二、事实描述

血液检测中心使用的试剂包括乙肝、丙肝、艾滋病、梅毒、ALT、核酸检测试剂、血型 ABO 红细胞、酶免四联质控血清、核酸质控血清等，在不同批号或者相同批号不同批次入库后对其进行确认。

合格的试剂是检测中心保证血液质量的前提，在新到试剂使用之前对其进行确认，确保试剂性能合格、稳定、可靠。

以酶免试剂为例，酶免试剂采取新旧试剂同时检测至少 40 份以上标本，其中包含阴性对照、阳性对照、质控血清，分析检测结果的重复性、准确性、符合性。新试剂的检测结果与之前确认过的试剂的检测结果符合文件规定的要求，视为该试剂合格。符合本检测中心的要求可以使用。

三、依据

《血站技术操作规程(2019 版)》4.4.5 条款(检测试剂)“质量抽检”的相关内容。

四、点评

该程序对不同批号或者相同批号不同批次入库的试剂都进行随机抽样确认。用现有设备与检测样本同步进行比对试验，对试剂的特异性、灵敏度、准确性、稳定性、批间差异、批内差异一一确认，排除一些运输生产保存过程不当等因素导致试剂不合格的批次，确保使用试剂性能符合相关规定，保证血液检测质量。

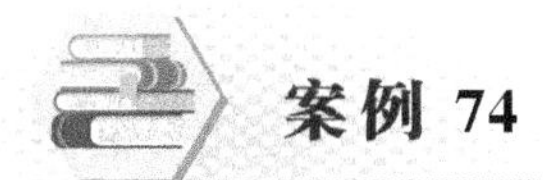

案例 74

一、场景

为了保证献血者血液丙氨酸氨基转移酶(以下简称 ALT 酶)筛查结果的准确性，检验科对 ALT 酶初筛合格而复检不合格的标本进行追踪分析，发现有一例标本 ALT 酶复检结果分别为 61.1 U/L、60.8 U/L。该献血者血样标本为××广场献血屋采集的全血标本，初筛检测结果为 48 U/L。

二、事实描述

血站规定，献血者血样进行 ALT 酶初筛，ALT 酶≥50 U/L 时，判定为不合格，献血者暂缓献血，以避免血液报废。××广场献血屋使用 Photometo4040 生化分析仪来进行该项目的筛查。经分析，可能存在以下原因会造成 ALT 酶筛查结果不准确：

(1) 生化分析仪存在问题导致检测结果不准确；

(2) 工作人员存在操作问题，如吸样量不准、ALT 试剂加样量不准确；

(3) 检测试剂是否失效；

(4) 标本多时取错标本进行检测；

(5) 工作人员对检测结果判读错误。

检验科将该标本送××广场献血屋重新检测，三次检测后结果分别为64 U/L、62 U/L、61 U/L，询问工作人员后，排除了以上可能发生检测错误的原因。后调取监控发现，工作人员从冷藏箱里将ALT酶试剂取出后没有按照要求预温，就直接进行检测，导致没有到达最佳反应温度造成初筛结果偏低。

针对这一情况，检验科组织外采组初筛人员开展生化分析仪使用操作培训，强调检测过程中的关键点，如：ALT试剂的开瓶使用日期、移液器吸取标本或试剂时有无气泡、异常检测曲线的判断、试剂平衡时间以及混匀手法等。外采初筛人员也及时将使用仪器过程中出现的问题和检验科进行沟通。通过这样的方法，××市中心血站××分站20××年ALT酶复检不合格率为0.11%，使ALT酶检测报废率控制在适当范围。

三、依据

《血站实验室质量管理规范》15.1条款："建立和实施差错的识别、报告、调查和处理的程序，确保及时发现差错，分析其产生的原因，采取措施消除产生差错的原因，以防止类似差错的再次发生。"

四、点评

献血者ALT酶初筛检测，虽然不是国家强制规定的初筛必查项目，但是开展ALT酶筛查能够有效降低最终血液ALT酶检测不合格率，避免血液报废。因此，血站应采取多种措施保证献血者ALT酶筛查结果的准确性。

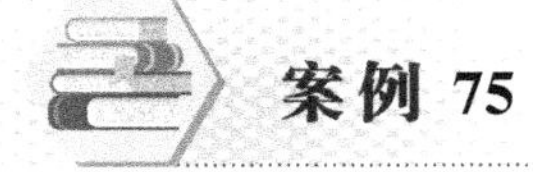

案例 75

一、场景

血液检测中心定期召开质量分析会，认真总结分析，不断完善并持续提升检测中心血液检验能力。

二、事实描述

为保证血液检测中心检测过程符合相关规定、结果准确可靠，工作人员严格按照标准操作规程操作，每季度召开质量分析会，总结分析近阶段出现的问题，认真整改，确保血液质量。

质量分析会回顾近阶段工作中人员、仪器、试剂、标本和检测过程等出现的一些问题,通过集中讨论分析,制定出整改措施,形成记录。下阶段的工作中按照质量分析会制定的措施实施,在下次质量分析会时针对上次分析出的问题的整改以及整改效果进行评估作出闭环,形成记录。

三、依据

《血站实验室质量管理规范》15.1 条款:“建立和实施差错的识别、报告、调查和处理的程序,确保及时发现差错,分析其产生的原因,采取措施消除产生差错的原因,以防止类似差错的再次发生。”

四、点评

定期的质量分析会能够有效地围绕在检测过程中“人、机、料、法、环”等关键控制点出现的问题,及时总结分析,及时进行整改,确保检测过程中的各个关键控制点能够符合相关的要求,保证检验质量。

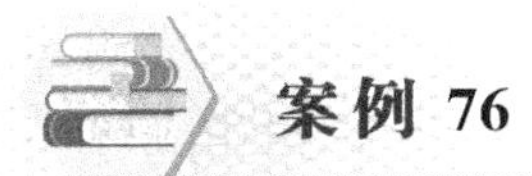

案例 76

一、场景

血站质控实验室参加室间质评活动,制定质评计划,及时总结分析结果报告,不断完善并持续提升质控实验室血液检验能力。

二、事实描述

1. 报名

质控项目负责人于前一年第四季度接收 CITIC(China International Transfusion Infection Control)秘书处以及省血液中心发送的通知,填写回执、缴纳费用;依据通知上的活动安排,合理制定计划,便于按时检定仪器设备、准备实验耗材。

2. 实施

(1) 按批次接收样品:CITIC 的血液筛查细菌检测样品和省血液中心的生化(总蛋白、亚甲蓝、微量游离血红蛋白)、血细胞(RBC、WBC、PLT、Hb、Hct)、血凝(FⅧ:C、Fbg)样品送达后,质量管理科工作人员及时开箱,目视检查样品外观是否完好、有无破损;内容物是否稳定、有无可疑沉淀,随后按说明书将待测样品、标准品及相关制剂妥善存放,并及时填写《样品验收使用情况记录》。

(2) 按时完成室间质评:质控人员仔细阅读随样品一同寄来的说明书,整理每项实验流程、明确注意事项及关键控制点;于收到样品后尽快完成当次室间质评项目所需实验，避免因样品中目标因子降解、菌种死亡而出现的失控结果。在实验过程中严格遵守《血站实验室质量管理规范》等文件中的相关要求，规范无菌操作、标本试剂配置和仪器操作，避免因标准品/质控曲线、试剂样本污染或人工误差造成的失控结果。条件允许下每项实验重复进行2次，实验结束后及时填写《室间质控品验收使用情况表》和《质控实验过程记录》，实现全部实验过程可追溯。

(3) 结果上报：质控实验室保留所有室间质评实验原始数据，实验结果经双人核对无误后在规定时间内按要求上传至“CITIC”网站及“江苏省血液实验室室间质量评价系统”中。

3. 总结分析室间质评结果报告

(1) CITIC血液成分细菌检测室间质评

比对所有样品正确率：是否出现假阴性或假阳性结果；阳性样品信号值是否超过警戒限和行动限。横向比较使用相同微生物培养系统的参评实验室结果，对标查验我站质控实验室所使用微生物检测系统的灵敏度；纵向比较历年各次室间质评活动中我站质控实验室对同一菌种不同菌液浓度样品的检测结果，对标查验我站所使用微生物检测系统的准确性；同时分析我站质控工作人员对细菌接种、无菌操作的掌握和运用水平。将上述分析形成图表和文字说明，总结本次室间质评活动中的优势与不足，从“人、机、料、法、环”等要素出发，针对未检出的教育型样品和超出警戒限的情况制定改进措施，合理规避常规抽检细菌检测假阴性风险。

(2) 省采供血机构质控实验室血液检测能力室间质评

查看全部样品的靶值和标准差：比对我站送检样品的检测值是否超过警戒限和行动限。横向比较同一实验项目各参评实验室的成绩，对标查验我站质控实验室对该项目的检测水平；纵向比较历年各次室间质评活动中我站质控实验室对同一项目检测水平的成绩，对标查验我站对该项目的检测水平是否存在进步或退步；同时分析我站质控工作人员对各实验项目的掌握和对关键控制点的把控水平。将本次各项目实验结果会同历年各次结果一起形成质控曲线图，计算平均值和标准差，查看各点是否超出警戒限或行动限，以及曲线是否处于失控状态。综合上述过程形成文字说明，从“人、机、料、法、环”等方面总结本次室间质评活动的优势与不足，以确保我站质控实验室检测能力的不断提升。

三、依据

《血站实验室质量管理规范》15.3条款：“参加卫生部指定的实验室质量考评，建立和实施相关程序。以日常检测相同的方式对质量考评的样品进行检测和判定。应全面分析质量考评结果和实验室所存在的差距,并制定和实施改进计划”。

四、点评

室间质量评价(external quality assessment,EQA)是多家实验室分析同批标本并由外部独立机构收集和反馈实验室上报的结果,以此评价实验室操作的过程。其目的在于通过实验室间的比对判定实验室的校准、检测能力以及监控其持续能力。建立《质控实验过程记录》,是对质控实验室检测实验全过程的总结和回顾,是对实验关键控制点的把控,一旦出现失控情况,可从试剂配制、样本处理、仪器状态、实验过程、人工操作、温湿度等各环节逐一梳理,从而快速找出纰漏,使质控实验室的检测水平稳中有升不断进步。

质控实验室参加各类室间质评活动意义重大,可以反映出质控实验室的检测能力,以及对采供血全过程质量进行持续监控的能力;可以从历次活动总结报告中识别本实验室存在的问题,并制定相应补救措施;可以从中认识到自身与一流实验室的差距,多加强与兄弟单位间的学习交流,从而更好地为血站采供血质量工作保驾护航,为地区临床输血质量控制提出指导性意见和建议。

附件 1:室间质控品验收使用情况表

室间质控品验收使用情况表

发放部门	质控品名称	质控品编号及数量	验收记录				使用记录			
			外观	温度	验收日期	验收人	日期	项目	处置情况	使用人

附件 2:质控实验过程记录

质控实验过程记录

实验日期:______________________________

抽检品种:□ 去白全血　□ 悬浮少白红细胞　□ 洗涤红细胞
□ 冰冻解冻去甘油红细胞　□ 辐照悬浮少白红细胞　□ 辐照单采去白血小板
□ 新鲜冰冻血浆　□ 病毒灭活冰冻血浆　□ 冷沉淀凝血因子
□室间质评样本:______________________

实验前过程记录

一、样本接收　样本来源　□××市中心血站　□××分站　□××分站
□室间质评:__________

检查样本数量、质量及送达温度,确保样本外观完好无破损、无脱离冷链,并于 Pass Spring 系统中完成交接或填写《留样送检单》。

接收时间:______________________　操作者:__________

接收分站标本时使用 75%酒精对标本转运容器表面进行喷洒消毒　□是　□否

二、仪器设备:□细菌培养仪　□超净台　□水浴箱　□血细胞计数仪
□离心机　□血凝仪　□生化仪　□白细胞计数仪
□显微镜　□pH 计　□热合机　□无菌接驳机
□微电脑采液控制器　□亚甲蓝萃取装置　□超纯水仪

开启或架设需预热、消杀及滤洗的设备,检查各仪器运行情况。操作者:__________

三、样本处理　称重时间:____________________　操作者:__________

* **如需取样**处理,品种名称:____________________　取样数量:________袋

取样量:________mL/袋　耗材使用情况:Tr100 转移袋________个;

无菌接驳刀片________个　取样开始时间:____________________

取样结束时间:____________________　操作者:__________

注:需要取样的产品采用无菌接驳机密闭取样。

* **如需解冻**处理,品种名称:____________________　解冻数量:________袋

解冻开始时间:____________________

解冻结束时间:____________________　操作者:__________

注:需要解冻的产品采用 37 ℃恒温水浴箱进行解冻。

四、实验环境　18～26 ℃,湿度 30%～70%;样本未污染设备、实验台及地面。

操作者:__________

五、试剂准备

1. 试剂、质控品、校准品均保存于适温条件;在有效期内;外观无破损,内容物无变质;使用前充分混匀,于室温下平衡或复溶,最终配置、溶解或稀释成实验所需浓度。
2. 实验用水合格,电导率≤0.1 μs/cm。操作者:__________

* **如需复溶或平衡**,开始时间:______________　结束时间:______________

操作者:__________

续表

实验中过程记录

一、设备状态 开机运行正常，选择并启动正确的检测程序，检测过程中无报警。

操作者：________

＊**如有报警**，仪器名称及型号：________ 报警代码：________

原因分析：________

解决措施：________ 操作者：________

二、试剂加样 试剂、质控品、校准品均置于试剂仓内正确位置且足量；样本置于加样仓或孵育仓内正确位置且足量，无漏加及错加。操作者：________

三、检测过程

1. 实验名称：________

开始时间：________ 结束时间：________

设备名称及型号：________ 运行时间：________ 操作者：________

设备名称及型号：________ 运行时间：________ 操作者：________

设备名称及型号：________ 运行时间：________ 操作者：________

设备名称及型号：________ 运行时间：________ 操作者：________

2. 实验名称：________

开始时间：________ 结束时间：________

设备名称及型号：________ 运行时间：________ 操作者：________

设备名称及型号：________ 运行时间：________ 操作者：________

设备名称及型号：________ 运行时间：________ 操作者：________

设备名称及型号：________ 运行时间：________ 操作者：________

3. 实验名称：________

开始时间：________ 结束时间：________

设备名称及型号：________ 运行时间：________ 操作者：________

设备名称及型号：________ 运行时间：________ 操作者：________

设备名称及型号：________ 运行时间：________ 操作者：________

设备名称及型号：________ 运行时间：________ 操作者：________

4. 实验名称：________

开始时间：________ 结束时间：________

设备名称及型号：________ 运行时间：________ 操作者：________

设备名称及型号：________ 运行时间：________ 操作者：________

设备名称及型号：________ 运行时间：________ 操作者：________

设备名称及型号：________ 运行时间：________ 操作者：________

＊**如有异常**，请说明：________

原因分析：________

解决措施：________ 操作者：________

备注：

续表

实验后过程记录

一、结果核对

所有实验结果正常，原始检测数据均储存于系统，试剂、质控品、校准品批号正确，过程信息完整，样本、质控品、校准品结果均正常，未失控，原始结果经双人核对签字并提交报告。操作者：________

＊**如有异常**，请说明：________

原因分析：________

解决措施：________ 操作者：________

二、设备维护 & 实验环境清洁

所有仪器设备执行清洗维护程序，用清洗液冲洗管路维护，清洁内外表面、清空废液桶及废物仓等，并关闭电源；使用75%酒精擦拭精密仪器表面及内槽。使用500 mg/L消毒液________mL或2 000 mg/L消毒液________mL（如发生标本泄露污染）擦拭实验台面。操作者：________

三、结果报告

各项目检测全部完成，各项原始数据完整，关键控制点已审核，检测明细和结果经双人核对无误后录入质控检测报告。操作者：________

＊**如需发放质控检测报告**，发放部门：________ 发放内容：________

发放部门：________ 发放内容：________

发放部门：________ 发放内容：________

发放部门：________ 发放内容：________

反馈记录 □是 □否 操作者：________

四、实验废弃物及标本处理

实验过程中产生的所有废弃物分类（感染性/损伤性/其他）打包称重记录，与办公室后勤部门交接，由专人进行高压消毒灭菌处理；所有标本打包称重记录，归为感染性废物，与办公室后勤部门交接，由专人进行高压消毒灭菌处理。操作者：________

＊**如需回库**，确定抽检产品于质控实验全程无脱离冷链。回库后需对抽检产品进行解锁，回库单详见质控检测报告。

回库品种：________ 回库时间：________ 温度：________

回库品种：________ 回库时间：________ 温度：________

回库品种：________ 回库时间：________ 温度：________

回库品种：________ 回库时间：________ 温度：________

回库品种：________ 回库时间：________ 温度：________

回库品种：________ 回库时间：________ 温度：________

操作者：________

备注：

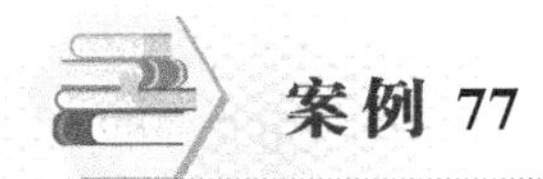

案例 77

一、场景

质控实验室对所有检测项目开展室内质量控制。

二、事实描述

1. 编制室内质量控制体系文件

质控实验室按照《血站实验室质量管理规范》要求，编制与检测项目相适应的室内质量控制规程。规程中明确质控品的技术要求、质控品常规使用前确认、实施质控频次、质控规则选定、质控品检测数据分析、试验有效性判断标准、失控判定标准、失控原因调查分析、失控处理和记录等。

2. 购置符合要求的质控品

每批质控品购置前均明确技术要求，并将参数提供给供应商。质控品到货时，对照技术参数，履行严格的验收程序，保存验收记录。

3. 开展室内质控工作

对每个检测项目，每次检测时均同时对质控品进行检测。对检测结果进行分析，依据判定标准判断结果是否在控，对失控的结果能够进行调查分析和处理。质控记录和失控分析处理记录均予以保存。

三、符合

《血站质量管理规范》14.3 条款："血站质控实验室应遵守《血站实验室质量管理规范》的相关要求。"

《血站实验室质量管理规范》13.4 条款："建立和实施与检测项目相适应的室内质量控制程序，以保证检验结果达到预期的质量标准。"

四、点评

质控实验室针对本部门所开展的检测项目建立室内质量控制工作，既符合相关的标准、规范等要求，又能保证检验结果达到预期的质量标准，确保实验室质量管理工作常态化。

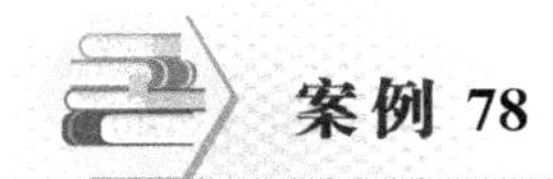

案例 78

一、场景

血液检测中心实现自动化标本交接及酶免反应性标本的挑选。

二、事实描述

在使用“标本全自动交接处理系统”(以下简称“系统”)之前,血站标本交接流程如下:

(1) 酶免组工作人员通过穿越软件输入标本交接单号,人工逐个扫描标本条码,检查标本质量,符合要求予以接收。

(2) 在酶免检测结果出来后,核酸组工作人员通过实验室软件(LIS)逐个扫描核酸标本,人工挑选出酶免单试剂反应性和双试剂反应性标本。

此工作模式存在以下问题:

① 需要大量手工操作,费时、效率低且易发生差错。

② 酶免标本、核酸标本条码及数量无法在接收前比对。

为解决上述问题,本站购置标本自动化交接处理系统。

应用该“系统”后,献血服务科工作人员留取献血者标本时采用设备配套专用载架放置标本,标本送回到检测中心后,工作人员直接将该载架插入设备扫描轨道,无需倒架。启用“系统”对当天的酶免标本和核酸标本进行同时扫描,若两类标本条码及数量均一致,即可释放交接信息,再通过穿越输入交接单号并导入交接信息文件,完成标本交接工作。若两类标本条码或数量存在不一致,“系统”会提示不一致的标本位置,可根据提示将有问题的标本挑选出,再进行后续处理。

酶免检测结果出来后,先在“系统”导入 LIS 实验系统中的酶免结果,“系统”自动扫描核酸标本并将酶免单试剂反应性和双试剂反应性的核酸标本挑选出并分区放置。

三、依据

《血站技术操作规程(2019)版》4.7.1 条款:“应使用实验室信息管理系统对整个检测过程(从标本接收、试验、结果和结论判定)进行信息化管理。”

《血站技术操作规程(2019)版》4.8.1.3 条款:“宜采用自动化检测设备进行标本和试剂加样以及试验过程。”

《血站实验室质量管理规范》4.2 条款:“制定程序文件和标准操作规程的

项目至少包括”的具体内容。

《血站实验室质量管理规范》4.3 条款:“标准操作规程分为仪器操作规程和项目操作规程,内容一般应包括目的,职责,适用范围,原理,所需设备、材料或试剂,检测环境条件,步骤与方法,结果的判断、分析和报告,质量控制,记录和支持性文件等要素”。

四、点评

全自动标本交接处理系统,其优点,一是将血站业务信息系统、实验室 LIS 系统与设备硬件有机结合起来,实现了自动化、标准化;二是自动实现酶免标本与核酸标本交接时的比对,确保同源两份标本数量和条码的一致性;三是大大提高了工作效率,减少人工操作差错。通过“系统”的整个运行,工作人员能够充分发挥主观能动性,在工作实践中加强与工程师的沟通合作,切实解决实际遇到的困难并根据工作需要加以改进,较好地实现了人、机、料、法、环各要素的有机统一,保障了血液检测工作的优化开展和顺利进行。

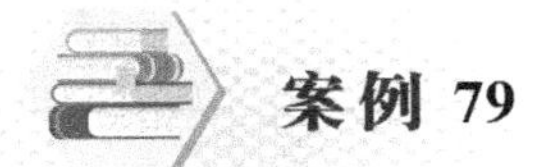

案例 79

一、场景

实验室建立和实施与检测项目相适应的室内质量控制程序,以保证检验结果达到预期的质量标准。

二、事实描述

实验室制定的《室内质量控制程序》内容详细,包括了《血站实验室质量管理规范》13.4.1～13.4.7 的所有条款。质控品的确认工作按照 SOP 中规定的操作,批号为 202007015 的酶免血筛四项质控品的确认:在实验室常规检测条件下,将该批号质控品和原批号质控品同时检测 20 天,确保在旧批号质控品使用结束前,获得计算新批号质控品均值和标准差的数据,建立质控图框架。收集 20 个质控数据,对数据进行离群值检验,剔除超过 X±3s 以外的数据,计算均值及标准差,以此控制后续试验过程。批号为 20200923 的罗氏核酸标准物质和常规标本一起检测,其定性检测结果合格,符合预期。采用第三方外部质控品可用于监控试验的有效性和稳定性,确保实验全程处于在控状态,发现系统误差并采取措施纠正,保证检验结果的精密度和正确度,使每份血液标本达到预期的检测质量。

三、依据

《血站实验室质量管理规范》13.4 条款:“建立和实施与检测项目相适应

的室内质量控制程序，以保证检验结果达到预期的质量标准。”

《血站技术操作规程（2019 版）》4.11.1.5.2 条款：“日常使用前应对质控品的种类、规格、外观、批号和效期进行检查，附录 D 血液检测室内质控方法 D2.2 质控图的建立。”

中国输血协会团体标准《可经输血传播感染病原体核酸筛查技术要求》。

四、点评

实验室《室内质量控制程序》明确规定了质控品的技术要求，常规使用前的确认，失控的判定标准、调查分析、处理和记录等内容，有效保证检验结果达到预期的质量标准。

附件：酶免质控品确认记录、核酸质控品确认记录、室内质控失控分析处理记录

酶免质控品确认记录

种类：　　　　厂家：　　　　规格：　　　　批号：

项目	结果	标准
本批质控品效期		在有效期内
数量		相符
外包装		完好无损
冷链	保持在　　　℃	符合要求
质控品		完整、无泄漏
规格，名称，厂商		相符
内容物		与说明书相符
可溯源室内质控批量实验结果		符合预期
结论： 确认人：　　　　日期：		
备注：		

核酸质控品确认记录

种类：　　　　厂家：　　　　批号：

项目	结论	标准
本批质控品效期		在有效期内
数量		相符
外包装		符合要求

续表

项目	结论	标准
冷链	保持在	符合要求
质控品		完整、无泄漏
规格，名称，厂商		相符
内容物		与说明书相符
室内质控实验结果		符合预期
结论： 确认人：　　　　日期：		
备注：		

室内质控失控分析处理记录

<table>
<tr><td>检测日期</td><td></td><td>检测项目</td><td></td><td>检测方法</td><td></td><td>板号</td><td></td></tr>
<tr><td>试剂厂家</td><td></td><td>试剂批号</td><td></td><td>试剂效期</td><td></td><td>检测者</td><td></td></tr>
<tr><td>质控物批号</td><td></td><td>质控物效期</td><td></td><td>质控物厂家</td><td colspan="3"></td></tr>
<tr><td colspan="8">违反质控规则　□1－3 s　□7－x　□7 t　□质控 s/co<1</td></tr>
<tr><td>失控事实</td><td colspan="7">阴性对照 s/co（或 CT 值）　□不符合说明书有效性判断标准
阳性对照 s/co（或 CT 值）　□不符合说明书有效性判断标准
质控 s/co(或 CT 值）　□不符合试验有效性判断标准</td></tr>
<tr><td>原因简述及分析</td><td colspan="7">质量控制图均值：　□正确　□太高　□太低
质量控制图标准差：　□正确　□太高　□太低
可能的误差类型：　□系统误差　□随机误差　□随机或系统误差
检测结果可能性：　□偏高　□偏低　□不精密
可能存在的问题：　□试剂　□仪器　□质控物
□人员操作　□环境因素　□其他原因(水、电等）</td></tr>
<tr><td rowspan="2">采取的纠正措施</td><td colspan="7">□重复检测该项目所有标本：
（□新的试剂　□新批号试剂　□新质控品　□新批号质控品）
□重复检测有反应性标本含灰区可疑标本：
（□新的试剂　□新批号试剂　□新质控品　□新批号质控品）
□重复检测无反应性标本：
（□新的试剂　□新批号试剂　□新质控品　□新批号质控品）
□无需重复检测标本：
本检测项目报告是否签发　□是　□否</td></tr>
<tr><td colspan="7">其他措施描述：</td></tr>
</table>

续表

措施实施验证记录		
操作者：	审核者：	日期：

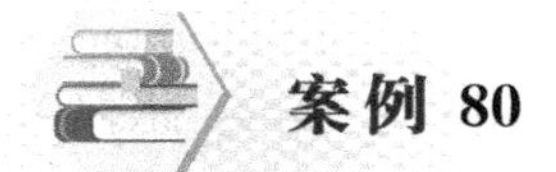

案例 80

一、场景

血站检验科把通过 ISO15189 医学实验室质量和能力认可作为契机，加强实验室体系化、规范化、精细化管理，确保血液质量与安全。

二、事实描述

根据 CNAS-CL02:2012《医学实验室质量和能力认可准则》的 15 个管理要求及 10 个技术要求，结合其在临床化学、免疫定性、分子诊断、输血医学、实验室信息系统领域的 5 个应用说明，逐步建立和完善实验室质量管理体系。在有效运行一年内，完成检验过程的性能验证及实验室内部比对等技术要素，顺利迎接认可委专家的初次现场评审。实验室针对评审发现的不符合项进行有效整改，最终顺利通过初评并取得 CNAS 认可证书。在实验室管理上以下几个方面得到加强：

1. 加强外部服务与供应的评审

进一步明确外部服务、设备、试剂和耗材的供应商的选择要求，对供应商加强监控并定期评审，以确保购买的服务或物品持续满足规定标准。如对离心机的定期校验，选择有相应校准资质的第三方供应商提供服务。

2. 强化设备、试剂、耗材的管理

检验科按照 CNAS-CL02 准则要求，不断完善对设备、试剂和耗材的技术要求。设备管理方面，建立规范化的设备档案，实施故障维修后的确认实验，完善设备校验的各项性能指标；在新批号试剂验收方面，增加新旧批号试剂间平行检测的确认实验；在耗材使用方面，强调核酸耗材需由厂家出具无核酸抑制物证明的要求。

3. 加强人员培训及能力评估

根据 ISO 15189 准则要求，检验科着重加强人员培训方面的管理。对所有人员的岗位进行描述，包括职责、权限和任务，对每个岗位的人员资质要求文件化。每月开展一次科内培训，包含质量管理体系、工作流程及程序、实验室信息系统、健康与安全、伦理、保密等方面，以不断提高科室人员的基础理论及基础操作水平，增强员工的质量安全意识。对新员工定岗半年内进行2次培训考核，加强科内的轮岗与考核，对所有员工进行一年一次的能力与表现评估，必要时再培训，以保持和改进实验室的检测质量。

4. 加强检验程序的性能验证及测量不确定度分析

（1）实验室通过获取客观证据（以性能特征形式）证实检验程序的性能与其声明相符。验证过程证实的检验程序的性能指标，与检验结果的预期用途相关。通过对各检测项目的性能验证，以保证检测程序的适宜性，并能及时并发现并改进一些小问题，达到持续改进的目的。

（2）按照CNAS-TRL-001：2012《医学实验室—测量不确定度的评价与表达》评估测量项目不确定度的要求，从实验室内测量复现性引入的测量不确定度和偏移引入的测量不确定度两方面对ALT检测系统的测量不确定度进行分析。

5. 加强检验结果质量的保证

（1）实验室建立质量控制程序，以保证预期的结果质量，对每批质控结果的告警或失控及时分析、采取纠正措施。每月对所有检测项目的室内质控图进行回顾分析，以发现隐藏的质量问题，关注并采取相应预防措施。

（2）对于手工操作或同一项目使用两套及以上检测系统的项目，每年进行1次实验室内部比对，包括人员和不同方法/检测系统间的比对，保证检测结果的一致性。

（3）每个检测项目均参加卫生部临检中心每年至少2次的室间质评，科室每次会对EQA的成绩进行分析并记录，不断提高检测质量。

6. 强化检验报告发布管理

根据ISO15189准则的要求，授权5名符合资质的签字人，负责对外结果的发布工作。报告发布前，授权签字人对照当日样本数量及质量、设备设施环境状况、室内质控结果、人员等各要素进行评估审核，对实验室最终报告进行审核签发。

7. 加强实验室信息系统的维护、应急机制建设

实验室对从事数据访问、录入、修改、报告等活动的人员规定相应的职责和权限，每年对操作人员进行信息系统新增模块学习，信息安全维护等方面的评估。每个季度由实验室系统工程师进行远程巡检维护，保证备份服务器的正常运转及备份数据的可恢复性。实验室制定应急预案，由厂家工程师定

期组织检验科员工进行应急演练，确保信息系统失效或停机时仍能维持血液检测正常进行。

三、依据

《血站实验室质量管理规范》1.4 条款："血站应当加强实验室的建设和管理，规范实验室的执业行为，保证实验室按照安全、准确、及时、有效和保护献血者隐私等原则开展血液检测工作。"

《血站实验室质量管理规范》5.5.1.4 条款："实验室应为检验过程中用于报告患者样品被测量值的每个测量程序确定测量不确定度。"

《血站实验室质量管理规范》5.6.2.1 条款："实验室应设计质量控制程序以验证达到预期的结果质量。"

《血站实验室质量管理规范》5.9.1 条款："实验室应制定发布检验结果的文件化程序，包括结果发布者及接收者的详细规定。"

《血站实验室质量管理规范》9.4 条款："应建立和实施血液检测计算机管理系统发生意外事件的应急预案和恢复程序，确保血液检测正常进行。"

四、点评

血站实验室 ISO15189 质量管理体系的建立与持续改进，强化了外部服务与供应、人员、设施环境、设备试剂耗材、检验过程、实验室信息系统等方面的管理。通过 ISO15189 实验室认可，有效地保证检验前、检验中、检验后全过程的检测质量，提高了实验室的质量管理水平，为血液的质量与安全提供重要保证。

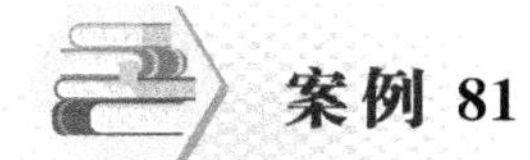

案例 81

一、场景

检验科建立并实施月度业务质量分析改进机制，按照质量管理 PDCA 原则，定期对前一阶段业务工作进行系统性评价和回顾性研究，通过全员参与和持续改进，不断提升血液检验质量。

二、事实描述

1. 构建长效机制

检验科遵照科学发展和业务工作的需要，制定月工作总结和质量分析制度，内容涵盖上月各岗位工作概况、仪器的运行和维护、试剂使用和监督、标本质量尤其是不合格标本处理、实验项目阶段性比对、室内质量控制、室间质量评价和关键指标分析、实验环境控制和生物安全等。每月定期召开全员会议进行总结、分析、讨论和改进，通过多方参与、多点协作、共商共建，扎实推进 PDCA 长效管理。

2. 实施动态管理

科室目前共有专业技术人员 14 名，根据血站血液筛查流程，分为两个业务机动小组，即核酸检测组和酶免血生检测组。每个小组各设负责人一名，两组间岗位成员每三个月动态轮换一人次，各组内岗位人员也保持有效轮转。按照上述工作安排，每月由科室技术负责人发起，所有技术人员共同参与，分别汇总汇报本岗位涉及的各方面业务工作情况，就疑难问题、解决方案以及经验体会等发起研讨，特殊情况下可灵活安排某一专题紧急研讨。各组技术人员就其负责的室内质控、室间质评、质量指标、疫情监控、人员培训、资产管理、强检校验、体系档案、生物安全、信息报备等工作一并简要汇报。科室负责人将组织各组进行动态监控，不定期进行验证，确保每次会议决定的落实、共识的推进，实现血液检验所有流程和环节全覆盖。

3. 定期归纳总结

各技术岗位工作人员及时对每月工作进行总结分析，做好充分的基础性工作，如统计数据、汇总分析、经验总结、疑难归整等，汇报各岗位工作近况和进展。汇报完毕发起讨论以达成共识，由各组负责人及科主任进行点评，对参数和指标的提示、经验的肯定和推广、问题的后续解决措施等加以明确并记录。科室技术负责人汇总整理各部分具体材料，公示并经全员签字确认后落实到常规工作中。

4. 推动持续改进

通过全员参与，让每位员工对科室业务工作各方面情况有全面的知晓和掌握。由科室负责人组织落实会议上明确的纠正预防措施和后续验证，按月推动改进。对实施不到位的项目及时整改并在下一周期持续关注。每年年底，对各周期业务质量分析内容进行总评和回顾，避免错项、漏项，将重大事宜输入管理评审。在上一年度实践基础上，构建下一年度改进计划，保持 PDCA 的有效循环。

三、依据

《血站实验室质量管理规范》15.1 条款："建立和实施差错的识别、报告、调查和处理的程序，确保及时发现差错，分析其产生的原因，采取措施消除产生差错的原因，以防止类似差错的再次发生。"

《血站实验室质量管理规范》15.3 条款："参加卫生部指定的实验室质量考评，建立和实施相关程序。以日常监测相同的方式对质量考评的样品进行检测和判定。应全面分析质量考评结果和实验室所存在的差距,并制定和实施改进计划。”

《血站实验室质量管理规范》15.4 条款:“质量考评的结果应符合规定的标准。应建立实验室负责人对质量考评结果实施监控的机制,并评价相应纠正措施的成效。”

四、点评

实验室开展的月度业务质量分析按照《血站实验室质量管理规范》相关条款涉及的内容进行开展。通过回顾性分析、总结、讨论和改进,推进了PDCA 的长效管理,有效提高了血站实验室质量管理水平和成效。通过全员参与,让科室员工对部门业务工作的各方面情况有全面的知晓和掌握。由科室负责人组织各组落实会议精神,对实施不到位的项目及时整改,并在下一周期持续关注,增加了落实进度。月度业务质量分析较好地达到了对实验室质量管理体系监控和持续改进的目的,确保实验室质量管理常态化。

附件:血站检验科月工作总结及质量分析

××市中心血站检验科月工作总结及质量分析

编号:QRJY×××

时间	××××年××月	地点	检验科
参加人员	检验科全体		
一、血清学检测			
1. 检验科血清学检测不合格统计			
略			
2. 检验科酶免试剂不合格率比较			
略			
3. ELISA 复检符合率			
略			
4. STAR 设备故障率统计			
略			
5. FAME 设备故障率统计			
略			

续表

时间	××××年××月	地点	检验科
参加人员	检验科全体		
6. 检验科血型检测不一致情况			
略			
7. 血型检测设备故障率统计			
略			
8. ALT 检测设备故障率统计			
略			
9. 标本接收数据			
分析：			
二、核酸检测			
表 1　核酸检测数据			
略			
表 2　科华设备故障率统计			
略			
表 3　罗氏设备故障率统计			
略			
表 4　核酸检测批次无效汇总及分析			
分析：			
三、室内质控及其他			
记录汇总：			
参会人员：			

保存期：5 年

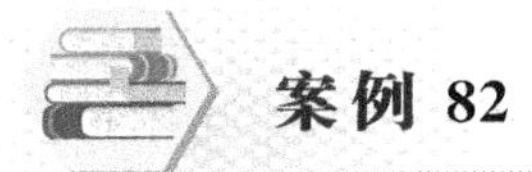

案例 82

一、场景

检验科建立标本质量反馈、分析处理及后续整改机制，梳理标本处理闭环程序，确保标本质量符合要求。

二、事实描述

1. 确定问题标本范围

血站依据《血站质量管理规范》《血站实验室质量管理规范》以及《血站技术操作规程(2019 版)》相关条款要求，建立标本接收、处理、保存、销毁相关程序，对标本处理岗工作人员进行培训，熟悉本职岗位职责及工作。针对标本处理岗工作量及节假日轮休考虑，安排两名专职标本接收工作人员两天一轮，负责标本处理岗每日日常相关工作；安排科室技术负责人负责标本处理岗的监督及指导培训工作；针对标本处理岗人员突发状况，安排专人备岗，保证标本接收人员全工作时间段在岗。标本岗工作人员应熟悉问题标本拒收情形相关知识。

① 检测申请关键信息缺失或不符。

② 标本管上无标识或标识不清、不正确。

③ 标本管选用错误。

④ 标本量不足或被稀释。

⑤ 不符合试剂说明书要求的其他情形。

标本处理岗人员在接收标本时，一旦发现标本质量不符合，应经技术负责人核实确认后，在 OA 软件上进行反馈处理，形成标本质量处理闭环。

2. 问题标本的反馈、分析、处理和后续整改

检验科针对问题标本，在 OA 软件上对质量问题进行客观描述，并将反馈信息报质量管理部门。质量管理部门对事件进行调查分析，对问题标本做出初步意见，采取必要的补救措施。针对问题的发生，通过 OA 软件转交相关责任科室，责令其进行原因分析，提出切实可行的纠正措施以及针对类似问题再次发生采取相应的预防措施。责任科室将上述意见及采取的措施回交质量管理部门进行审核，形成事件最终处理意见及建议转交检验科。检验科在此后工作中对相关责任科室的纠正措施和预防措施的实施进行密切跟踪调查，验证实施效果，形成意见交质量管理部门。质量管理部门确认本次整改措施实施的有效性，并提交业务分管站领导审核，最终完成问题标本反馈、处理及整改全流程工作的闭环。

3. 业务分析总结及全员培训

检验科每周例会、每月工作总结及质量分析会前，标本岗工作人员应对问题标本的发现、反馈以及补救措施落实情况形成总结报告。科室会议时全员传达问题标本总结报告内容，全员学习培训、讨论分析，以完善标本接收环节，监测标本质量，持续改进标本工作。

步骤序号	名称	流程可选方向
1	检验部门反馈	→2
2	质管人员初步意见	→3
3	责任部门原因分析	→4
4	质管人员处理意见	→5
5	检验人员处理反馈	→6
6	质管人员整改情况	→7
7	分管站长批准情况	→结束

查看流程设计图　查看表单模板

问题标本反馈流程

三、依据

《血站质量管理规范》14.2 条款:“应建立和实施血液标本采集、运输和交接程序,保证血液标本正确采集、运输和交接。”

《血站实验室质量管理规范》12.4 条款:“拒收标本的理由和回告方式。建立标本接收和处理记录。”

《血站技术操作规程(2019 版)》4.6.7.3 条款:“应拒收标本的情形”的相关内容。

四、点评

制定问题标本处理流程,符合《血站质量管理规范》《血站实验室质量管理规范》以及《血站技术操作规程(2019 版)》相关条款要求,检验科组织梳理问题标本处理各环节,形成反馈、分析、处理、后续整改机制,明确各环节职责及分工,环环相扣。过程记录清晰完整,便于各科室总结分析。

附件:血站检验标本质量反馈、分析处理、后续整改记录

××市中心血站检验标本质量反馈、分析处理、后续整改记录

<table>
<tr><td>检验科</td><td></td><td>反馈人</td><td></td><td>反馈时间</td><td></td></tr>
<tr><td colspan="6">问题描述:</td></tr>
<tr><td>质管人员</td><td colspan="2"></td><td>处理时间</td><td colspan="2"></td></tr>
<tr><td colspan="6">初步意见:</td></tr>
</table>

续表

责任科室		责任人		处理时间	
原因分析：					
纠正或预防：					
质管人员			处理时间		
处理意见：					
检验人员			反馈时间		
处理反馈：					
质管人员			处理时间		
整改情况：					
批准情况： 分管领导签名：					

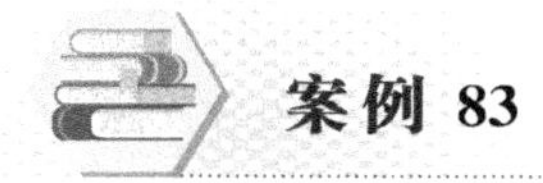

案例 83

一、场景

血液研究室建立献血者血小板基因数据库，满足临床特殊患者要求，以达到提高疗效、更好地服务临床的目标。

二、事实描述

1. 建立献血者血小板基因数据库

针对肿瘤患者和干细胞移植患者输注血小板后，血小板抗体阳性率升高的问题，血液研究室在单采定期献血者队伍中建立血小板基因数据库，解决临床出现的因免疫因素造成的血小板输注无效症，提高特殊患者输注血小板的疗效，更好地为临床提供服务。

2. 实施过程

（1）确定入选血小板基因数据库献血者的标准。献血者年龄≤40 周岁，献血小板次数不少于 3 次，且近 3 个月内献过血，符合条件的人数约 400 人。

（2）确定献血者血小板基因数据库所采用的方法。采用聚合酶链式反应-序列特异性引物法（PCR-SSP法）检测血小板抗原基因，商用血小板HLA-A、HLA-B、HPA及CD36抗原PCR-SSP试剂盒作为血小板抗原基因分型的金标准试验，尝试采用多重荧光PCR的方法检测血小板抗原。

（3）确定献血者血小板基因所涉及的抗原类型。

（4）加强与临床沟通，使献血者血小板基因数据库切实发挥作用。

积极与临床输血科沟通，建议输血科在排除其他因素造成的血小板输注无效时，对患者进行血小板抗体筛查，出现阳性时即进行交叉配合试验。对无法获得相匹配的特殊患者进行血小板抗原基因配合工作，在血小板抗原基因库中找出与之相合的献血者，采集血小板制品后实施精准输注，提高疗效。

在已有的献血者血小板基因数据库队伍中，选择部分有代表性的献血者如CD36阴性者，追踪其献血过程，确保队伍运行正常。

3. 总结

为了解决临床特殊患者的血小板输注无效问题，血液研究室根据临床需求及潜在要求，在单采定期献血者队伍中建立献血者血小板基因数据库，以满足因免疫因素造成的血小板输注无效患者的血小板制品输注。结合血小板抗原基因检测试剂的方法及实际运行时间周期，从中选择出符合实际情况的检测试剂，初步效果良好。积极与临床输血科沟通，达成开展血小板抗体筛查工作的意向，更好地为临床服务。

三、依据

《血站管理办法》第七条："鼓励和支持开展血液应用研究和技术创新工作，以及与临床输血有关的科学技术的国际交流与合作。"

四、点评

建立献血者血小板基因数据库是为了临床特殊患者输注血小板进行的项目，体现出采供血机构为临床服务的延伸，突出血站以献血者及病人为中心，提升了血站为临床服务的能力，为临床解决实际问题。建议在全省范围内建立献血者血小板基因数据库，增加献血者血小板基因数据库的容量，更好地为临床患者服务。

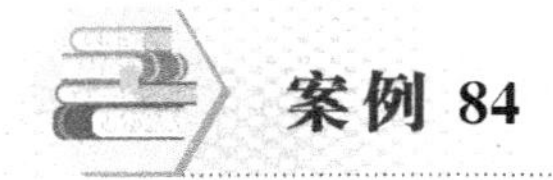

案例 84

一、场景

检验科建立对血型仪检测结果监管制度，及时识别、分析和处理异常情况，保证血型检测正确率。

二、事实描述

1. 直接负责人

实验室血型检测人员为血型检测结果直接责任人，确保血型仪在校验周期内，仪器运行正常，结果真实可靠。

2. 对血型板进行目视检查

检测人员对血型仪检测结果进行人工复核，双人对血型板进行目视检查，结合血型质控结果，判定血型仪检测的血型结果是否无误。

3. 核对试管标识血型

将血型仪检测结果与试管标识血型进行核对，判定街头采血人员初筛血型是否无误。

4. 异常情况处理

对血型仪检测过程中出现的异常现象，如正反定型不符、异常凝集或弱凝集等现象，用手工试管法进行正反定型复核，结合显微镜检查，判定最终结果。对血型仪检测中出现的疑难血型，送血型研究单位进行基因分型。

三、依据

《血站实验室质量管理规范》条款 15.1：“建立和实施差错的识别、报告、调查和处理程序，确保及时发现差错，分析其产生的原因，采取措施消除产生差错的原因，防止类似差错的再次发生。”

四、点评

血站实验室建立制度，强化对血型仪检测结果的人工复核，有利于发现和解决异常情况，既确保了血型检测的正确性，又可以发现特殊血型献血者，为临床用血安全提供有力支持。

随着血型检测技术自动化程度的提高和自动化血型检测仪器的普及，节省了检验人员的工作量。但是无论仪器自动化程度有多高，都不能完全依赖于仪器的检测结果，都无法取代检验人员对检测结果的判定和审核。在检验科的质量管理体系中，人工核对始终处在最重要的位置。建立对血型仪检测结果监管制度，可以及时识别、分析和处理异常情况，有效减少因仪器本身限制造成的血型检测错误。

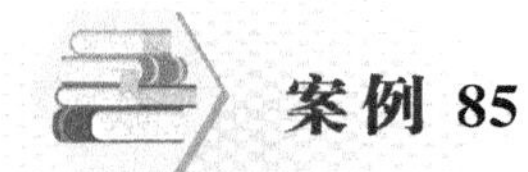

案例 85

一、场景

检验科制定质量分析会议议题清单，落实指标日常监测，强化日常质量管理，保证检测质量。

二、事实描述

1. 质量分析会制度

(1) 会议周期及参会人员：原则上于每个月的第一个完整周召开，由科主任主持，全员参加。

(2) 流程

会前：固定会议流程，确定议题清单。

会中：汇报上次会议精神落实情况；各岗位及要素责任人按照议题清单汇报、分析、评价；针对会前确定的主要议题，进行讨论，形成会议决议；科主任对上个月工作进行点评，布置本月工作重点。

会后：全体人员贯彻落实会议精神，履行相关职责。

2. 质量分析会议题清单(会议内容)

结合全国血站血液检测实验室质量指标评价项目、检验科具体工作及质量管理部门相关要求，针对异常指标分析原因，提出纠正和预防措施，监督落实情况。

(1) 检验业绩：检测标本量、人均工作量、检测不合格率，同时与前一个月及上一年同期数据做比较，若相差较大，分析具体原因。对检测试剂(单试剂及双试剂)、检测项目、采血点检测不合格情况等进行分类统计分析，总结ELISA 双试剂符合率、ELISA 复核符合率、NAT 单反应性率、鉴别拆分率、拆分反应率，无效结果率、无效批次率，特殊血型(Rh 血型、不规则抗体等)检出率，HIV 初筛阳性及确认。

(2) 人员管理情况：人员调入调出，岗位变动(转岗复岗)，专业技术人员继续教育，职业健康及职业暴露。

(3) 设备管理情况：新设备使用前确认，使用设备校验检定，设备故障维修。

(4) 试剂物料管理：试剂使用前确认，试剂及质控品等使用量及使用效率。

(5) 检测过程错误控制：检测前标本不合格情况，如溶血、脂血、不足量、血细胞比容异常、未按要求离心、贴错标签、抗凝不完全等。检测中标本血型与档案血型不符，贴签或初筛错误，ELISA 手工操作率、中断率，NAT 无效率等。检测后检测报告延时发放，检测报告回收等。

(6) 室内质控：记录室内质控均值和标准差，对室内质控异常点及趋势分析。

(7) 室间质评：参加室间质评，总结分析反馈结果。

(8) 实验室安全卫生：水、电、网、生物安全。

(9) 质量体系运行过程中异常情况分析：对本部门检验过程活动质量的总体评价。

三、依据

《血站实验室质量管理规范》3.11 条款："应制定实验室全员会议制度，就质量和技术问题定期进行沟通、协调和落实。保存会议记录。"

四、点评

建立并实施检验科全员质量分析会制度意义重大，以质量分析会为抓手，督促落实各岗位日常质量管理机制。针对工作中出现的质量问题，早发现，早解决，早建立纠正预防措施，防止再次发生。相对于内部审核、管理评审、外部审核等具有时间限制、审核采取随机抽样，不能完全对所有过程、记录进行全面审核检查的缺点。召开质量分析会以常态监督检查的模式，检查频率高、周期短、涵盖整个体系要求、持续性久，可以提高管理层对质量的重视性和员工全面参与质量活动的意识。对质量管理体系的运行是一个有效自我发现问题、自我完善和自我改进的质量管理监督机制，始终处于不断发现问题、解决问题并加以改进的良性循环中。进一步保证血液检测质量及血液安全。

第十四节　血液制备

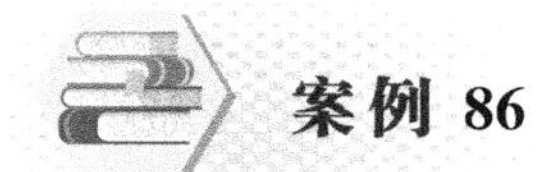

案例 86

一、场景

成分制备部门采用计算机软件对血液成分分离数据是否正常进行判定，对异常数据重新测定后修改相应的数据信息，确保分离数据真实有效，可追溯。

二、事实描述

随着成分制备过程自动化设备的不断投入，血液成分制备全过程信息化程度越来越高，从血液接收、白细胞滤除、离心、分离、血浆病毒灭活、速冻到出库的所有信息都可以追溯，在这些成分制备过程中，会出现血液成分分离数据异常情况，如重量异常，这些数据异常并不是血液成分制品本身不达标，更多的是由于工作人员操作不规范导致。如果这些数据不经过重新校正，就会失去追溯的意义。为了保证血液成分制备数据的真实可靠，科室采取了以下措施。

1. 按品种、规格设定判定标准

通过对大量不同规格的红细胞和血浆的重量进行称重，获得不同规格全血分离后红细胞和血浆的重量范围，确定不同规格的红细胞和血浆分离后重量异常判定标准。将其输入血液成分分离机软件，确保所有的异常信息全部被标注。

2. 安排专岗人员负责分离后信息检查，对异常信息进行校正

科室每日安排 1 名工作人员于血液成分制品分离结束后、交付前对分离数据进行检查，一旦发现异常数据信息，依据献血序列号找出相应的血液成分制品重新称重，并将称重后的数据和信息系统中的数据进行比较，从而客观反映该血液成分制品的真实信息。

三、依据

《血站质量管理规范》条款 15.12："血液制备记录应确保对血液制备过程的人员、设备、血液来源和原材料、方法步骤、环境条件等相关信息的追溯。"

《血站管理办法》第二十八条："工作记录应内容真实等要求。"

四、点评

主要亮点：① 科学确定标准，有效利用计算机软件，精准判定异常信息。科室通过基础数据的收集、统计、分析后确定异常判定标准，通过计算机软件对异常数据进行辨别。② 专人负责，重新测定，校正数据信息，确保数据准确。专人负责明确了职责，对异常血液产品重新测定后修订信息，保证了分离数据的准确性。

建议：加强工作人员相关培训，减少数据异常发生。

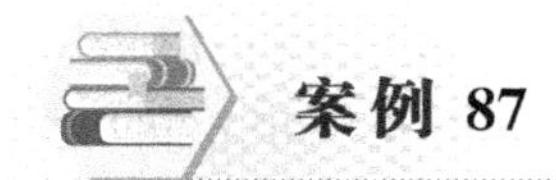

案例 87

一、场景

血液成分制备自动化和信息化。

二、事实描述

随着互联网数据库的广泛应用，传统型理念向科技型理念的转变，要形成成分制备数据的大集中，必须统一设计、统一整合、统一平台，消除信息孤岛，构建血液成分制备信息资源库，实现血液成分制备信息化系统与安全输血标准化系统的有效对接。

目前的做法：

(1) 购置并经确认合格后投入使用的设备有：全自动血液成分分离机 12 台、全自动血液贴包机 1 台、全自动冷沉淀制备仪 2 台，确保制备的血液成分制品符合 GB 18469《全血及成分血质量要求》。

(2) 全自动血液成分分离机数据端口采集的信息有血袋条形码、产品码、制备者、开始时间、结束时间、分离时间、日期、重量、设备编号；全自动冷沉淀制备仪数据端口采集的信息有血袋条形码、产品码、制备者；全自动血液贴包机数据端口采集的信息血袋条形码、产品码、制备者等。

(3) 血站安全输血标准化系统实现开放接口，实现全自动血液成分分离机、全自动冷沉淀制备仪、全自动血液贴包机端口数据自动传输。

(4) 减少人工数据录入、减少差错发生。血液成分自动化设备制备数据连接血站安全输血标准化系统，保证成分制备每个环节的数据信息追溯，包括制备者、时间、血量、血液品种等。

三、依据

《血站质量管理规范》15.12 条款："血液制备记录应确保对血液制备过程的人员、设备、血液来源和原材料、方法步骤、环境条件等相关信息的追溯。"

《省采供血机构技术审查指南(第九周期执业登记)》第七部分"血液成分制备"中"7.9 血液成分制备实现自动化和信息化"的相关内容。

四、点评

血站成分制备自动化设备与信息化平台系统连接，是《血站质量管理规范》《省采供血机构技术审查指南》中对成分制备自动化和信息化的要求，利用电脑查询献血序列号，便可得到血液制备的操作者、使用设备、产品去向、方法步骤等数据，较全面地实现了“人、机、料、法、环”信息溯源，实现血液成分制备信息化系统与安全输血标准化系统的有效对接。

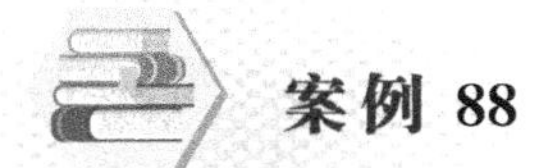

案例 88

一、场景

血站成分制备逐步实现信息化、标准化、规范化，血液制备过程可追溯，有效确保血液质量。

二、事实描述

根据质量体系文件中血液制备的各关键控制点，运用血液成分管理综合平台逐步实现血液制备信息化管理。

1. 血液交接信息化管理

记录内容包括交接血液的数量、品种、时间，运输温度、方式，交接人等。成分制备部门接收血液，采用逐袋扫描献血序列码入库，登记每袋血液的目视检查结果信息，通过血液成分管理综合平台和业务系统实时对接，获取交接血液相关的信息，作为血液制备的原始信息。登记入库血液的目视检查结果，能够在业务系统进行相关目视检查结果查询。

2. 用全自动血液成分分离机制备血液制品

全部采用全自动血液成分分离机分离血液制品，使血液成分制备由人为操作转变为由机器自动化操作，改变了人工血液成分制备的人为差异化，实现了血液制品制备的标准化。对于联袋血液制备，操作前扫描并自动比对主血袋、添加液袋、转移袋及留样导带的献血序列码，确保献血序列码的一致性。在成分制备过程中自动存储血液成分分离数据并实时上传血液成分管理综合平台进行滚动展示，实现血液成分制备信息共享。

3. 血液成分管理综合平台实现对制备全过程监控

包括滤白、离心、分离、速冻、融化、病毒灭活等关键环节，可根据序列号查询“人、机、料、法、环”等制备信息。

（1）滤白环节使用滤白监测仪。滤白时扫描主血袋上献血序列码，自动核对献血序列码的一致性，确保过滤后血液标识的正确性。滤白时增加前、中、后三次目视检查结果并登记，上位机监控软件自动存储血液过滤数据信息并实时上传血液成分管理综合平台进行滚动展示，过程溯源性强。

（2）离心信息采用离心监控软件和条形码扫描技术。从每一袋血液使用的离心机编码、离心力、离心时间和温度、操作人员等各项参数进行全程监控记录，监测血液离心环节的有效性，解决了既往离心过程无法监控的难题，同时提高了血液离心质量控制。

（3）实现全自动血液成分分离机自动化分离血液制品，确保了血液分离过程的信息可追溯性和过程监控。全自动血液成分分离机实行信息化管理，自动核对献血序列码一致性，自动热合，操作统一、重复性好。设置分离方案，减少人为因素，减少差错，自动记录分离过程数据。

（4）实时监测血浆病毒灭活柜的运行参数和状态。每分钟采集1次灭活数据，设置每柜最大可灭活血袋数量，保证灭活操作的有效性。灭活时进行主袋与转移袋献血序列码一致性比对，利用扫描枪准确录入病毒灭活过滤器耗材批号，记录使用物料的信息，为大数据的统计奠定基础，确保血液安全。

（5）实现血浆速冻机信息化管理。速冻过程是保证不稳定凝血因子活性的重要因素，建立监控模块以分钟为单位精确监测过程温度变化曲线。逐袋扫描条码，批量速冻，有效控制制备过程不稳定因素，为冷沉淀凝血因子和新鲜冰冻血浆制备效果的评估提供依据。PDA和血液成分管理综合平台嵌入了血液成分制备标准操作流程，对操作过程进行控制，速冻机预冷未达到−45℃则无法扫描进入速冻流程，减少操作随意性，增加规范性，确保血液质量。

三、依据

《血站技术操作规程（2019版）》3.8.1条款：“使用联袋制备时，在原袋和转移袋分离之前，应当检查每个血袋上献血条码的一致性。”

《血站质量管理规范》15.12条款：“血液制备记录应确保对血液制备过程的人员、设备、血液来源和原材料、方法步骤、环境条件等相关信息的追溯，至少包括：血液的交接，成分制备过程，成分的常规抽检及质量结果分析，仪器使用、维护校准，成分制备环境控制，医疗废弃物的处理等。记录应有操作执行人员的签名。”

四、点评

使用血液成分管理综合平台，可实时获取业务系统的血液信息，随时监控业务系统血液锁定信息，以及制备中的血液信息，并进行比对，实时提醒被锁定血液。实现滤白、离心、分离、出库和热合环节血袋目视检查结果登记，在业务系统进行相关目视检查结果查询。成分科设备信息管理，可进行设备信息的归档，完成归档设备信息的修改、新增和删除，设备到校准有效期自动报警。血液制备信息化模式的建立，有效地控制了制备过程，保证过程信息可追溯性，提高工作效率，为血液质量保证提供重要依据。

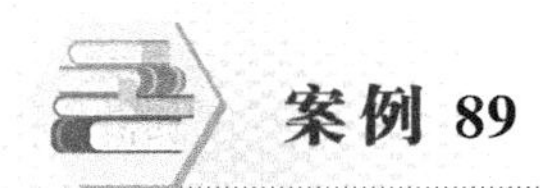

案例 89

一、场景

新鲜冰冻血浆和冷沉淀凝血因子的速冻过程对产品中不稳定凝血因子的保存至关重要。在实际的制备过程中，因无法直接观察到血浆中心的速冻情况。成分制备部门主动开展速冻过程血浆中心温度监测。

二、事实描述

成分制备部门咨询速冻机生产厂家，使用厂家提供的模拟血袋。在使用速冻机速冻血浆时，将模拟血袋与当批次血浆随机一同放入速冻机，将速冻机温度探头插入模拟血浆中间实时监测速冻过程中血浆中心温度变化。成分制备科依此建立了血浆速冻中心温度监测标准操作规程，建立血浆速冻中心温度监测记录表单，每月监测一次。

三、依据

《血站技术操作规程（2019 版）》3.7.3.3 条款：“应当将新鲜冰冻血浆和冷沉淀凝血因子快速冷冻，建议在 60 分钟内将中心温度降至－30 ℃以下。”

四、点评

新鲜冰冻血浆和冷沉淀凝血因子的速冻过程对产品中不稳定凝血因子的保存至关重要。开展血浆中心温度监测可以监测速冻过程的有效性。监测过程中发现，当产品规格厚薄不一致或者血浆叠放时，血浆不能和速冻机的上板和下板紧密接触，血浆中心温度不能下降到－30 ℃以下。实验数据对操作具有指导意义。

附件：血浆中心温度监测实验

JUMO IMAGO 500
-43.2°C top
-43.7°C bottom
-30.5°C probe
freezing
00:32:22

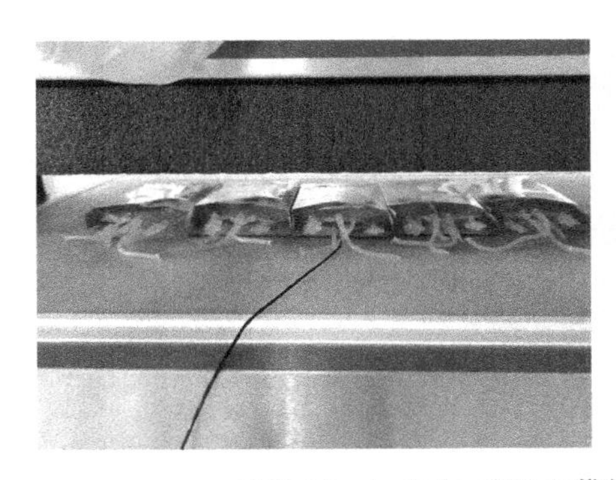

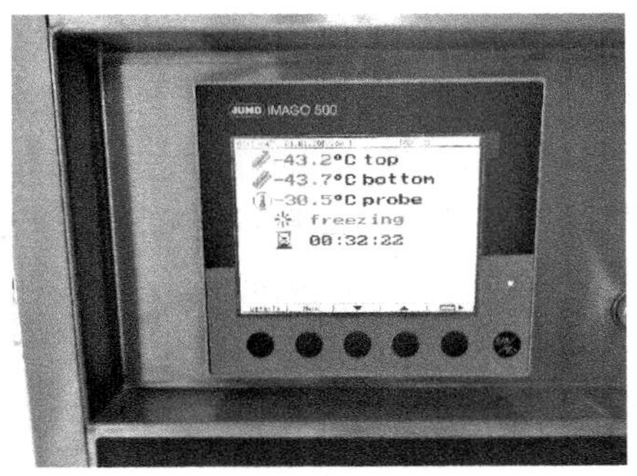

速冻 32 min 左右，模拟血袋的中心温度降至－30 ℃以下

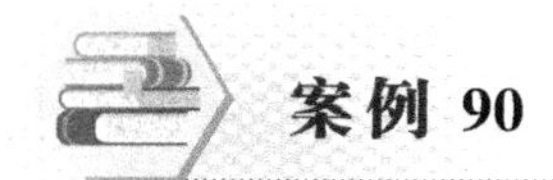

案例 90

一、场景

质量管理部门在血液产品常规抽检中发现洗涤红细胞血红蛋白含量波动较大，成分制备部门对可能产生此情况的原因进行调查分析。

二、事实描述

1. 通过留样表单查询制备抽检不合格洗涤红细胞的员工。

2. 观察员工制备洗涤红细胞和抽检留样的操作过程。

3. 质量分析会讨论洗涤红细胞制备和抽检留样的关键控制点，通过观察现场操作，分析讨论发现留样操作时存在影响检测结果的因素。

① 使用的生理盐水袋留样，袋内有盐水残留。

② 导管内有约 3～5 mL 盐水残留，留样时将盐水挤入留样袋。

③ 盐水或红细胞保存液与红细胞未充分混匀。

以上原因均可能导致留样的洗涤红细胞稀释造成 Hb 检测不符合要求。

4. 留样部门开展洗涤红细胞抽检留样操作培训，明确留样应使用空转移袋，导管内盐水或红细胞保存液应与洗涤红细胞充分混合后留样。

5. 留样部门明确原因并通过培训后，洗涤红细胞产品抽检全部符合质量要求。

三、依据

《血站质量管理规范》15.10 条款：“建立和执行血液常规抽检程序，并对抽检结果进行统计分析和偏差调查，并采取纠正措施和预防措施。”

《血站技术操作规程(2019 版)》“6. 质量控制”中 6.2.5.2 条款：“抽检符合率结果不达标时，应增加抽检频率和数量，对涉及的全血或成分血质量进行评估，对不达标原因进行系统分析，并采取纠正和预防措施。”

四、点评

对抽检反馈结果进行调查分析，不仅要关注制备环节，同时要关注留样操作，准确及时进行原因分析，保证产品质量和操作标准化。

第十五节　血液隔离

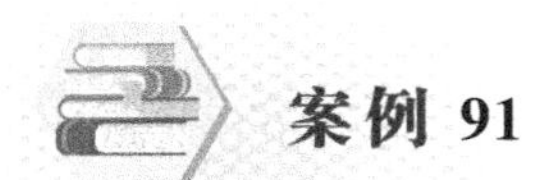

案例 91

一、场景

血站批放行过程完整体现血液来源、制备、检验、隔离以及批放行最终结论。

二、事实描述

血站待检库建立《合格血液的放行程序》，文件中明确“批”的定义，批放行过程依据《血站技术操作规程(2019 版)》中“5.3 血液放行要求”的具体内容。

1. 批的定义

血液批放行以血液检验结果为依据，根据采血时间、采血地点，采用计算机信息管理系统控制血液分次分批放行。必要时，以“检验日期”“血液品种”“血型”等条件进行放行。

2. 血液的来源

记录不同采血时间、采血地点采集的血液品种、数量以及总人次。打印《采血交接单》《机采血小板交接单》作为批放行入库依据。

3. 血液成分制备

记录该批次血液制备品种及袋数，打印《成分至待检库交接单》作为批放行血液品种及袋数依据。

4. 血液检验

记录全血、单采血小板、上次待检以及标本总人次，记录本次检验结论中合格、不合格、待检以及检验总人次。

5. 血液隔离

采血人员、成分制备人员对发现的不合格血液或疑似不合格血液进行初判，标识、隔离、预报废，在待检库进行隔离储存，并附《预报废血袋信息》。

放行人员对检测不合格、外观不合格、保密性弃血、采集制备过程中不合格血液进行标识，所有不合格血液经过清点核实，予以隔离，移入不合格血液存放区。提交不合格血液报废申请，经质量管理部门审批后按感染性医疗废弃物处置，记录隔离及报废的不合格血液品种及袋数。

放行人员确认该批次血液中的待检测血液已被识别，数量正确，将检测报告中尚未最终判定结果的血液继续隔离并做好标识。记录隔离待检测血液品种及袋数。并附《隔离记录单》作为批放行血液隔离依据。

6. 血液放行

放行人员确认每批血液中的合格血液已被识别，数量正确，并已贴上合格标识，按《血液贴签、包装、入库程序》进行包装放行，放行人员签署《血液隔离与放行核准记录》，将合格血液移入成品库存放。并附《通过记录单》作为批放行血液放行依据。

7. 最终结论

记录血液的放行情况，保证所有的血液成分得到识别、清点、核实无误，汇总本批次血液放行合格人次、不合格人次及待检人次。

三、依据

《血站质量管理规范》16.2 条款："建立和实施合格血液的放行程序"的相关内容。

《血站技术操作规程(2019 版)》5.3 条款："血液放行"的相关内容。

四、点评

血站对血液进行批放行管理，处于同一批次的血液体现其来源，制备的产品及袋数，血液检验中标本总人次、检测总人次，合格、不合格及待检测人次，血液预报废情况，不合格及待检血液隔离及报废情况，合格血液放行品种及袋数，以及该批次血液放行总结等。体现每批次血液从采集至隔离放行的全部过程，数据对应正确完整才能放行，有效防止不合格血液误发放，确保血液安全。

附件：血液隔离与放行核准记录

血液隔离与放行核准记录

<table>
<tr><td colspan="15">1. 血液来源</td></tr>
<tr><td colspan="11">全血(袋)</td><td colspan="4">机采(袋)</td></tr>
<tr><td>采血日期</td><td>房 1</td><td>房 2</td><td>房 3</td><td>房 4</td><td>宇通 1</td><td>宇通 2</td><td>宇通 3</td><td>站内</td><td>预报废</td><td>合计</td><td>日期</td><td>血小板</td><td>单采浆</td><td>人次</td></tr>
<tr><td></td><td></td><td></td><td></td><td></td><td></td><td></td><td></td><td></td><td></td><td></td><td></td><td></td><td></td><td></td></tr>
<tr><td colspan="10">合计</td><td></td><td colspan="3">合计</td><td></td></tr>
</table>

续表

2. 成分制备

批次	红细胞（袋）	冰冻血浆/新浆（袋）	预报废（袋）	接收人
1				
2				
3				
4				
5				
合计				

3. 检验

标本合计（人次）	全血	单采	上次待检	标本总数
本次检测结论（人次）	合格	不合格	待检	检测总数

4. 隔离

批次	检验不合格（袋）			待检测血液（袋）			质控（袋）			
	全血	红细胞血浆类	单采类	全血	红细胞血浆类	单采类	全血	红细胞	血浆	单采类
1										
2										
3										
合计袋数										
合计人次										

5. 合格血液放行

批次	全血（袋）	红细胞（袋）	血浆（袋）	血小板（袋）	单采浆（袋）	合计（袋）	合计（人）	放行时间	放行人
1									
2									
3									

续表

6. 最终结论	
本批次放行合格人次：	处理不合格人次：
待检人次：	总合计：
备注：质控血浆不计入人次	

注：每批次血液放行须下列表单：

1.《采血交接单》
2.《机采血小板交接单》
3.《成分至待检库交接单》
4.《预报废血袋信息》
5.《隔离记录单》
6.《通过记录单》
7.《入成品库交接单》
8.《血液报废申请单》

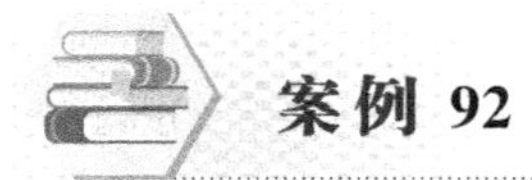

案例 92

一、场景

规范待检库被隔离血液的管理，分别设置红细胞、血浆隔离冰箱和不合格品冰箱。

二、事实描述

（1）待检库设置隔离血液存放区，红细胞隔离冰箱、血浆隔离冰箱、不合格品冰箱。

（2）待检库设专人管理隔离和报废血液，不合格品冰箱上锁管理。

（3）接收需隔离的血液产品时，交付科室填写《血液质量异常单》交质量管理科处理；隔离血液产品均在质量管理科《血液质量异常单》调查完成后再进行成品化或报废处理；隔离冰箱每周检查处置一次。

三、依据

《血站质量管理规范》16.1条款："建立和实施血液的隔离程序，将待检测（包括可能存在质量问题但尚未最后判定的）的血液和不合格血液进行物理隔离和管理，防止不合格血液的误发放。"

《血站技术操作规程(2019版)》5.2.1条款："血液状态为合格、待检测及不合格，应设立物理隔离的合格品区、待检测区和不合格品区，并有明显标识。"

四、点评

隔离血液分区存放、专人管理，并纳入待检库库存管理，有效预防血液过期报废和不合格血液误发放。

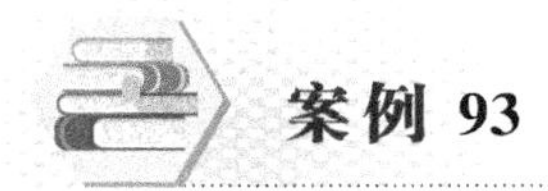

案例 93

一、场景

加强待检库血液的库存管理，规范隔离与放行，及时将血液成品化，防止血液过期报废，确保血液质量。

二、事实描述

规范血液交接、储存、隔离、盘点，设备监控、维护保养、安全检查，人员培训，做好血液库存管理。

1. 血液交接

全血接收时核对血液血型、规格和数量是否与交接单上内容一致，观察血液运输温度是否符合要求，血液外观有无异常。

2. 血液储存

待检库设立防火、防盗和防鼠等措施，安装门禁，非授权人员禁止进入。待检库所有储血设备按照不同血液品种、采血地点做好区域划分和标识，血液按品种、采血日期不同分开存放在血框架中，同时在每一个血框架上做好标识，放置在相应的区域内，血液存放留有一定空隙，利于储血设备内部气体流通。

3. 血液隔离

血液存放区设置血液待检区和隔离存放区。为防止不合格血液误发放，隔离存放区在设置血液隔离箱的基础上，单独设置隔离间，配备隔离存放专用冰箱，实现物理隔离，冰箱上锁且由专人保管。血液报废审核后及时与医废收集人员进行交接，按要求处理报废血液。

4. 血液盘点

坚持血液定期盘点制度。每周五和节假日前一天对所有血液品种库存进行盘点，对血液外观进行检查，发现数量不符或外观异常及时查明原因。核查每袋血液的采血日期，做到先进先出。

单采血小板实行每日盘点制度。每日工作结束后对单采血小板进行库存盘点，核查实物库存数量与信息系统是否相符，查看单采血小板的采集时间、检测情况，是否存在异常隔离原因等，保证每一袋隔离单采血小板都能及时正确处置，合格单采血小板都能及时有效放行。

5. 设备监控

血液储存于适宜的血液储存设备内。血液储存设备有可视温度显示，有温度超限和断电声、光报警装置。在配备全自动血液温度监控系统的同时，按要求人工监测温度并记录。采取上班前、中、后全过程监控，即白天上班人员第一时间检查血液储存设备的温度及运行情况，工作中随时检查设备的运行情况，下班前再次检查温度与运行情况，确保血液始终在正确的条件下储存，有异常及时处理。

6. 设备维护保养

建立并实施血液储存设备的日、周、月维护保养制度，工作人员严格按要求对设备进行维护保养，定期清洁消毒，减少设备的故障率，保证血液储存设备的正常运行。

7. 安全检查

坚持下班前安全检查制度，检查工作场所是否卫生整洁，所有物品包含血液是否摆放归位，检查储血设备温度和运行情况。

8. 人员培训

利用每日早会、每周科务会、业务沙龙、专题质量分析会等形式，对科室工作人员进行血液库存管理相关知识培训，保证每位员工熟练掌握理论知识和实践技能。

三、依据

《血站质量管理规范》5.2.3 条款："血液存放区，应分别设置待检测血液隔离存放区、合格血液存放区和报废血液隔离存放区。"

《血站质量管理规范》第 17 条款："保存运输"。

《血站质量管理规范》第 18 条款："库存管理"。

四、点评

通过对血液的交接、储存、隔离、盘点，设备监控、维护保养，安全检查以及人员培训等环节，做好血液的库存管理工作，将点连成线，以点带面，创新培训形式，不断提升职工质量意识。对库存血液做全方位无死角管理，规范隔离与放行，及时将血液成品化，防止血液过期报废，为临床提供优质的血液和服务。

第十六节　血液保存、发放和运输

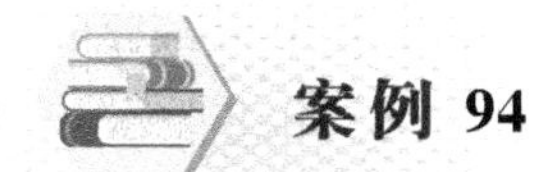

案例 94

一、场景

血液供应部编制计划、组织实施对用血单位监督检查，确保其血液储存过程规范，资源充分，保证血液储存质量。

二、事实描述

为加强对全市医疗机构临床用血管理，规范医疗用血行为，确保临床用血质量和安全，依据《医疗机构临床用血管理办法》《临床输血技术规范》《省医疗机构输血科（血库）建设管理规范》，以及《关于进一步加强临床用血安全管理通知》的要求，结合我市临床用血实际，制定《市临床输血质量管理体系示例文本》，要求各临床用血医疗机构对照制定本单位输血质量管理体系文件，并组织实施。

1. 明确用血单位，制定监督检查要求

血液供应部门作为储血点监督主责科室，根据《血站管理办法》的要求，向上级卫生健康主管部门请示，要求由各临床用血医疗机构自行向所在辖区卫生健康主管部门提出申请，由血站血液供应部门牵头联合市卫生监督所对用血医疗机构进行质量监督检查，制定质量监督检查要求。

2. 通过质量监督，健全储血用血资质

根据《临床输血技术规范》《省医疗机构输血科（血库）建设管理规范》，依托市级临床用血质量控制中心，血站血液供应部门编制《临床用血医疗机构质量监督检查表》，检查表中进一步明确输血管理组织结构、输血科（血库）设置、人员配备、血液管理及科学合理用血情况、质量管理体系建设情况等要求，并融入血液冷链监控、血液运输冷链等内容。为便于用血医疗机构制定本单位临床输血质量管理体系，血站血液供应部门向各用血医疗机构输血科（血库或储血点）提供由血站编制的《市临床输血质量管理体系示例文本》，该文本收集了质量手册、程序文件（21 个）、管理性规程（24 个）、技术性规程（43 个）共四个部分 89 个文件，供用血医疗机构借鉴和参考。

3. 审核发现

近两年，血站血液供应部门共开展了三批次质量监督检查、共监督检查全市 68 家用血医疗机构输血科或血库（储血点）。第一批次监督检查正常开展临床用血服务 59 家，未开展输血服务 7 家，正在申请开展 2 家。检查结果：血液储存环境达标 17 家，输血专用设备配置齐全 19 家。第二批次联合卫生监督所对第一批次存在的问题进行复查，对个别仍未整改到位的用血医疗机构进行处罚措施。第三批次则依托临床用血质量控制中心对问题单位再次督查，对存在问题仍不整改的，停止供血。通过三批次的监督检查，共确定 66 家医疗机构具备用血资质，并在辖区卫生健康行政主管部门备案。

三、依据

《血站管理办法》第三十七条：“血站应当加强对其所设储血点的质量监

督，确保储存条件，保证血液储存质量；按照临床需要进行血液储存和调换。”

四、点评

主要亮点：① 精细谋划、编制质量监督表。制作《质量监督检查表》，监督检查表有储血点储血设备设施和储存条件要求等内容，将监督检查记录整理存档，便于管理、保存、追溯，有利于对问题的跟进验证。② 联合执法、敢于发现储血点质量问题。由上级卫生健康行政主管部门牵头，联合市卫生监督所，对输血科或血库（储血点）存在的问题敢于“动真碰硬”，限定整改期限，联合执法起到了很好的监督推进作用。③ 回头看、落实问题整改。以临床用血质量控制中心为依托，对各用血医疗机构的储血点进行跟踪督查，落实问题整改，提升了临床医疗机构输血科或血库（储血点）的质量管理水平，规范了本地区输血科（血库）的质量管理体系。④ 持续跟踪监督、更好地服务临床。规范和健全的质量管理体系是用血医疗机构保持高质量发展的保障，只有长期坚持，持续跟踪监督检查，方能更好地服务于临床，推动输血质量可持续发展。

附件：临床输血质量管理体系示例文本与临床用血医疗机构质量监督检查表

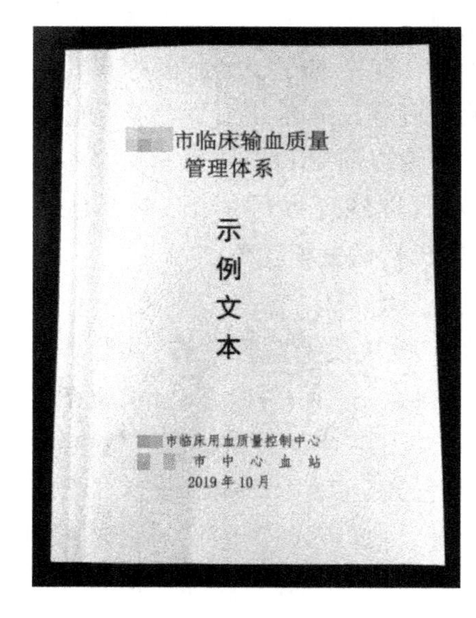

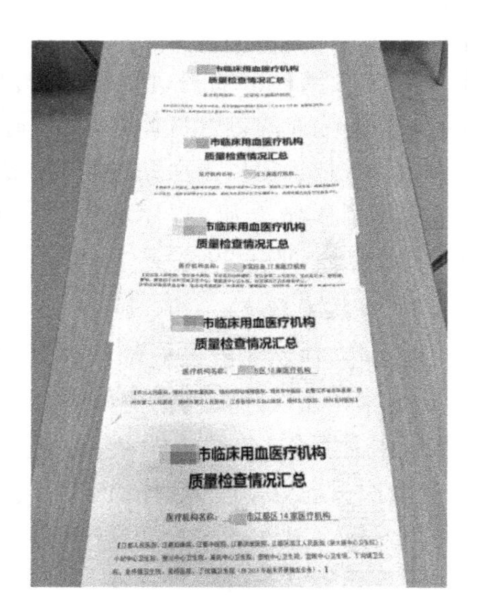

临床输血质量管理体系示例文本与质量监督检查表

第十七节　血液库存管理

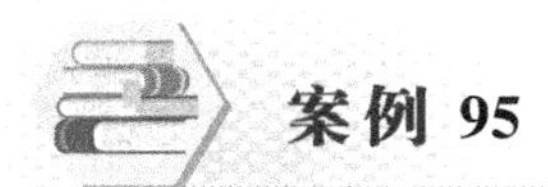

案例 95

一、场景

血液供应部门制定 RhD 阴性血液管理工作流程，优化调整 RhD 阴性血液从招募、采集、检验到成品供应的各个环节，保障 RhD 阴性血液及时和充足的供应。

二、事实描述

RhD 阴性血因其人群占比低而称为稀有血型，其血液的采集和供应一直较难平衡，保存冰冻红细胞一直是保障 RhD 阴性血有效供应的手段。2016 年用于制备冰冻红细胞的保存剂甘油供应出现中断，制备冰冻红细胞受到影响。面对 RhD 阴性患者需求，如何既要保证病人充足用血，同时防止采集过多导致过期报废的情况，成为 RhD 阴性红细胞储备量较小的血站面临的一道难题。

1. 临床用血预约制

血液供应部门与医院沟通，医院做好 RhD 阴性非急诊患者需求预约工作，以便有针对性的招募献血者。

2. 血液库存细化动态管理

制定各血型 RhD 阴性血的日常库存水平，每天对实际库存量进行动态管理。低于最低库存量，立即进行备用采集，保证库存量迅速恢复至安全库存量；高于最高库存量，限制采集。发血室根据临床预约用血情况，填写《RhD 阴性红细胞库存及临床预约统计表》提交血液招募部门机采室。

3. 主动招募预约献血，以量定采

机采室建立“RhD 阴性血招募、采集工作微信群”，发布 RhD 阴性献血者招募、采集相关信息，在机采室和与各采血点之间建立沟通渠道。

4. 提高血液入库效率

成分制备部门对采血点单独提交标注 RhD 阴性的血液，成分制备后注明 RhD 阴性血液并单独储存。待检库与血液检测部门沟通，优先安排 RhD 阴性血液检验，待检验结果发布后及时放行、成品化贴签入成品库。

三、依据

《血站质量管理规范》18.1 条款："建立和实施血液库存管理程序，既保证有充足的血液供应，又能最大限度控制血液的过期报废。"

四、点评

血站实行的 RhD 阴性血液管理模式，以血液基本库存为基础，以快速高效的应急献血者招募为保障，以及时有效的临床沟通为纽带，兼顾病人用血与献血者献血的动态平衡，基本满足 RhD 阴性血液的临床需求。该模式具有以下几方面的优点：① 临床用血预约制，对平诊病人实行预约管理，不仅规范临床用血行为，也便于血站有时间、有针对性的招募献血者，实现有序使用。② 对实际库存量进行细化动态管理，设置最低和最高库存。相对于 RhD 阳性血液，RhD 阴性血液库存量非常低，因此每天对其库存量统计时力求精确至每一袋，把成品库中接近有效期的、待检库和在途血液都要考虑进来。当低于最低库存量，立即进行招募采集；在最低库存量和最高库存量之间时不主动招募、不拒绝随机献血者。高于最高库存量，限制采集。有效保障了临床用血和紧急用血的需要。③ 主动招募预约献血，以量定采。借鉴机采血小板招募采集的成熟模式，把机采室作为专门招募部门统一协调需求、招募献血者、采集血液，在充分利用 RhD 阴性献血者资料库基础上，通过微信工作群在机采室和各采血点之间建立沟通渠道，实现有序采集避免浪费。对于被拒的随机献血者采取下次有需求时优先招募方式，调动了献血者的献血热情，稳定了 RhD 阴性献血者的队伍。④ 加快血液入库效率。血液采集、检验、制备部门开通绿色通道，接收到 RhD 阴性血后在第一时间进行处理，尽快成品化入库。

通过以上措施不仅有效保障了 RhD 阴性血液及时、充足供应，减少 RhD 阴性血液资源的浪费，也最大限度方便了 RhD 阴性献血者，稳定献血者队伍，真正实现了 RhD 阴性血液流动血库，储血于人。

附件 1：RhD 阴性血液管理工作流程图

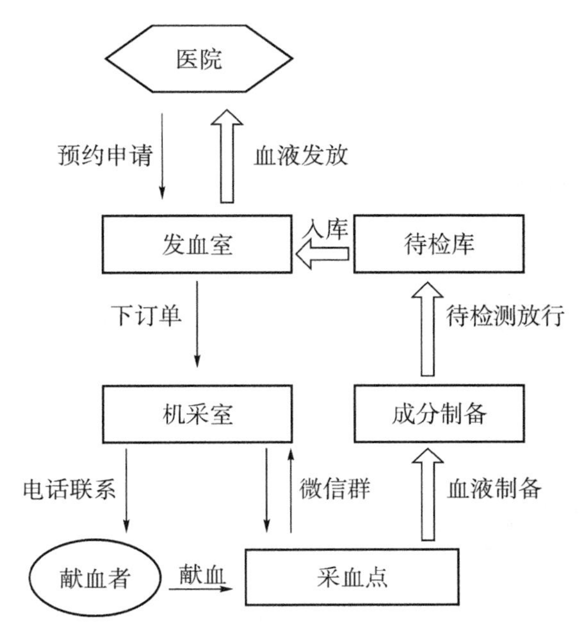

RhD 阴性血液管理工作流程图

附件 2：《RhD 阴性红细胞库存及临床预约统计表》

×××市红十字中心血站

RhD阴性红细胞库存及临床预约统计表

编号：R/ZBGY-317-02

	类别	A（袋）	B（袋）	O（袋）	AB(袋)	统计者
发血室填写	（A）冰冻库存量					
	（B）成品库-7天到期量					
	（C）待检库					
	（D）医院预约量（1.5 U/袋）+3袋（最低库存量）	+3	+3	+3	+2	
	（E）需求量					
机采室填写	（F）在途量					
	（G）需招募数					
	（H）可接受随机献血者人数（总库存不超过6袋，AB型3袋）					

（1）需求量E=D-（B+C）

（2）需招募人数G=E-F

（3）可接受随机献血者人数H=6-（B+C+F）

保存期：3年

附件 3：RhD 阴性血招募、采集工作微信群

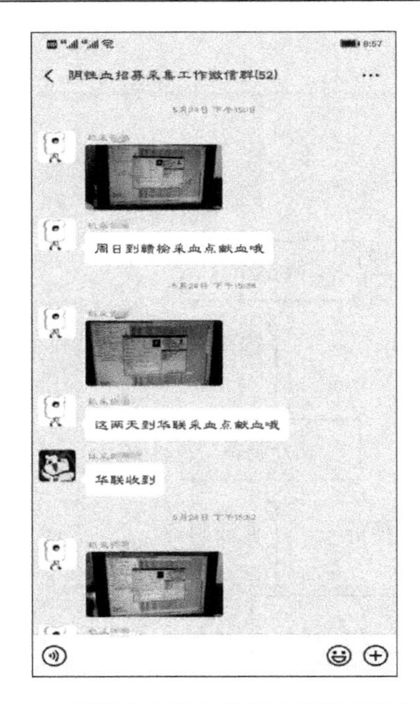

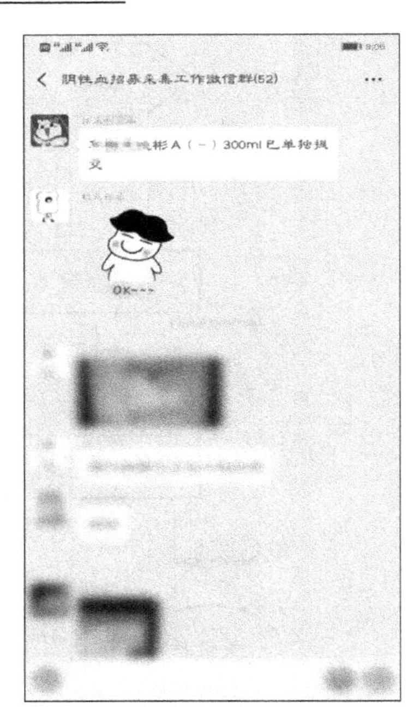

招募成功献血者信息发送给采血点，采血点反馈成功采集血液信息

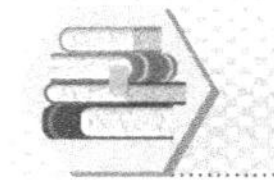

案例 96

一、场景

提升应对突发事件时的血液应急保障能力，保证足量、及时、安全的临床用血，有效保障人民群众的生命安全。

二、事实描述

1. 组织实施采供血应急预案及演练计划培训

组织相关科室开展突发事件的血液保障应急演练桌面推演，确定应急预案及演练方案，包括演练目的、考核指标、时间、职责、程序和总结。

组织全员培训。重点宣讲采供血应急预案的启动、组织及实施等管理职责、方法与要求，采供血应急预案启动后各科室应履行的职责等内容，确保员工认真掌握每个关键点。

2. 实施演练

工作群发布通知启动预案。

各科室主任负责本科室应急演练的组织及评估(自评),特殊情况及时报告演练现场技术总指挥进行协调指导。

质量负责人辅助监测血液采集、检验、成分制备、供应及信息管理的应急工作是否符合质量标准要求。

业务负责人负责演练策划、协调和考评,归纳整理演练总结报告。

3. 演练总结和评估

召开专题会议及时对演练情况进行总结、评估,包括演练过程概述、采供血应急能力评估、存在的问题和整改措施等。

三、依据

《血站质量管理规范》18.2 条款:“应制定切实可行的血液应急预案,保证突发事件的血液供应。”

四、点评

血站建立突发事件血液应急演练体系,一是进一步提高了血站人员的应急意识、应急能力、应急水平以及协调配合能力,增强了应对突发公共卫生事件的采供血能力和速度;二是评估完善采供血应急预案,及时查找薄弱环节,全面改进工作,提高采供血应急工作管理水平和处置能力,确保及时、安全、有效地保证临床紧急用血。

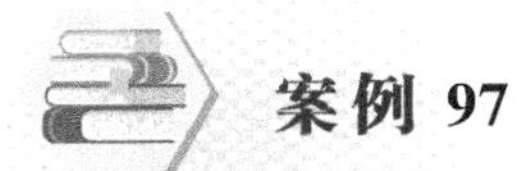

案例 97

一、场景

加强临床用血管理,提高临床科学合理用血水平,保障临床用血安全和医疗质量。

二、事实描述

1. 组织实施临床用血医院座谈会

血站相关部门汇报年度无偿献血、临床用血、血液收回、血液质量投诉及临床疑难配型等情况。

讨论新产品辐照悬浮少白红细胞适应证、收费、制备、有效期等内容及疫情常态化之下血站和医院无偿献血招募如何发挥联动机制,保障血液供应。

各医院代表围绕调整献血点、调动患者家属献血积极性、临床输血指征的把握、献血激励、志愿者管理、血小板供应、输血不良反应卡的规范、信息共享等问题进行讨论。

2. 举办“临床科学合理用血”继续教育项目培训班

每年定期举办“临床科学合理用血”培训班，邀请国内知名专家讲授临床输血实践中科学合理用血的经验，临床科学用血案例，介绍国内外输血医学前沿研究的最新进展。通过培训，有效促进临床医务人员科学、合理、安全用血意识，对提高全市临床科学合理用血水平和临床输血风险管理起到积极的推动作用。

3. 每年对全市血站、用血医院开展血液安全技术核查

主要检查内容包括：血站采供血服务体系和服务能力建设、血液供应保障和应急保障、血液质量安全监管、临床用血审核制度、“三免”“直免”政策贯彻落实等工作情况，对既往核查发现问题的整改落实情况。

市卫生健康委对血液安全技术核查问题进行通报。

三、依据

《血站质量管理规范》12.1 条款：“建立和实施质量体系的监控和持续改进程序，以保证质量体系有效运行和持续改进。”

四、点评

血站通过用血医院座谈会听取医院方面的意见和建议，寻求改进的机会，开源献血者队伍。通过临床科学用血培训，促进临床医务人员科学、合理、安全用血，有效利用血液资源，起到节流作用。血站将质量管理体系延伸到受血者血管一端，保证采供血服务水平与医疗服务需求增长相适应。

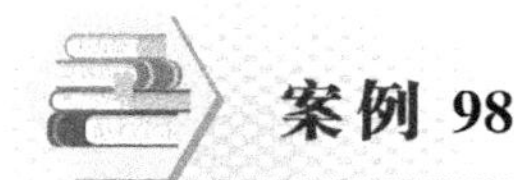

案例 98

一、场景

血站组织计划血液供应、血源招募、体采、成分制备、血液检测、输血服务、后勤保障等部门，联合进行采供血应急预案实战演练，提升应对突发事件的采供血应急能力，保障临床供血和血液安全。

二、事实描述

1. 每年由血液供应部门制定采供血应急预案演练计划

包括：目的、依据、背景、流程、参与部门和职责。演练是从血源招募、血液采集、运输、检测、成分制备到发放全过程的实战演练。

（1）血液供应部门：负责临床血液需求的评估、预案的启动以及和临床的沟通及合格血液的发放。

（2）血源招募部门：负责招募应急献血队伍，联系体采和后勤保障部门做好采血准备；负责采血现场的协调指挥；负责采血现场的疫情防控措施。

（3）体采部门：负责按照要求进行血液采集。

（4）后勤保障部门：负责应急采供血的后勤保障、车辆保障，负责血液、样本运输。

（5）血液检测部门：负责血液标本检测和结果发布。

（6）输血服务部门：负责疑难血型和抗体鉴定。

（7）成分制备部门：负责血液制品制备、批放行和成品化。

2. 演练实施

各部门记录演练人员、演练时间和演练过程。

3. 演练评估总结

（1）应急预案适宜性、有效性的评估。

（2）演练效果评估。

（3）存在问题与改进措施。

三、依据

《血站质量管理规范》18.2 条款："应制定切实可行的血液应急预案，保证突发事件的血液供应。"

四、点评

血站每年开展一次采供血联合应急实战演练，验证应急预案的适宜性、有效性和可操作性，客观及时发现存在的不足，提出整改措施。提升各部门工作人员应急意识和处置突发事件的协同应对能力，保证突发状态下采供血全流程的领导、组织、协调和衔接工作，确保临床血液应急供应和患者的生命安全。

第十八节　血液收回

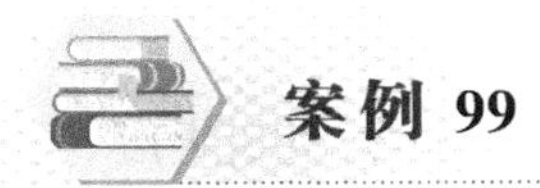

案例 99

一、场景

血液发放科室建立和实施血液收回与血液质量投诉全过程操作管理程序。

二、事实描述

为保证血液质量，妥善处理血液质量投诉，及时收回缺陷的血液，确保临床用血安全有效，更好地为临床用血医院及患者提供优质高效的服务。

1. 接诉及血液收回

（1）操作流程：血液发放科室设有 24 小时受理血液质量投诉的热线电话，有专人负责接听。接到血液质量投诉后，接诉人员登记相关信息，立即汇报科室负责人，由科室负责人全面了解情况，做好与医院的沟通，组织人员追踪被投诉血液所有相关血液制品的去向，采取有效隔离措施，依据血液收回标准，安排专人收回确实存在质量问题的血液，予以隔离存放，填写相关记录表单，记录血液收回信息、收回原因、血液相关制品追踪情况和血液隔离状态等信息。同时将血液收回情况详细向质量管理部门反馈。

（2）确定收回标准

① 血液发放错误。

② 标签缺陷、凝块、溶血、重度乳糜、颜色异常、热合渗漏、血袋破损等外观质量不合格的血液。

③ 血液疑似有质量缺陷、并可能造成用血安全的血液，如疑似细菌污染、疑似溶血、献血后回告应保密性弃血的高危血液等。

④ 血型错误或检测过程出错（非窗口期原因）、血液标本留错、血液标签贴错的血液等。

2. 调查分析

质量管理部门根据医院反馈的情况对该血液的采供血过程进行调查，必要时去医院进行调查。根据调查结果分析、评估血液安全性，做出正确判断并详细记录，对回收血液给出处理建议。

3. 纠正和预防措施

根据调查结果，相关责任科室分析原因，采取相应的纠正和预防措施，验证措施有效性。

4. 血液处理

质量管理部门应评估血液的安全性，提出处理意见，经过分管领导审批后，对血液进行最终处理。

（1）血液报废：血液经确认为不合格品时，做好标识并隔离，申请报废，经质量管理部门审核后，按照医废处置规范处置。

（2）收回的血液经调查或纠正后符合血液再发放标准时，经质量管理部门评估后可再次发放临床。

5. 投诉反馈与报告

将调查结果反馈给血液质量投诉医院。如血站实施血液收回时，患者已经输注疑有缺陷血液，血站向应用血医院说明情况，采取适当措施避免或降低危害程度，血站和用血医院应对用血者持续跟踪。确认发生重大血液质量问题时应及时向当地卫生健康主管部门汇报。

三、依据

《血站质量管理规范》19 条款："血液收回。应建立和实施血液收回程序，在收回具有严重质量缺陷的血液时，应进行全面调查，并采取纠正和预防措施。"

《血站质量管理规范》20 条款："投诉与输血不良反应报告。应建立和实施血液质量投诉的处理程序，指定质控实验室和质管部人员负责。"

四、点评

血站开展血液收回与血液质量投诉全过程管理，体现对供血后环节的质量保证，保证血管到血管的安全。所有中间环节原因调查分析，充分客观全面；采取纠正预防措施及时有效，相关责任科室落实有力，质量管理部门跟踪验证及时，对临床用血机构进行及时反馈和有效沟通。管理的充分性和有效性在提高血液质量，提升血站服务能力，减少血液非正常报废，提高血液利用率上都取得显著效果。

第十九节　投诉与输血不良反应报告

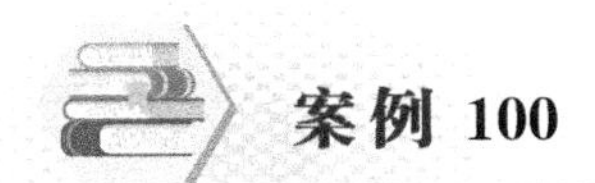

案例 100

一、场景

血站通过市临床用血管理质控中心平台，与各临床医院加强业务联系和技术指导，加强输血不良反应上报管理，提升临床输血安全。

二、事实描述

20××年市临床用血管理质控中心成立，挂靠单位是××血站，血站运用质控中心平台，加强与临床的沟通，提升管理职能。

1. 血站与医院联网

血站至今与9家二级以上医院完成联网,医院实现线上订血、实时查看血站库存,以及输血不良反应上报。

2. 加强临床用血管理

依靠临床用血管理质控中心,将全市医疗机构临床用血规范化管理。

(1) 加强组织管理:将二级以上医疗机构输血科及血液科专家组织起来,成立质控中心组成员及专家组成员,主要负责质控中心管理及专项检查工作。

(2) 完善结构网络:通过质控中心、质控小组、质控对象三级管理模式,逐步完善网络管理,实现质控全覆盖,将所有开展输血工作的医疗机构纳入质控范围,质控不留盲点。

(3) 强化日常管理:运用QQ平台,对所有质控对象的月报表进行收集,为各单位搭建沟通平台,发通知、课件、报告,成为管理的主要阵地。另外便于血液质量投诉的解决、分析输血不良反应与血液质量的相关性,有利于促进血液质量的提升和血站更好地服务临床。

(4) 加强质控检查:每年组织2次临床用血专项检查,对输血科设置、人员培训、开展质控、临床用血等情况逐项检查,同时对质控指标、上报数据进行统计分析,对输血不良反应的上报案例进行追踪核实,确保上报情况的真实性,全面提升市临床用血水平。

(5) 开展业务培训:每年针对临床开展一次业务培训工作,对上一年的质控情况进行通报,分析存在的不足,邀请专家对最新的科技进展、临床面临的问题进行讲解和授课,加强临床工作人员对输血方面法律法规的了解,提升解决工作困难的能力,促进工作人员理论水平及技术水平的全面提升。

三、依据

《血站质量管理规范》20.1条款:"应建立和实施血液质量投诉的处理程序,指定质控实验室和质管部人员负责。对血液质量投诉和与血站相关的输血不良反应报告,进行调查处理并详细记录。"

四、点评

血站工作服务于临床,最大的短板是与临床联系不紧密。血站以临床用血管理质控中心为平台,加强与临床的沟通和交流,向临床普及相关法律法规和输血技术,提升临床医疗机构对输血工作的重视程度以及工作人员输血相关知识的掌握程度,将输血管理规范化、制度化,对提升全市整体临床用血水平、确保输血安全有重要作用。

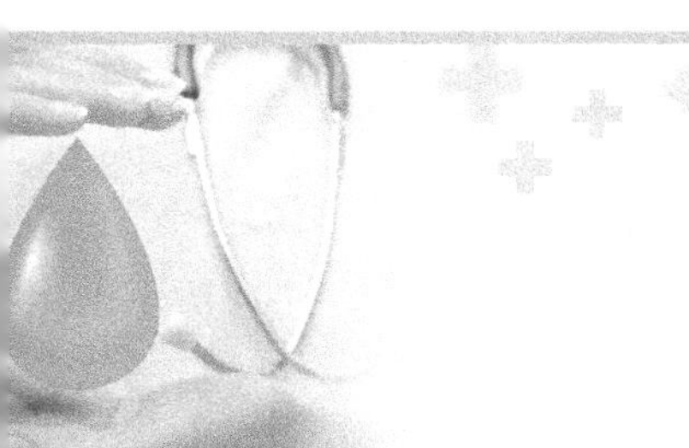

附录一

采供血相关法律法规目录

1.《中华人民共和国献血法》
2.《中华人民共和国计量法》
3.《中华人民共和国刑法》
4.《中华人民共和国传染病防治法》
5.《中华人民共和国医师法》
6.《中华人民共和国消防法》
7.《中华人民共和国放射性污染防治法》
8.《病原微生物实验室生物安全管理条例》
9.《艾滋病防治条例》
10.《医疗废物管理条例》
11.《医疗事故处理条例》
12.《突发公共卫生事件应急条例》
13.《危险化学品安全管理条例》
14.《江苏省献血条例》
15.《血站管理办法》
16.《全国无偿献血表彰奖励办法》
17.《医疗机构临床用血管理办法》
18.《医疗卫生机构医疗废物管理办法》
19.《消毒管理办法》
20.《全国艾滋病检测工作管理办法》
21.《放射工作人员职业健康管理办法》
22.《江苏省艾滋病检测工作管理办法》
23.《血站基本标准》
24.《血站设置规划指导原则》
25.《血站质量管理规范》
26.《血站实验室质量管理规范》
27.《血站技术操作规程》

28.《献血者健康检查要求》(GB 18467)
29.《全血及成分血质量要求》(GB 18469)
30.《血液储存要求》(WS 399)
31.《血液运输要求》(WS 400)
32.《献血场所配置要求》(WS/T 401)
33.《全血及成分血质量监测指南》(WS/T 550)
34.《献血不良反应分类指南》(WS/T 551)
35.《献血相关血管迷走神经反应预防和处置指南》(WS/T 598)
36.《输血医学常用术语》(WS/T 203)
37.《全国临床检验操作规程》
38.《实验室生物安全通用要求》(GB 19489)
39.《微生物和生物医学实验室生物安全通用准则》(WS 233)
40.《病原微生物实验室生物安全标识》(WS 589)
41.《临床实验室废物处理原则》
42.《临床化学检验血液标本的收集与处理》(WS/T 225)
43.《丙型病毒性肝炎的筛查及管理》(WS/T 453)
44.《全国艾滋病检测技术规范》
45.《HIV/AIDS 诊断标准及处理原则》(GB 16000)
46.《全面推进血站核酸检测工作实施方案》
47.《江苏省病原微生物实验室生物安全管理规定(试行)》
48.《江苏省血液检测反应性献血者的屏蔽与归队指南》
49.《传染病信息报告管理规范》
50.《突发公共卫生事件与传染病疫情监测信息报告管理办法》
51.《紫外线杀菌灯》(GB 19258)
52.《医疗机构消毒技术规范》(WS/T 367)
53.《医院消毒卫生标准》(GB 15982)
54.《医务人员手卫生规范》(WS/T 313)
55.《医院洁净手术部建筑技术规范》(GB 50333)
56.《洁净室施工及验收规范》(GB 50591)
57.《医疗废物分类目录》
58.《医务人员艾滋病病毒职业暴露防护工作指导原则(试行)》
59.《临床输血技术规范》

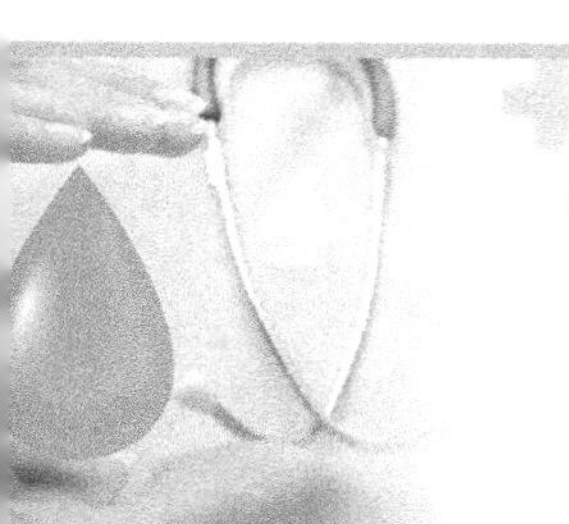

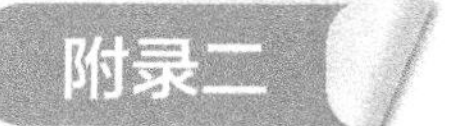

附录二

编制文件可参考的法律法规目录

1.《中华人民共和国电子签名法》
2.《中华人民共和国档案法》
3.《江苏省档案管理条例》
4.《中华人民共和国档案法实施办法》
5.《电子文件归档与电子档案管理规范》
6.《机关文件材料归档范围和文书档案保管期限规定》
7.《档案库房技术管理暂行规定》
8.《质量管理体系 基础和术语》(GB/T 19000)
9.《质量管理体系 文件指南》(GB/T 19023)
10.《标点符号用法》(GB/T 15834)
11.《出版物上数字用法》(GB/T 15835)